7つの病態から考える

実践
腹部救急診療

磯谷 正敏　編著

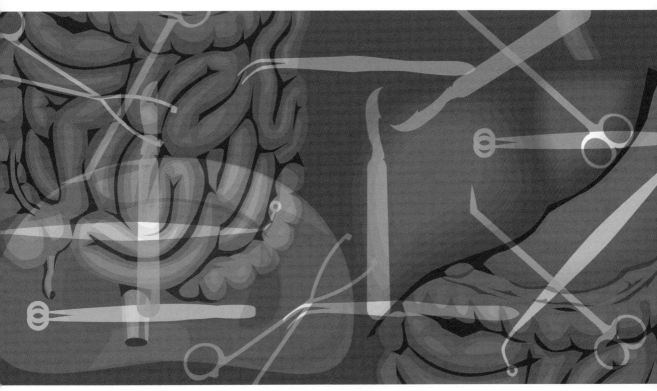

医学図書出版株式会社

序

古くから「外科は虫垂炎に始まり，虫垂炎に終わる」，「Never let the sun set or rise on an obstructed bowel」という名言があります。これは，急性虫垂炎や腸閉塞は腹部救急疾患の中で多くを占め，早期診断と的確な手術適応の判断が予後を左右するという認識に基づくものです。代表的な腹部救急疾患には，この急性虫垂炎や腸閉塞の他に腹部大動脈瘤破裂，大腸穿孔，急性膵炎，腸間膜血管閉塞症，急性胆管炎などがあり，診断・治療に難渋することがあります。腹部救急診療では，的確な診断や治療ができないことは許されず，広範な知識と多くの経験が要求されます。―腹部救急疾患を見逃さない―この目的のために，本書は腹部救急診療の基本的事項を網羅するとともに，下記の4つの特徴があります。

第1に，本書を貫く基本的な枠組みとなっている「RUPTURE　IN　O(v)PE　PANIC‼」の標語で，腹部救急疾患の7つの病態を提示しました。これは，各病態の英語表現やその頭文字，あるいは語呂合わせから，病態の見逃しを防ぐために考案したものです。実地臨床で診断に迷った場合には，症例ごとにこの標語を頭の中で唱えて，目の前の患者がどの病態の腹部救急疾患にあたるかを考えてください。

第2に，病態あるいは疾患に特異的な腹部単純X線写真やCT画像を多く供覧しました。CT所見はQ & A様式で解説しています。"百聞は一見にしかず"です。本書で提示した典型的な画像を頭に刻んで，疾患と画像とをパターン認識できるようにしてください。また，章を設けて超音波操作の一法と各疾患に特徴的な所見を載せています。超音波検査は臨床医自ら実施でき，患者の状態に関係なく行え，簡便で多くの情報が得られるので，研鑽を積み重ねてください。

第3に，本書は本文とともに多くのコラムから成っています。「症例」では，著者が経験した21の症例を提示しました。「症例」を通じて各病態の理解を深める手助けとしてください。多くは今日とは異なる医療環境下での症例ですが，病態の複雑さや疾患の多彩な臨床像は不変です。古きを知って新たな見方を学ぶこともできると考えます。「臨床研究」では，著者が関与した腹部救急疾患の診断や病態に関するものを紹介しました。「症例」の多くと「臨床研究」は，既に誌上発表されていますので，詳しくは文献を参照してください。

現在，急性胆嚢炎や腸閉塞，消化管穿孔などの腹部救急疾患にも腹腔鏡下手術が積極的に行われ，今後もその適応拡大が見込まれます。しかし，腹部救急領域では，強度な炎症性癒着や線維化・瘢痕化あるいは高度な腸管拡張などによって，腹腔鏡下での操作や視野の確保が困難なことが多く，今後も開腹手術が行われることは普遍的と考えます。「私はこうする」のコラムでは，困った時に役立つ開腹手術手技について，救急の現場で，著者が安全性・確実性を手ごたえとして感じてきた方法を紹介しました。

「解説」のコラムでは，多くの臨床医に十分理解されていない診断指針である単純性小腸閉塞の重症度診断における胃管からのガストログラフィンを用いた消化管造影法や，一般に認知されていないclinical entityである胆石発作時の急性肝炎と間違えるような高度のASTやALTの上昇と定義される"胆石肝炎"，あるいは重症型の胆石膵炎は，胆石肝炎から急性胆管炎を併発した重症胆道型と膵炎本来の病勢が進行した重症膵型とが混ざり合った"hybrid type disease"であるという新しい疾患概念，を多くの紙面を割いて解説しました。

その他，「基礎知識」，「ミニ知識」，「一口メモ」のコラムを載せています。知識の再確認などに利用してください。

本書の第4の特徴として，画期的な最新の診療指針である急性膵炎診療ガイドライン，急性胆管炎・胆嚢炎診療ガイドライン，急性腹症診療ガイドラインを随所に引用しました。

本書は，今日から腹部救急診療の実践力がつく内容となっています。主に研修医や若手外科医を対象としていますが，広く一般臨床医家にも読んでいただき，腹部救急疾患への理解をより深めていただければ幸いです。

尚，本書に掲載した症例や画像，データは，著者が以前に勤務していた大垣市民病院の外科で経験したものであり，現院長である金岡祐次先生の好意で提供を受け，大垣市民病院の諸先生，スタッフの皆さんには多大なご協力をいただきました。また，医学図書出版株式会社取締役社長の鈴木文治様には，快く出版の機会を与えていただきました。皆様に対し，心から深謝申し上げます。

本書の構成と使い方

■本書は，急性発症の腹痛で迅速な処置対応が必要な内因性の腹部救急疾患を主な対象としました。主訴として腹痛のない"純粋な意味での消化管出血"や，"閉塞性黄疸"も広い意味で急性腹症として取り扱われることもありますが，本書で定義した腹部救急疾患の概念から外れるので，除外しました。また，"腹部外傷"には外傷特有の病態と治療の考え方があり，日本外傷学会・日本救急医学会では外傷に特化した系統的な診療を外傷初期診療ガイドラインにまとめていますので，割愛しました。

■「PART 1　腹部救急疾患の概要」と「PART 2　腹部救急診療［総論］」は，急性腹症診療ガイドラインに準拠した内容となっています。

■腹痛は消化器系疾患に由来することがほとんどですが，腹部を構成する腹部臓器以外の疾患でも起こります。本書の「PART 3　腹部救急診療［各論］」では，消化器系疾患を中心とした腹部臓器の救急疾患に限定し，心疾患と呼吸器疾患は除外しました。

■腹部救急疾患の病態は，特徴的な理学的所見，画像所見，血液検査所見の相違から，7つに分類できると考えます。「PART 3　腹部救急診療［各論］」では，腹部救急疾患の7つの病態を下記のように，「RUPTURE　IN　O(v)PE　PANIC!!」の標語で提示しました。

❶「RUPTURE」：「破裂」

❷「IN」：「炎症/感染」（「IN」flammation/「IN」fection）

❸「O(v)」：「閉塞/捻転」（「O」bstruction/「v」olvulus）

❹「PE」：「穿孔/穿通」（「PE」rforation/「PE」netration）

❺「PA」：「急性膵炎」（「PA」ncreatitis）

❻「NI」：「壊死/虚血」（「N」ecrosis/「I」schemia）

❼「C」：「急性胆管炎」（「C」holangitis）

「RUPTURE　IN　O(v)PE　PANIC!!」を，例えば「"門脈の破裂（RUPTURE）による"ドット"湧き上がる出血で手術の進行が困難（IN-OPE）でパニック（PANIC）!!"」など，読者の皆さんは独自の覚えやすい場面を想起してみたらどうでしょうか。

■本書は，以前の章の内容が基礎となり展開・関連していますので，最初から順に読むことを基本としています。一方，各論では「RUPTURE　IN　O(v)PE　PANIC!!」の標語の順に各病態を記述しています。「PANIC」も，「急性膵炎」，「壊死/虚血」，「急性胆管炎」の語呂合わせ順に記載していますので，「CHAPTER 13急性膵炎」の前に「CHAPTER 15急性胆管炎」を読んだ方が，辻褄の合った内容となっています。

Contents

PART 1　腹部救急疾患の概要

CHAPTER 1　病態の分類と疫学　1

1 腹部救急疾患の定義 ································· 1

2 腹部救急疾患の病態分類 ························· 1

3 緊急処置対応と病態 ······························· 2

4 緊急手術例における疾患群の時代推移と頻度，疾患の内訳 ······ 3

5 最近 5 年間の腹部救急疾患手術例 2,056 例の概要 ······ 4

　（1）病態別の頻度 ································ 4

　（2）病態別の疾患の内訳 ···················· 5

　（3）病態・疾患別の手術死亡率 ·········· 5

CHAPTER 2　腹部臓器と疾患　8

1 腹部臓器と疾患 ····································· 8

　（1）血管系 ·· 8

　（2）消化器系 ····································· 8

　（3）婦人科系 ····································· 8

　（4）泌尿器系 ····································· 8

　　　一口メモ：付属小体捻転 ············· 9

　（5）その他 ·· 9

　　　一口メモ：被包性腹膜炎・被嚢性腹膜硬化症 ······ 9

2 主な解剖学的異常と疾患 ························· 9

　　　一口メモ：外国名が冠されたヘルニア ······ 10

3 腹痛の部位と疾患 ································· 10

　（1）心窩部 ·· 10

　　　ミニ知識：急性冠症候群 ············· 10

　（2）右上腹部 ····································· 11

　（3）左上腹部 ····································· 11

　（4）右下腹部 ····································· 11

　（5）臍周囲 ·· 11

　（6）左下腹部 ····································· 12

　（7）臍下部 ·· 12

　（8）腹部全体 ····································· 12

　（9）場所の移動があるもの ················ 12

PART 2 　腹部救急診療 ［総論］

CHAPTER 3 　　診療の first step　　　　　　　　　　　　14

◼ バイタルサインに異常がある場合の初期対応 ………………………… 14
ミニ知識：Advanced triage …………………………………… 14
ミニ知識：超緊急心・肺疾患の心電図 ……………………… 15

◼ バイタルサインに異常がある疾患の処置法 ……………………… 16
【基礎知識】敗血症性ショックと DIC ………………………… 16
（1）敗血症性ショック ……………………………………… 16
（2）敗血症と DIC …………………………………………… 17

CHAPTER 4 　　診療の second step　　　　　　　　　　　18

◼ 年齢，性の確認 …………………………………………………… 18

◼ 既往歴・嗜好・内服薬などの聴取 ……………………………… 19
（1）内服薬/嗜好と疾患 ……………………………………… 19
（2）既往歴/妊娠と疾患 ……………………………………… 19
ミニ知識：伝染性単核球症 ………………………………… 19
ミニ知識：コレステロール結晶塞栓症 …………………… 20

◼ 現病歴・臨床症状 ………………………………………………… 21
（1）発症様式，腹痛の性質，誘因 ………………………… 21
（2）軽快，増悪因子 ………………………………………… 22
ミニ知識：メッケル憩室 …………………………………… 22
（3）放散痛や関連痛の有無 ………………………………… 23
（4）随伴症状 ………………………………………………… 23
（5）時間経過 ………………………………………………… 23

◼ 身体所見 …………………………………………………………… 24
（1）視診 ……………………………………………………… 24
ミニ知識：腹部コンパートメント（区画）症候群 ……… 24
（2）聴診 ……………………………………………………… 25
（3）打診 ……………………………………………………… 25
（4）触診 ……………………………………………………… 25
（5）身体テスト ……………………………………………… 26
（6）直腸診 …………………………………………………… 27
【基礎知識】内臓痛と内科的腹痛 …………………………… 27
（1）内臓痛 ………………………………………………… 27
（2）内科的腹痛 …………………………………………… 28

◼ 各種検査 …………………………………………………………… 28

（1）画像検査 ··· 28
　ミニ知識：外傷性横隔膜ヘルニア ··································· 30
　一口メモ：Chilaiditi 症候群 ·· 31
　ミニ知識：特徴的な腹部単純 X 線所見を呈する疾患 ············· 31
　（1）巨大な大腸ガス像 ··· 31
　（2）Sentinel loop sign と Colon cut-off sign ················ 32
　（3）右側腹部に線状・樹枝状に広がる石灰化像 ··············· 33
　　一口メモ：緊張性気腹 ··· 33
（2）血液生化学検査 ··· 33
　臨床研究　絞扼性腸閉塞の鑑別診断：血液ガス分析 ··········· 34
（3）尿検査 ··· 35
　ミニ知識：腹痛に対する鎮痛薬使用 ······························· 35

CHAPTER 5　超音波検査 37

▉ 腹部超音波検査の基本 ··· 37
（1）プローベマーカーとスクリーンマーカー ······················ 37
（2）ボディマークの表示 ··· 37

▉ ABCD が不安定な場合の検索目標 ································· 37
（1）心嚢・心臓，下大静脈のチェック ······························ 38
（2）大動脈のチェック ··· 38
（3）FAST ·· 38
（4）肺のチェック ·· 39
　一口メモ：肺の超音波検査での bat sign と B ライン ·········· 39

▉ バイタルサインが安定している場合の検索目標 ················· 39
（1）SMA のチェック ··· 39
（2）肝臓 ··· 40
（3）胆嚢 ··· 40
（4）胆管 ··· 40
（5）膵臓 ··· 41
（6）脾臓 ··· 41
（7）腎臓 ··· 41
（8）膀胱 ··· 41
（9）虫垂 ··· 42
（10）小腸 ·· 42
（11）結腸 ·· 43
（12）子宮・卵巣 ·· 43
（13）精巣・精巣上体・付属小体 ······································ 43

CHAPTER 6　特異的 CT 所見　45

1　「破裂」（「RUPTURE」）·· 45

　　ミニ知識：非外傷性脾破裂をきたす疾患と破裂のメカニズム ········· 48

2　「炎症/感染」（「IN」flammation/「IN」fection）··················· 49

3　「閉塞/捻転」（「O」bstruction/「V」olvulus）····················· 52

　　ミニ知識：ヘルニア嵌頓の様式 ·· 53

　　ミニ知識：子宮広間膜裂孔ヘルニア ······································ 55

　　ミニ知識：腸重積症 ·· 56

　　ミニ知識：輸入脚閉塞症 ·· 58

　　一口メモ：腸石と腸閉塞 ·· 59

　　ミニ知識：腸管子宮内膜症 ·· 60

　　一口メモ：Haines の 4 徴 ·· 62

4　「穿孔/穿通」（「PE」rforation/「PE」netration）·················· 63

　　一口メモ：Dirty mass sign ··· 65

　　ミニ知識：膀胱破裂と偽腎不全 ·· 67

　　ミニ知識：急速に進行する軟部組織感染症 ································ 67

5　「急性膵炎」（「PA」ncreatitis）······································· 68

6　「壊死/虚血」（「N」ecrosis/「I」schemia）························· 69

　　ミニ知識：Smaller SMV のメカニズム ··································· 70

7　「急性胆管炎」（「C」holangitis）····································· 71

8　その他 ·· 72

　　ミニ知識：門脈ガス血症と腸管嚢胞様気腫症 ······························ 73

CHAPTER 7　腹部救急診療の盲点　76

1　位置異常による急性虫垂炎 ··· 76

2　腸閉塞の腹部単純 X 線所見 ·· 76

　　(1)　単純性小腸閉塞 ·· 76

　　　　ミニ知識：Entero-systemic cycle ··································· 77

　　(2)　絞扼性小腸閉塞 ·· 77

　　(3)　大腸閉塞 ·· 77

　　(4)　機能性・麻痺性イレウス ·· 78

　　　　ミニ知識：小腸閉塞と麻痺性イレウスにおける腹部単純 X 線像の相異 ··· 79

3　症状がマスクされる高齢者やステロイド薬服用者などでの腹痛 ············· 79

4　術後早期に発症する腹部救急疾患 ······································· 80

PART 3 腹部救急診療［各論］

CHAPTER 8　　病態分類と特徴 　　　81

1 病態分類を「RUPTURE IN O (V)PE PANIC ‼」（ラプチャー　インオッペ　パニック）と記憶する ……………………………………………………………… 81

2 病態区分のグループ化の根拠 …………………………………………………… 81

3 腹部救急疾患の病態と特徴 ……………………………………………………… 83

CHAPTER 9　　❶破裂 　　　85

1 「破裂」の病態の概要 …………………………………………………………… 85

2 代表的な疾患の留意点 …………………………………………………………… 85

　（1）腹部大動脈瘤破裂 …………………………………………………………… 85

　（2）大動脈解離 …………………………………………………………………… 86

　（3）内臓血管動脈瘤破裂 ………………………………………………………… 87

　（4）肝癌破裂，肝細胞腺腫破裂 ………………………………………………… 87

　（5）食道破裂 ……………………………………………………………………… 88

　（6）異所性妊娠 …………………………………………………………………… 88

　（7）黄体嚢胞破裂 ………………………………………………………………… 88

　（8）卵巣腫瘍破裂 ………………………………………………………………… 89

　　症例 1 　78 歳・女性 ………………………………………………………… 89

　［考察］ SAM による回腸動脈瘤破裂 ………………………………………… 89

　　　　　一口メモ：正中弓状靭帯圧迫症候群と内臓動脈瘤 ………………… 90

　　症例 2 　生後 3 日・男児 …………………………………………………… 90

　［考察］ 腫瘍内出血をきたし，生後 3 日目に緊急手術を行った肝芽腫 …… 91

　　症例 3 　58 歳・男性 ………………………………………………………… 91

　［考察］ 胃切除後早期に発症した食道破裂 ………………………………… 92

CHAPTER 10　　❷炎症/感染 　　　95

1 「炎症/感染」の病態の概要 …………………………………………………… 95

2 代表的な疾患の留意点 …………………………………………………………… 96

　（1）急性虫垂炎 …………………………………………………………………… 96

　（2）急性胆嚢炎 …………………………………………………………………… 98

　（3）結腸憩室炎 ………………………………………………………………… 100

　（4）肝膿瘍 ……………………………………………………………………… 100

　（5）脾膿瘍 ……………………………………………………………………… 101

　（6）大網膿瘍 …………………………………………………………………… 101

　（7）特発性細菌性腹膜炎 ……………………………………………………… 101

Contents

(8) PID ……… 101

(9) 子宮留膿腫 ……… 102

(10) 腎盂腎炎 ……… 102

症例 4 63 歳・男性 ……… 102

[考察] 骨盤内虫垂の穿孔性腹膜炎 ……… 103

私はこうする 開腹虫垂切除術における留意点 ……… 104

(1) 創感染への配慮 ……… 104

(2) 的確な術中診断 ……… 104

(3) 虫垂断端の処理 ……… 104

ミニ知識：虫垂腫瘍と腹膜偽粘液腫 ……… 105

(1) 虫垂腫瘍 ……… 105

(2) 腹膜偽粘液腫 ……… 105

症例 5 73 歳・男性 ……… 105

[考察] 膵液の胆嚢内逆流による急性無石壊疽性胆嚢炎・胆汁性腹膜炎 ……… 107

(1) 本症例の成因と診断の留意点 ……… 107

(2) 急性無石胆嚢炎の成因 ……… 107

私はこうする 開腹胆嚢摘出術のコツと注意点 ……… 108

一口メモ：腹腔鏡下胆嚢摘出術での CVS ……… 109

症例 6 46 歳・男性 ……… 109

[考察] 肝内結石による肝外側区被膜下の micro-abscess 穿破による汎発性腹膜炎 ……… 110

症例 7 46 歳・男性 ……… 111

[考察] 肝硬変に合併した Conn 症候群 ……… 111

(1) 特発性細菌性腹膜炎 ……… 112

1) Conn 症候群 ……… 112

2) 原発性肺炎球菌性腹膜炎 ……… 112

ミニ知識：腸間膜脂肪織炎と脂肪垂炎 ……… 113

(1) 腸間膜脂肪織炎 ……… 113

(2) 脂肪垂炎 ……… 113

CHAPTER 11 ❸閉塞/捻転 ……… 116

1 「閉塞」の病態の概要 ……… 116

2 「閉塞」の病態の代表的な疾患の留意点 ……… 118

(1) 大腸閉塞 ……… 118

(2) 絞扼性小腸閉塞 ……… 118

(3) 単純性小腸閉塞 ……… 119

3 「捻転」の病態の概要 ……… 120

vi

4 「捻転」の病態の代表的な疾患の留意点 ································ 120

(1) 胃軸捻 ·· 120

(2) 小腸軸捻 ··· 120

(3) 虫垂粘液嚢腫捻転 ······································· 120

(4) 結腸軸捻 ··· 120

(5) 胆嚢捻転 ··· 120

(6) 脾捻転 ··· 120

(7) 副脾茎捻 ··· 120

(8) 大網捻転 ··· 120

(9) 卵巣腫瘍捻転 ·· 120

(10) 精巣捻転 ·· 121

症例 8 76 歳・女性 ······································· 121

[考察] 大腸癌による大腸閉塞に合併し，劇的な経過を辿った閉塞性大腸炎 ··· 121

(1) 腸閉塞をきたす大腸癌 ··································· 122

(2) 閉塞性大腸炎 ·· 123

(3) *Aeromonas hydrophila* 感染症 ························ 124

一口メモ：Oncologic emergency ···················· 124

症例 9 57 歳・女性 ······································· 124

[考察] 無ガス像を呈した絞扼性小腸閉塞 ················· 124

臨床研究 絞扼性小腸閉塞における拡張腸管内貯留液の CT値 ··· 125

ミニ知識：結節形成による腸閉塞 ······················· 126

私はこうする 腸閉塞の壊死腸管切除手技 ·················· 126

(1) 壊死腸管切除時の腸間膜処理 ··························· 126

(2) 拡張腸管の術中減圧法 ··································· 126

私はこうする 外ヘルニア嵌頓手術のコツ ················ 128

(1) 還納困難な外ヘルニア嵌頓 ····························· 128

(2) 傍ストーマヘルニア嵌頓 ······························· 128

【基礎知識】癒着・索状物の成因と小腸閉塞の発生機序 ······ 129

1 癒着・索状物の成因 ··································· 129

(1) 癒着の成因 ·· 129

(2) 索状物の成因 ······································· 129

2 癒着・索状物による小腸閉塞の発生機序 ············· 129

(1) 索状物による絞扼性小腸閉塞 ······················ 129

(2) 単純性小腸閉塞 ····································· 130

解説 単純性小腸閉塞の重症度診断：
胃管からのガストログラフィンによる消化管造影 ··· 130

1 背景	130
2 胃管からのガストログラフィンによる消化管造影	131
（1） 方法	131
（2） 造影所見の分類	131
（3） 造影所見と重症度判定	131
3 ガストログラフィンによる消化管造影の利点と注意点	132
4 小腸閉塞の治療成績	132
ミニ知識：アニサキス症	132
症例 10 65歳・女性	133
［考察］ 小腸軸捻による小腸閉塞	134

CHAPTER 12 ❹穿孔/穿通 137

1 「穿孔」の病態の概要	137
2 「穿孔」の代表的な疾患の留意点	137
（1） 胃・十二指腸穿孔	137
（2） 大腸穿孔	138
3 「穿通」の病態の概要	139
症例 11 5歳・男児	139
［考察］：幼児の十二指腸潰瘍穿孔	140
（1） 小児消化性潰瘍の成因	140
（2） 保存的治療の適応基準	140
（3） 小児の十二指腸潰瘍穿孔に対する手術法	141
私はこうする 十二指腸潰瘍穿孔に対する幽門形成術	141
一口メモ：消化管穿孔と鑑別を要する疾患	142
症例 12 65歳・女性	142
［考察］：上行結腸癌の後腹膜穿通によって発症した右大腿部ガス形成性フレグモーネ	143
【基礎知識】腹部救急疾患による感染症と抗菌剤	144

CHAPTER 13 ❺急性膵炎 147

1 「急性膵炎」の病態の概要	147
2 急性膵炎バンドル	149
症例 13 72歳・女性	149
［考察］：落下結石により軽快した胆石膵炎	150
【基礎知識】軽症の胆石膵炎の成因と特徴	150
（1） 膵管閉塞・過分泌説：Obstruction-hypersecretion theory	150
（2） 胆石膵炎の血液生化学所見の特徴	150

症例 14 55歳・女性 ……………………………………………………………… 151

[考察]：重症胆道型の胆石膵炎 ……………………………………………………… 152

(1) 胆石膵炎における胆管炎スコア ………………………………………………… 152

症例 15 37歳・女性 ……………………………………………………………… 152

[考察]：十二指腸液の膵管内逆流によると考えられる重症膵型の胆石膵炎 ……… 154

症例 16 68歳・男性 ……………………………………………………………… 154

[考察]：胆汁の膵管内逆流によると考えられる重症膵型の胆石膵炎 ……………… 154

一口メモ：膵胆管合流異常症と急性膵炎 ………………………………………… 156

解説 "重症"の胆石膵炎の分類と膵病変の重症化機序 ……………………… 156

1 "重症"の胆石膵炎の分類 ………………………………………………………… 156

2 膵病変の重症化機序 ……………………………………………………………… 156

(1) 共通管説：Common channel theory ……………………………………… 157

(2) 十二指腸液膵管内逆流説：Duodenal reflux theory ……………………… 158

(3) その他 ……………………………………………………………………………… 158

3 胆石膵炎の重症型はハイブリッド型 …………………………………………… 158

臨床研究 胆石膵炎における膵壊死性病勢の判定―経時的 LDH/AST比 … 159

症例 17 76歳・男性 ……………………………………………………………… 161

[考察]：術前の経時的 LDH/AST 比を指標として壊死巣切除・大網充填・
closed drainage を行った感染性膵壊死 …………………………………… 163

【基礎知識】急性膵炎の改訂版アトランタ分類 ………………………………… 164

(1) 形態分類 …………………………………………………………………………… 164

(2) 局所合併症 ………………………………………………………………………… 164

(3) 重症急性膵炎 ……………………………………………………………………… 164

(4) 注目点 ……………………………………………………………………………… 164

CHAPTER 14 ❻壊死/虚血 …………………………………………………… 166

1 「壊死/虚血」の病態の概要 …………………………………………………… 166

2 代表的な疾患の留意点 …………………………………………………………… 167

(1) 急性腸間膜血管閉塞症 …………………………………………………………… 167

(2) NOMI ……………………………………………………………………………… 168

(3) 虚血性腸炎と壊死型虚血性腸炎 ………………………………………………… 169

(4) 静脈硬化性大腸炎 ………………………………………………………………… 169

(5) 腎梗塞，脾梗塞 …………………………………………………………………… 169

(6) 腎静脈血栓症 ……………………………………………………………………… 169

(7) 運動後急性腎不全 ………………………………………………………………… 169

症例 18 92歳・女性 ……………………………………………………………… 169

[考察] 高血圧，慢性心不全のある超高齢者に発症した SMA 閉塞症 ………… 170

ミニ知識：血栓症の種類と特徴 ……………………………… 172

症例 19　65 歳・女性 ……………………………………………… 172

[考察]　術後早期に発症した NOMI …………………………… 173

臨床研究　NOMI の臨床病理学的検討 ………………………… 173

私はこうする　異常環境下での消化管吻合 ………………… 173

ミニ知識：運動後急性腎不全（ALPE）………………………… 174

CHAPTER 15　❼急性胆管炎　176

■ 「急性胆管炎」の病態の概要 ………………………………… 176

■ 急性胆管炎診療バンドル ……………………………………… 178

症例 20　71 歳・女性 ……………………………………………… 178

[考察]　十二指腸乳頭部嵌頓結石による急性胆管炎 …………… 179

症例 21　69 歳・女性 ……………………………………………… 180

[考察]　胆石肝炎から進展した重症急性胆管炎 ……………… 180

解説　胆石肝炎 …………………………………………………… 181

1　定義と特徴 ……………………………………………………… 181

2　肝組織所見と胆汁中の細菌，血中エンドトキシン …………… 182

（1）肝の組織所見 ……………………………………………… 182

（2）胆汁中の細菌 ……………………………………………… 182

（3）血中エンドトキシン ……………………………………… 183

3　病態 ……………………………………………………………… 183

4　肝細胞壊死の成因 ……………………………………………… 184

5　臨床的意義 ……………………………………………………… 185

ミニ知識：高トランスアミナーゼ血症を呈する疾患：A new paradigm …………… 186

一口メモ：HELLP 症候群 ……………………………………… 186

私はこうする　十二指腸乳頭部嵌頓結石に対する乳頭括約筋形成術 ………… 186

一口メモ：偽胆石 ………………………………………………… 188

x

PART 1　腹部救急疾患の概要

CHAPTER
1

病態の分類と疫学

1　腹部救急疾患の定義

■急性腹症診療ガイドライン2015[1]によると，急性腹症とは発症1週間以内の急性発症の腹痛で，下記のような迅速な処置対応が必要な腹部疾患である。

- ●緊急手術
- ●集学的内科的治療
- ●緊急内視鏡処置
- ●緊急血管塞栓療法

■近年，画像診断法の進歩と各種の緊急血液検査から，急性腹症の確定診断も比較的容易になっている。本書では，急性腹症の概念に合致する疾患を腹部救急疾患とした。

2　腹部救急疾患の病態分類

■腹部救急疾患を病態の相違から，以下の7つに分類した。

　❶破裂　❷炎症/感染　❸閉塞/捻転　❹穿孔/穿通　❺急性膵炎　❻壊死/虚血　❼急性胆管炎

■「急性膵炎」と「急性胆管炎」を独立した疾患群として分類したが，それは下記のような診断・治療の観点からである。

- ●「急性膵炎」
  - ◆診断には，血中のアミラーゼやリパーゼの測定が有用である。
  - ◆急性膵炎，特に胆石膵炎，の病態や治療は複雑である。
  - ◆重症急性膵炎は，life-threatening な疾患である。
- ●「急性胆管炎」
  - ◆肝・胆道系酵素，特にトランスアミナーゼの上昇が診断の手掛かりとなる。
  - ◆急性胆管炎は胆道系の感染症ではあるが，中等症～重症の急性胆管炎は胆道減圧を行わないと cholangio-venous reflux から重症胆管炎へと進展する病態であり，「炎症/感染」の急性胆嚢炎とは一線を画すべき疾患である。
  - ◆重症急性胆管炎は，life-threatening な疾患である。

■「腸閉塞」：急性腹症診療ガイドライン[1]でも示されているように，従来の機能性，麻痺性イレウスのみをイレウスとし，従来の機械的イレウスは腸閉塞と定義した。

■「RUPTURE IN O$_{(V)}$PE PANIC ‼」：腹部救急疾患の7つの病態は，この語呂合わせで系統的に覚えると病態の見逃しがない[2]（「CHAPTER 8 病態分類と特徴」参照）。

1

- 「RUPTURE」：「破裂」
- 「IN」：「炎症/感染」（「IN」flammation/「IN」fection）
- 「O (v)」：「閉塞/捻転」（「O」bstruction)/「v」olvulus)
- 「PE」：「穿孔/穿通」（「PE」rforation/「PE」netration）
- 「PA」：「急性膵炎」（「PA」ncreatitis）
- 「NI」：「壊死/虚血」（「N」ecrosis/「I」schemia）
- 「C」：「急性胆管炎」（「C」holangitis）

3 緊急処置対応と病態

■「手術」を必要とすることが多い病態と疾患
- 「破裂」：腹部大動脈瘤破裂，内臓動脈瘤破裂，肝癌破裂，食道破裂，異所性妊娠，卵巣破裂など
- 「炎症/感染」：急性虫垂炎，急性胆囊炎など
- 「閉塞/捻転」：大腸癌による大腸閉塞，絞扼性小腸閉塞，ヘルニア嵌頓，小腸軸捻，卵巣捻転，精巣捻転など
- 「穿孔/穿通」：大腸穿孔，十二指腸穿孔，胃穿孔，小腸穿孔など
- 「壊死/虚血」：上腸間膜動脈（SMA）閉塞症，上腸間膜静脈（SMV）血栓症，非閉塞性腸管虚血（non-occlusive mesenteric ischemia：NOMI）などで腸管が壊死になっている場合や壊死型虚血性腸炎など

■「内視鏡処置」を必要とする病態と疾患
- 「閉塞/捻転」：S状結腸軸捻の整復時，直腸癌による大腸閉塞時のステント・経肛門的イレウス管挿入など
- 「急性膵炎」：胆石膵炎で中等症〜重症の胆管炎を合併している場合の内視鏡的経乳頭的胆管ドレナージ（endoscopic naso-biliary drainage：ENBD/endoscopic biliary stenting：EBS）
- 「急性胆管炎」：中等症〜重症の場合の内視鏡的経乳頭的胆管ドレナージ

■「IVR（interventional radiology）」を必要とする病態と疾患
- 「破裂」：腹部大動脈瘤破裂のステントグラフト内挿術（endovascular aortic repair：EVAR），肝癌，内臓動脈瘤，仮性動脈瘤などの破裂に対する動脈塞栓術
- 「炎症/感染」：虫垂炎性膿瘍，肝膿瘍などの深部膿瘍に対するドレナージ，急性胆囊炎に対する経皮経肝胆囊吸引穿刺法（percutaneous transhepatic gallbladder drainage：PTGBD）
- 「急性膵炎」：重症例での抗菌薬・膵酵素阻害薬の動注療法
- 「壊死/虚血」：SMA閉塞症に対するウロキナーゼの動注療法や血栓吸引療法，SMA血栓症に対する経皮的血管形成術（percutaneous transluminal angioplasty：PTA），NOMIでの血管拡張剤の動注療法
- 「急性胆管炎」：中等症〜重症の急性胆管炎に対する経皮経肝胆管ドレナージ（percutaneous transhepatic cholangial drainage：PTCD/percutaneous transhepatic biliary drainage：PTBD）

CHAPTER 1　病態の分類と疫学

■「絶対的な抗菌薬治療」（手術は禁忌）を必要とする病態と疾患
　　●「炎症/感染」：特発性細菌性腹膜炎，破傷風など

4　緊急手術例における疾患群の時代推移と頻度，疾患の内訳

■**表1**は，大垣市民病院外科で緊急手術が行われた腹部救急疾患症例を，1975年～1984年までの前期10年間の5,929例と2003年～2012年までの後期10年間の3,998例を，前期での手術件数が多かった順に病態別の手術件数とその内訳を対比して示している。後期10年間では前期に比べ総手術件数が約3割減少しているが，これは前期の総手術数の約7割を占めていた急性虫垂炎が大幅に減少したことが主因である。以下，病態別に手術件数の時代別推移を**表1**に沿って眺めてみる。

■「炎症/感染」
　　●急性虫垂炎：後期での大幅な減少は，画像診断の進歩によって急性虫垂炎の術前診断が可能となったことを示している。今後は，保存的治療後の非炎症期に虫垂切除術を施行するinterval appendectomy[3]の普及によって，急性虫垂炎に対する緊急手術は益々減少すると考えられる。尚，前期で多かった回腸末端炎は，急性虫垂炎の術前診断で手術が行われたものであり，後期には回腸末端炎の手術例はない。
　　●急性胆嚢炎と結腸憩室炎：後期では両者とも増加している。

■「閉塞/捻転」
　　●両期間に手術件数の大きな変動はないが，後期では小腸閉塞が激減して大腸癌による大腸閉塞が大幅に増加し，「閉塞/捻転」の半数近くを占めている。これは，近年の大腸癌の増加を反映していると思われる。
　　●従来，腸閉塞と言えば小腸閉塞が先ず念頭に上がったが，今や大腸癌による大腸閉塞を先ず考える時代に変遷したと言える。開腹手術の減少と術後癒着が少ない腹腔鏡下手術の増加によって，今後は腸閉塞全体に占める小腸閉塞の割合は更に低下すると考えられる。
　　●外ヘルニア嵌頓手術例も増加している。腸閉塞症例では，鼠径部，大腿部の観察を忘れてはならない。

■「穿孔/穿通」
　　●両期間に手術件数の変動は認められない。
　　●穿孔部位は前期，後期ともに十二指腸が最多で，次いで前期では大腸，後期では小腸の順であるが，両期を通して胃穿孔，小腸穿孔，大腸穿孔はほぼ同頻度であった。
　　●胃穿孔や大腸穿孔では，癌の穿孔が多いことに留意する必要がある。

■「急性膵炎」
　　●前期の96例から後期の4例に激減した。
　　●これは，前期には胆石膵炎には緊急胆道手術を行っていたが，その後，胆石膵炎の病態の理解が深まることによって，急性胆管炎合併例には緊急内視鏡的処置を行うようになったためである。

■「急性胆管炎」
　　●急性胆管炎には緊急内視鏡的処置が多く行われており，手術例は少ないが両期間に大きな変

3

PART 1　腹部救急疾患の概要

表1　病態別の手術件数

	1975年〜1984年	2003年〜2012年
「炎症/感染」	4,592（77%）	2,801（70%）
虫垂炎	4,118	2,185
胆嚢炎	306	492
回腸末端炎	120	0
結腸憩室炎	48	124
「閉塞/捻転」	798（14%）	787（20%）
小腸閉塞	608	276
外ヘルニア嵌頓	99	156
大腸閉塞【癌】	91【87】	355【352】
「穿孔/穿通」	310（5%）	299（8%）
十二指腸穿孔	150	117
大腸穿孔【癌】	68【35】	59【43】
胃穿孔【癌】	52【17】	52【24】
小腸穿孔【癌】	40【1】	71【3】
「急性膵炎」	96（2%）	4（0.1%）
「急性胆管炎」	71（1%）	55（1%）
「破裂」	47（0.8%）	35（0.9%）
腹部大動脈瘤破裂など	47	34
食道破裂	0	1
「壊死/虚血」	15（0.3%）	17（0.4%）
合計	5,929	3,998

動はない。

■「破裂」，「壊死/虚血」

●両者とも極めて稀な病態であるが，前期と後期に手術症例数に大差はない。

5　最近5年間の腹部救急疾患手術例2,056例の概要

■2008年から2012年までの5年間に大垣市民病院で手術が行われた腹部救急疾患2,056例について，以下に概説する。

（1）病態別の頻度（図1）

■「炎症/感染」，「閉塞/捻転」，「穿孔/穿通」

●「炎症/感染」が65％と最多である。

●次いで「閉塞/捻転」24％，「穿孔/穿通」6.6％で，以上の3つの病態で全体の約95％を占めている。

●「炎症/感染」，「閉塞/捻転」，「穿孔/穿通」は，腹部救急疾患手術例の3大病態と言える。

■「急性膵炎」と「急性胆管炎」

●「急性胆管炎」に対する手術例は，1.8％であった。

●最近の5年間では「急性膵炎」に対する手術例はないが，胆石膵炎に対する緊急内視鏡的処置は多く，大垣市民病院消化器内科では急性胆管炎や胆石膵炎に対する内視鏡的経乳頭的胆

4

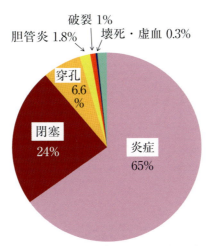

図1　腹部救急疾患手術 2,056 例に占める病態別の割合

管ドレナージが毎年 100 例以上に行われている。腹部救急診療では，胆石膵炎は急性胆管炎とともに重要な疾患である。

■「破裂」，「壊死/虚血」
　●頻度ではそれぞれ 1％，0.3％で，これらは極めて稀な病態である。

(2) 病態別の疾患の内訳（表2）

■「炎症/感染」1,343 例（65％）：虫垂炎が一番多く 956 例で全体の 46％を占め，次いで急性胆嚢炎 322 例，16％，結腸憩室炎 65 例，3％の順である。

■「閉塞/捻転」487 例（24％）：大腸癌による大腸閉塞が一番多く 217 例，次いで癒着・索状物・内ヘルニアなどの小腸閉塞 146 例，外ヘルニア嵌頓 118 例の順である。

■「穿孔/穿通」135 例（6.6％）：穿孔部位では十二指腸が一番多く 61 例，次いで大腸 44 例，胃 18 例，小腸 11 例の順であった。胃や大腸の穿孔の原因には癌が多く，胃穿孔では約 60％，大腸穿孔では約 20％が癌の穿孔で，この点で全て良性潰瘍穿孔である十二指腸とは異なっている。小腸穿孔では 1 例が癌穿孔であった。

■「急性胆管炎」38 例（1.8％）：原因は，全例が胆石であった。

■「破裂」，「壊死/虚血」：頻度は少なく原因疾患としては，腹部大動脈瘤，内臓動脈瘤，SMA 閉塞症，NOMI などの血管疾患であった。

(3) 病態・疾患別の手術死亡率

■2,056 例の内，30 例が術後に死亡し，術後死亡率は 1.5％であった。病態別・疾患別の死亡率を図2 に示す。

　●「炎症/感染」：死亡例はない。
　●「閉塞/捻転」，「急性胆管炎」：手術死亡率は，それぞれ 1.8％，2.6％であった。
　●「穿孔/穿通」：手術死亡率は 6％と高くなり，これを穿孔部位別に比較すると，胃・十二指腸 3.3％，小腸 4％，大腸 17％で，大腸穿孔の予後が特に不良であった。
　●「壊死/虚血」，「破裂」：手術死亡率は，それぞれ 17％，30％と極めて高率であった。

表2 腹部救急疾患手術 2,056 例の概要

病態による分類と原因疾患	手術件数
「炎症/感染」：	1,343（65%）
●急性虫垂炎	956
●急性胆嚢炎	322
●結腸憩室炎	65
「閉塞/捻転」：	487（24%）
●大腸癌	217
●癒着，索状物，内ヘルニア	146
●外ヘルニア嵌頓	118
●腸重積	3
●大腸軸捻	3
「穿孔/穿通」：	135（6.6%）
●十二指腸： 潰瘍（60），憩室（1）	61
●大腸： 憩室（20），特発性/糞便性（15），癌（8），医原性（1）	44
●胃： 癌（11），潰瘍（7）	18
●小腸： 潰瘍（9），癌（1），クローン病（1）	11
●食道： 特発性（1）	1
「急性胆管炎」：	38（1.8%）
「破裂」：	20（1.0%）
●腹部大動脈瘤	19
●内臓動脈瘤	1
「壊死/虚血」：	6（0.3%）
●SMA 閉塞症	4
●NOMI	2
#その他，術後合併症など	27（1.3%）

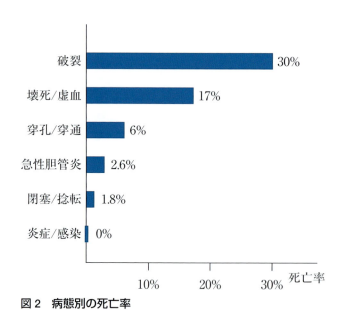

図2 病態別の死亡率

CHAPTER 1　病態の分類と疫学

表3　緊急性が高く重篤な腹部救急疾患

	超緊急疾患	緊急疾患
考えるべき疾患	・腹部大動脈瘤破裂 （・急性心筋梗塞） （・大動脈解離） （・肺動脈塞栓症）	・肝癌破裂 ・内臓動脈瘤破裂 ・食道破裂 ・異所性妊娠 ・汎発性腹膜炎（炎症・穿孔） ・絞扼性腸閉塞，軸捻 ・重症膵炎 ・SMA 閉塞症 ・SMV 血栓症 ・NOMI ・重症胆管炎
対応	即時に治療を開始する。 採血結果などを待つ時間はなく， CT も危険な場合がある。 腹部超音波検査（心電図，心臓超 音波検査）が有効なことが多い。	緊急手術や IVR が必要。 血液検査や CT の結果を待つ余裕 がある場合が多い。

（文献 1 より許諾を受けて転載，一部改変）

■腹部救急疾患には，急性虫垂炎や急性胆嚢炎のように日常診療で遭遇することが多いが病態は比較的単純なものから，腹部大動脈瘤破裂，SMA 閉塞症，大腸穿孔などのように，頻度は低いが緊急度や重篤度が高く，診断・治療を早急に行わないと生命予後に大きく影響する病態のものまで多彩である。

■頻度が少ないという理由で，的確な診断や治療が疎かになることは許されない。系統的に腹部救急疾患の病態と，その原因疾患を熟知しておくことが肝要である。**表3** に緊急性が高く重篤な腹部救急疾患を列挙した。

文　献

1）急性腹症診療ガイドライン出版委員会（編）：急性腹症診療ガイドライン 2015，医学書院，2015.
2）磯谷正敏：腹部救急診療に役立つ臨床症状・一般臨床検査所見　─臨床症状，一般臨床検査所見の理解のための基礎的知識を中心に─．消外 2008；31：409-416.
3）福長　徹：急性虫垂炎の保存的治療と手術．日本医事新報 2012；4580：90-92.

PART 1 腹部救急疾患の概要

CHAPTER
2

腹部臓器と疾患

1 腹部臓器と疾患

■腹部臓器の救急疾患を知っておくことは重要である。以下に主な疾患を列挙する。

(1) 血管系
■腹部大動脈：動脈瘤破裂，動脈解離
■内臓動脈：動脈瘤破裂，仮性動脈瘤破裂，動脈解離
■SMA：解離，血栓症，塞栓症，NOMI
■SMV：血栓症

(2) 消化器系
■食道：破裂
■胃：破裂，胃蜂窩織炎，気腫性胃炎，軸捻，潰瘍穿孔，癌穿孔
■十二指腸：潰瘍穿孔，憩室炎
■小腸：腫瘍（GISTなど）破裂，憩室炎，術後癒着・腸重積・癌・放射線腸炎・食餌・異物・胆石・腸管子宮内膜症などによる腸閉塞，軸捻，潰瘍・癌・クローン病・ベーチェット病・腸管子宮内膜症などの穿孔
■虫垂：虫垂炎，虫垂憩室炎，虫垂捻転，虫垂粘液嚢胞捻転
■大腸：憩室炎，癌による腸閉塞・閉塞性大腸炎，結腸軸捻，Ogilvie症候群，中毒性巨大結腸症，特発性穿孔，癌穿孔
■肝臓：肝癌破裂，肝細胞腺腫破裂，膿瘍破裂，嚢胞破裂
■胆嚢：胆嚢炎，捻転
■肝臓・胆道（臓器相関）：急性胆管炎
■膵臓：急性膵炎（胆石膵炎を除く），仮性嚢胞破裂，慢性膵炎の急性増悪
■膵臓・肝・胆道（臓器相関）：胆石膵炎，仮性嚢胞破裂
■脾臓：破裂，捻転，梗塞，膿瘍破裂

(3) 婦人科系
■卵巣・付属器：異所性妊娠，卵巣腫瘍破裂，黄体破裂，骨盤内炎症症候群（pelvic inflammatory disease：PID），卵巣腫瘍捻転
■子宮：PID，留膿腫，破裂，捻転

(4) 泌尿器系
■腎：腫瘍破裂，腎盂破裂，閉塞性腎盂腎炎，腎梗塞，腎静脈血栓症
■尿路：尿管結石症

■膀胱：穿孔
■精巣：捻転，精巣炎
■精巣上体：精巣上体炎
■付属小体：捻転

一口メモ	付属小体捻転[1]

□9 歳〜11 歳がピークの思春期前期に多い精巣の付属小体の捻転
□昼間活動時に sudden onset の陰嚢痛で発症
□精巣先端部皮膚の青色変色（blue dot sign）が特徴的
□治療は鎮痛剤投与，安静

(5) その他
■副腎：褐色細胞腫破裂，梗塞
■大網：脂肪織炎，捻転，裂孔ヘルニア，特発性分節性梗塞
■腸間膜：脂肪織炎，軸捻，裂孔ヘルニア
■腹膜：癌性腹膜炎，被包性腹膜炎，被嚢性腹膜硬化症，などによる腸閉塞

一口メモ	被包性腹膜炎・被嚢性腹膜硬化症

□被包性腹膜炎：白色ないし灰白色の線維性被膜により腹腔内臓器が覆われる疾患で，腸閉塞の原因
となることがある[2]。以前は結核によるものが多いと考えられていたが，近年は非特異的炎症によ
るものが多い[2]。
□被嚢性腹膜硬化症（encapsulating peritoneal sclerosis：EPS）：腹膜透析患者にみられるもので，腸
閉塞を引き起こすことがある。

2 主な解剖学的異常と疾患

■主な解剖学的な異常による腹部救急疾患を列挙する。
■腹膜窩：下記のような腹腔内に生じた腹膜窩に腸管が嵌入する内ヘルニア（腹膜窩ヘルニア）
　　　　●網嚢孔（Winslow 孔）
　　　　●左右の傍十二指腸窩
　　　　●傍盲腸窩
　　　　●膀胱窩
■腸間膜裂孔：下記のような腹腔内に生じた異常裂孔に腸管が嵌入する内ヘルニア（腸間膜裂孔ヘル
　ニア）
　　　　●小腸間膜裂孔
　　　　●結腸間膜裂孔
　　　　●子宮広間膜裂孔
　　　　●大網裂孔

PART 1　腹部救急疾患の概要

■鼠径部，大腿部，閉鎖孔，腹壁瘢痕部，正中腹壁（白線），臍部，傍ストーマ部，腹直筋外側縁，腰三角部，腹腔鏡下手術時のポートサイトなど：各脆弱部から腹膜外に脱出する外ヘルニア

> **一口メモ　外国名が冠されたヘルニア**
>
> □Bochdalek 孔ヘルニア：胸腹裂孔に生じる先天性横隔膜ヘルニア
> □Morgagni 孔ヘルニア：傍胸骨裂孔（胸肋三角）に発生する横隔膜ヘルニア（広義）
> 　◇狭義には右側の傍胸骨裂孔に生じるものを Morgagni 孔ヘルニア
> 　◇Larrey 孔ヘルニア：狭義に左側に発生するもの
> 　◇Larrey-Morgagni ヘルニア：両側に発生するもの
> □Spigel ヘルニア：腹直筋外側縁（半月線）から脱出する外ヘルニア
> □Richter ヘルニア：ヘルニア内容が腸管壁の一部であるもの
> □Littré ヘルニア：ヘルニア内容がメッケル憩室であるもの
> □Petersen ヘルニア：胃切除 Roux-en Y 再建の挙上空腸と横行結腸間膜との間隙に嵌入する内ヘルニア
> □Amyand ヘルニア：鼠径ヘルニア内容が虫垂であるもの
> □De Garengeot ヘルニア：大腿ヘルニア内容が虫垂であるもの

3　腹痛の部位と疾患

■腹痛や圧痛，腹膜刺激徴候の最強点がどの臓器由来か，どのような腹部救急疾患の病態，疾患であるかを判断する。

（1）心窩部

■食道・胃・十二指腸・胆道系疾患が多いが，心血管器系疾患，特に重症度・緊急度が高い急性冠症候群を除外することが重要である[3]。

- ●「破裂」：腹部大動脈瘤破裂，大動脈解離，SMA 解離，食道破裂，胃破裂，肝腫瘍破裂，脾破裂
- ●「炎症/感染」：虫垂炎，胆囊炎，肝膿瘍，脾膿瘍，腎盂腎炎
- ●「閉塞/捻転」：胃軸捻，輸入脚閉塞，横行結腸軸捻
- ●「穿孔/穿通」：胃・十二指腸穿孔
- ●「急性膵炎」：急性膵炎，慢性膵炎の急性増悪
- ●「壊死/虚血」：SMA 閉塞，腎梗塞，副腎梗塞
- ●「急性胆管炎」：急性胆管炎
- ●その他：尿管結石，（急性冠症候群），（肺炎），（膿胸）

> **ミニ知識　急性冠症候群**
>
> □急性冠症候群（acute coronary syndrome：ACS）：冠動脈が急速に狭窄・閉塞をきたして，心筋虚血を生じる病態の総称であり，疾患としては不安定狭心症と急性心筋梗塞とがある。酸素投与，心

10

CHAPTER 2 腹部臓器と疾患

電図，SpO$_2$のモニタリングなどの初期対応を行いながら，専門的治療が可能な医療機関への搬送が必要である[4),5)]。

□臨床的特徴：心窩部痛や肩の痛み，背部痛などの心臓近傍の痛み（関連痛）を訴え"冷や汗"が出ている場合は，絶えずACSを念頭に置く。

□危険因子：高血圧，糖尿病，脂質異常症，高尿酸血症，高齢，男性，喫煙などの冠危険因子[6)]があれば，心電図が正常であっても，診断がはっきりしない場合には繰り返し検査を行う必要がある[7)]。

(2) 右上腹部

■「破裂」：大動脈解離，SMA解離，肝腫瘍・腎腫瘍破裂，副腎褐色細胞腫破裂

■「炎症/感染」：虫垂炎，胆嚢炎，結腸憩室炎，肝膿瘍，閉塞性腎盂腎炎，Fitz-Hugh-Curtis症候群

■「閉塞/捻転」：胆嚢捻転

■「穿孔/穿通」：胃・十二指腸穿孔

■「急性膵炎」：急性膵炎，慢性膵炎の急性増悪

■「壊死/虚血」：腎梗塞，副腎梗塞

■「急性胆管炎」：急性胆管炎

■その他：尿管結石，（急性冠症候群），（肺炎），（膿胸）

(3) 左上腹部

■「破裂」：腹部大動脈瘤破裂，SMA解離，食道破裂，胃破裂，脾破裂，脾動脈瘤破裂，腎腫瘍破裂，副腎褐色細胞腫破裂

■「炎症/感染」：結腸憩室炎，脾膿瘍，閉塞性腎盂腎炎

■「閉塞/捻転」：脾捻転

■「穿孔/穿通」：胃穿孔

■「急性膵炎」：急性膵炎，慢性膵炎の急性増悪

■「壊死/虚血」：SMA閉塞症，壊死型虚血性腸炎，脾梗塞，腎梗塞，副腎梗塞

■その他：尿管結石，（急性冠症候群），（肺炎），（膿胸）

(4) 右下腹部

■「破裂」：動脈瘤破裂，動脈解離，異所性妊娠，卵巣破裂

■「炎症/感染」：虫垂炎，結腸憩室炎，胆嚢炎，PID，精巣上体炎

■「閉塞/捻転」：虫垂粘液嚢胞捻転，盲腸軸捻，卵巣捻転，精巣捻転，精巣垂捻転

■「壊死/虚血」：静脈硬化性大腸炎

■その他：尿路結石，腸腰筋膿瘍

(5) 臍周囲

■「破裂」：腹部大動脈瘤破裂，大動脈解離，内臓動脈瘤破裂，SMA解離

■「炎症/感染」：急性虫垂炎（初期症状）

■「閉塞/捻転」：小腸閉塞，大腸閉塞，小腸軸捻，結腸軸捻

■「穿孔/穿通」：胃・十二指腸・小腸・大腸穿孔

■「急性膵炎」：急性膵炎，慢性膵炎の急性増悪

■「壊死/虚血」：SMA閉塞症，SMV血栓症

11

■その他：（急性冠症候群）

（6）左下腹部

■「破裂」：動脈瘤破裂，動脈解離，異所性妊娠，卵巣破裂

■「炎症/感染」：結腸憩室炎，PID，精巣上体炎

■「閉塞/捻転」：S状結腸軸捻，卵巣捻転，精巣捻転，精巣垂捻転

■「穿孔/穿通」：大腸穿孔

■「壊死/虚血」：壊死型虚血性腸炎

■その他：尿路結石，腸腰筋膿瘍

（7）臍下部

■「破裂」：異所性妊娠，卵巣破裂，子宮破裂，膀胱破裂

■「炎症/感染」：虫垂炎，結腸憩室炎，PID，子宮留膿腫，精巣上体炎，精巣炎

■「閉塞/捻転」：鼠径・大腿ヘルニア，卵巣捻転，精巣捻転，精巣垂捻転

■「穿孔/穿通」：結腸・直腸・膀胱・子宮穿孔

■その他：尿管結石，急性尿閉

（8）腹部全体

■腹部全体に腹痛を訴える場合は，以下のことに留意する。

●腹部大動脈瘤破裂，絞扼性小腸閉塞，大腸穿孔，重症急性膵炎，上腸間膜血管閉塞症，重症急性胆管炎などのように，緊急性が極めて高く緊急処置を必要とする疾患を考える

●病態の違いによらず，病変が進行し重篤化すれば，腹部全体の腹痛，圧痛，腹膜刺激徴候，腸管麻痺による腹部膨満といった汎発性腹膜炎の臨床症状が出現し，最終的には，敗血症性ショックから多臓器不全へと進展する。

■「破裂」：大動脈瘤破裂，大動脈解離

■「炎症/感染」：虫垂炎穿孔，結腸憩室穿孔，特発性細菌性腹膜炎

■「閉塞/捻転」：絞扼性腸閉塞，小腸軸捻，閉塞性大腸炎合併大腸閉塞，結腸軸捻

■「穿孔/穿通」：胃・十二指腸穿孔，大腸穿孔

■「急性膵炎」：重症急性膵炎

■「壊死/虚血」：SMA閉塞症，NOMI，壊死型虚血性腸炎

■「急性胆管炎」：重症胆管炎

■その他：（糖尿病・アルコール性ケトアシドーシス，急性ポルフィリン症などの内分泌代謝系疾患や鉛・ヒ素などの中毒，IgA血管炎）[3]

（9）場所の移動があるもの

■腹痛や圧痛が必ずしも病変がある部位にあるとは限らない。急性虫垂炎では，初期の内臓痛は心窩部にあり，炎症の進行した体性痛は右下腹部痛に移動する。解離性大動脈瘤では胸背部の痛みは次第に腹部に移動する。

文献

1）急性陰嚢症診療ガイドライン2014年版．［online］http://www.urol.or.jp/info/guideline/data/09_acute_scrotum_2014.pdf（2018-02-21）

2）内藤明広，川原勝彦，岩田　宏，ほか：慢性被包性腹膜炎の2例．日臨外会誌 1998；59：2185-2188.
3）急性腹症診療ガイドライン出版委員会（編）：急性腹症診療ガイドライン 2015，医学書院，2015.
4）小林國男：好きになる救急医学　第3版，講談社，2016.
5）永井利幸，香坂　俊：急性冠動脈症候群［ACS］．香坂　俊（編著），極論で語る循環器内科，丸善出版，2015：56-78.
6）山内正博：MEMO 冠危険因子について．武者春樹（編），画像でみる心電図ポイント 30，ナップ，2011：65.
7）辻　英明：胸部由来の腹痛．林　寛之（編），救急・ER ノート　あの手この手で攻める！腹痛の診断戦略　解剖学的アプローチから落とし穴回避のワザまで，羊土社，2013：136-141.

PART 2　腹部救急診療［総論］

CHAPTER
3

診療の first step

■Second step methods：腹部救急診療には，生理学的徴候（ABCD）に異常があり，鑑別と治療を平行して行う first step と，バイタルサインに異常がなく病歴，臨床症状，身体所見，一般検査から腹部救急疾患を評価する second step がある[1]。

■First step では初期対応・処置を行いながら，迅速に腹部救急疾患を鑑別する。鑑別診断のための病歴，臨床症状，身体所見，血液検査，画像は second step と同様であり，「CHAPTER4　診療の second step」に記述した。

1　バイタルサインに異常がある場合の初期対応

■ABCD の異常：一般に苦悶状，顔面蒼白，四肢冷汗，頻脈，呼吸促迫，血圧低下を認める。

■小児の全身状態の把握（pediatric assessment triangle：PAT）[2)3)]：小児では，見た目の評価である外観（appearance），呼吸状態（breathing）を反映する呼吸の仕方，循環状態（circulation）を示す皮膚の色を観察する。以下の ABC 所見がある場合は，重篤な状態である。

- ●「A」ppearance：ぐったりしている，反応が鈍い，周囲に無関心，視線が合わない，異常な啼泣など
- ●「B」reathing：努力呼吸，頻呼吸，浅呼吸，吸気性・呼気性喘鳴など
- ●「C」irculation：網状斑，末梢冷感，チアノーゼ，CRT（capillary refill time）＞2 秒など。網状斑は色調が紫の網状になっている皮膚所見で，高度な末梢循環不全でアシドーシスの存在を示唆する。

■Advanced triage：生理学的徴候に異常がある first step では，advanced triage での A-1 群の鑑別を行うことが重要である[4]。

ミニ知識　Advanced triage[4]

□A-1 群：ただちに上級医師に連絡し，同時に自分でできることを開始する
□A-2 群：ただちに自分のできることを開始して，必要なことがそろったら上級医師を呼ぶ
□B-1 群：苦痛をとりのぞき，1 日～2 日以内に専門医外来に受診してもらう
□B-2 群：自分の判断でその場限りの説明や投薬で帰宅させればよい。もし，症状が軽快しない時や悪化した場合は専門医外来へ受診するようアドバイス

■初期対応：ABCD に異常がある場合には，『サルも聴診器』[4]の語呂合わせから以下の初期対応を行

14

い，速やかに生命を高度に脅かす life-threatening な病態と疾患を鑑別し治療を開始する。

- ●「サ」：酸素投与による呼吸管理
- ●「ル」：2ルート確保（同時に緊急血液生化学検査）
- ●「も」：モニター（ECG，SpO_2）
- ●「ちょう」：超音波検査
- ●「しん」：心電図
- ●「き」：胸部 X 線検査

ミニ知識 超緊急心・肺疾患の心電図

□生理学的徴候に異常がある first step の心電図では，超緊急心・肺疾患である急性心筋梗塞と急性肺血栓塞栓症を除外する。

□急性心筋梗塞：心筋梗塞発症後，心電図は時間の経過とともに，①T 波増高→②ST 上昇→③異常Q 波→④冠性 T 波，の一連の変化を起こす[5]。T 波増高は虚血および壊死した心筋細胞から放出される細胞外 K^+ がwash out されると，ST 上昇は心筋壊死が起こり起電力を失うと消失する。一方，心筋壊死によるウインドウ現象で観察される異常 Q 波は，心筋が再生しないので消失しない[5]。急性心筋梗塞発症からの時間推移と心電図の経時的推移を**表4**[6]に示す。

表4 急性心筋梗塞発症からの時間推移と心電図の経時的推移

	発症～2 時間	2～6 時間	6～12 時間
①高い陽性 T 波（超急性期 T 波）	◎	△	
②ST 上昇#	△	◎	△
③R 波減高	△	◎	◎
④異常 Q 波*	△	◎	◎
⑤深い陰性 T 波（冠性 T 波）		△	△

#ST 上昇：心電図の連続する 2 誘導以上での 1 mm 以上の ST 上昇（J 点で測定，V_{1-2}では 2 mm 以上）
*異常 Q 波：R 波の高さの 1/4 以上の深さがあり，かつ QRS 幅が 0.04 秒以上
◎：出現する，△：出現することがある
（文献 6 より許諾を得て転載）

□急性肺血栓塞栓症：下記の所見は急性肺血栓塞栓症の key word[7] として重要である。

○洞性頻脈
○S1Q3T3：I 誘導に S 波，III 誘導に Q 波と陰性 T 波
○陰性 T 波：V_{1-3}の R 波の進展不良と陰性 T 波

■画像診断：

- ●超音波検査：腹部救急診療の first step では，「破裂」の有無を調べることが先決である。このために外傷診療における迅速簡易超音波検査（focused assessment with sonography for trauma：FAST）[8]に習い，FAST で決められたポイント（心窩部：心囊，右側腹部：モリソン窩と右胸腔，左側腹部：脾周囲と左胸腔，下腹部：ダグラス窩）での腹腔内液体貯留の有

無，および上腹部操作で腹部大動脈瘤破裂の有無などに焦点を絞って検索する（「CHAPTER 5 超音波検査」参照）。
- 造影CT：CT室への移動を許す状態であれば，造影CTを行う。この際，腎機能に注意する。

2　バイタルサインに異常がある疾患の処置法

■超緊急処置を要する疾患と対処法：「破裂」，とりわけ腹部大動脈瘤破裂や内臓動脈瘤破裂，肝癌破裂などの大量出血による出血性ショックや持続する出血は，極めて緊急度が高く超緊急処置を要する。
- 腹部大動脈瘤破裂⇒急速輸液に non-responder なら緊急手術，responder ならステントグラフト内挿術も考慮
- 肝癌破裂，内臓動脈瘤破裂など⇒急速輸液に non-responder なら緊急開腹術，responder なら血管撮影・動脈塞栓術
- 異所性妊娠，卵巣出血など⇒緊急開腹手術
- FAST 陰性でも循環の異常[8]⇒後腹膜出血の可能性⇒血管撮影・動脈塞栓術

■緊急処置を要する病態への対処法：「炎症」，「閉塞/捻転」，「穿孔/穿通」，「急性膵炎」，「壊死/虚血」，「急性胆管炎」の各病態の末期状態では敗血症や敗血症性ショックを呈しているが，緊急性においては，「破裂」による出血に比べれば多少の時間的余裕がある[8]。速やかに（1時間以内）下記の sepsis six の処置を行いながら，診断がつき次第，原疾患の治療を行う（「PART 3 腹部救急診療［各論］」参照）。
- Sepsis six[9]：
  - ◆高濃度酸素投与
  - ◆抗菌薬の静脈内投与
  - ◆血液培養
  - ◆細胞外液による輸液蘇生
  - ◆ヘモグロビンと乳酸値のチェック
  - ◆正確な時間尿量の測定

基礎知識　敗血症性ショックと DIC

（1）敗血症性ショック

□敗血症の新定義と診断基準：日本救急医学会から公表された日本版敗血症診療ガイドライン2016[10]では，集中治療の対象となる敗血症をより確実に診断するために，臓器障害を重視した新たな定義と診断基準が示されている。
　　○新定義：「感染症＋臓器障害」

□診断基準：院外，ER，一般病棟などの非ICU患者では，臨床的に感染症と考えられ，下記の quick SOFA（qSOFA）基準の3項目のうち，2項目以上を満たした場合は敗血症を疑う。

○意識変容：「声かけして意識清明でない」，「意識レベルが普段と違う」

○呼吸数≧22 回/分

○収縮期血圧≦100 mmHg

（2）敗血症と DIC

□炎症と凝固反応は免疫面で密接に関連しているが，敗血症による凝固反応は DIC や多臓器不全の発症の病態そのものと言われている[11]。救急領域では，この関係を sepsis-associated coagulopathy[12] と呼称している。

□播種性血管内凝固症候群（disseminated intravascular coagulation：DIC）は，種々の凝固因子の消費による広範な出血傾向と各臓器の微小循環障害による多臓器不全（multiple organ failure：MOF）によって特徴づけられる症候群である[13]。

□感染症による DIC の診断に有用な検査項目には，血管内で無秩序に起こる異常な凝固亢進状態により消費され低下する血小板数，アンチトロンビン活性やプロトロンビン時間の延長，凝固活性化のマーカーである TAT（トロンビン-アンチトロンビン複合体）や微小血栓溶解を反映する FDP の高値などがある[14]。

□日本版敗血症診療ガイドライン 2016[10]では，DIC に対する抗凝固療法（ヒトリコンビナント・トロンボモジュリン，アンチトロンビン，タンパク分解酵素阻害薬，ヘパリン，ヘパリン類など）について検討されている。

文献

1) 急性腹症診療ガイドライン出版委員会（編）：急性腹症診療ガイドライン 2015，医学書院，2015.
2) 田中　亮：小児の腹痛～困った，困った.「ぽんぽんが痛い」～. 井　清司（編），腹部救急対応マニュアル　症例から学ぶ，急性腹症初期対応のアルゴリズム，文光堂，2011：174-181.
3) 後藤匡啓：小児の腹痛～センセイ，嫌い‼～. 林　寛之（編），救急・ER ノート　あの手この手で攻める！腹痛の診断戦略　解剖学的アプローチから落とし穴回避のワザまで，羊土社，2013：193-204.
4) 寺沢秀一，島田耕文，林　寛之：研修医当直御法度　第 6 版，三輪書店，2016.
5) 古川哲史：目からウロコの心電図. ライフメディコ，2011.
6) 西崎光弘：心筋梗塞. 磯部光章・奥村　謙（監修），Electrocardiography A to Z 心電図のリズムと波を見極める，日医師会誌 2015；第 144 巻・特別号（2）：84-85.
7) 本間　覚，山口　巖：急性肺血栓塞栓症の心電図とその経過. 心電図 2002；22：31-37.
8) 日本外傷学会，日本救急医学会（監修）：外傷初期診療ガイドライン　改訂第 3 版，へるす出版，2008.
9) Robson WP, Daniels R：The Sepsis Six：helping patients to survive sepsis. Br J Nurs 2008；17：16-21.
10) 日本版敗血症診療ガイドライン 2016［online］http://www.jaam.jp/html/info/2016/pdf/J-SSCG2016_ver2.pdf（2018-02-23）
11) 岡本好司，田村利尚，長門　優，ほか：Ⅳ　侵襲時の臓器機能障害のメカニズムとその制御　DIC. 救急医 2011；35：828-832.
12) Scarlatescu E, Tomescu D, Arama SS：Sepsis-Associated Coagulopathy. J Crit Care Med 2016；2：156-163.
13) 宮崎　勝，中島伸之：血液凝固異常. 小川道雄，齋藤英昭（編），臨床侵襲学　臨床に生かす侵襲学のすべて，へるす出版，1998：521-528.
14) DIC 診断基準作成委員会：日本血栓止血学会 DIC 診断基準暫定案. 日血栓止血会誌 2014；25：629-646.

PART 2　腹部救急診療［総論］

CHAPTER 4 診療の second step

■Second step：バイタルサインに異常がなければ，病歴，臨床症状，身体所見，血液検査所見，画像所見から腹部救急疾患を評価する。

1　年齢，性の確認

■先ず，年齢と性を確認する。

■高齢者

● 原因がよくわからないが自然に軽快することが多い非特異的腹痛（non-specific abdominal pain：NSAP）は少ないと言われ，何らかの原因があると思って診療する。

● 特に激痛の割に腹部所見が軽いことが多い上腸間膜血管閉塞症や NOMI などの重篤な病態を念頭に置く。

■小児

● 年齢層毎に頻度の高い疾患[1)2)]やメッケル憩室などの先天性疾患，精巣・卵巣捻転を念頭に置く[3)]。

　　◆腸重積：4〜9か月に多い，2歳未満がほとんど

　　◆鼠径ヘルニア嵌頓：1歳未満が多い，右側が多い

　　◆IgA 血管炎（別名アレルギー性紫斑病，もしくは Henoch-Sehönlein 紫斑病）による腸重積：3〜7歳に多い

　　◆急性虫垂炎：学童期に多い

　　◆精巣・卵巣捻転：思春期に多い

　　◆腸閉塞：手術の既往がある場合には，年齢に関係ない

● 異物誤飲：子供は何でも口に入れてしまう。異物誤飲によるトラブルで緊急処置を要するものには下記のようなものがある[3)]。

　　◆アルカリ電池：腐食による消化管穿孔

　　◆2個以上の磁石：磁石同士の接着による消化管穿孔

　　◆針のように尖ったもの：消化管穿孔，腹腔内膿瘍

■女性：

● 10〜50歳代[4)]で妊娠可能な女性の場合には，産婦人科系の疾患を意識して妊娠歴，月経歴，性行為について詳細に聴取する。

● 年齢によるアプローチでは，下記の特徴がある[3)]。

　　◆初潮以降20代前半までは子宮外妊娠，PID，卵巣出血

CHAPTER 4　診療の second step

◆20 代後半からはこれに子宮内膜症が加わり，子宮筋腫は中年の病気で 20 代では考え にくい。

◆子宮留膿腫は高齢者の病気

◆卵巣腫瘍捻転は全ての年代に起きるが，奇形腫によるものは若年者に多い。

2　既往歴・嗜好・内服薬などの聴取

■「Ask the patient! He（She）will answer the diagnosis.」は，病歴聴取の重要さを強調する名言である[4]。"AMPLE" History の語呂合わせでチェックする。

● 「A」llergy アレルギー
● 「M」edication 内服薬
● 「P」ast history/「P」regnancy　既往歴/妊娠（月経歴）
● 「L」ast meal 最後の食事
● 「E」vent/「E」nvironment 出来事/環境

(1) 内服薬/嗜好と疾患

■喫煙：腹部大動脈瘤破裂

■飲酒：アルコール性急性膵炎・慢性膵炎の再燃

■抗凝固療法：出血性無石胆囊炎，コレステロール結晶塞栓症による腸管穿孔・腸閉塞

■鎮痛薬，感冒薬，ステロイドの内服：胃・十二指腸潰瘍穿孔

■避妊薬の内服：肝細胞腺腫破裂

■サバ，サケ，マグロなどの生鮮魚介類の摂取：腸アニサキスによる腸閉塞

■糸コンニャク，シラタキ，椎茸などの不消化な食物や，温度が低下すると硬くなり貼りつく餅の摂取（特に胃切除後や高齢者）：食餌性腸閉塞

■柿や毛髪の摂取：胃石による腸閉塞（成分分析で，柿の場合には 98％以上がタンニン）

■魚骨や有鉤義歯，錠剤やカプセルの PTP（press through pack）包装シートなどの異物の誤飲：消化管穿孔

■ステロイド，抗糖尿病薬の α-グルコシダーゼ阻害薬，分子標的薬などの内服：腸管囊胞様気腫症（ミニ知識：「門脈ガス血症と腸管囊胞様気腫症」参照）

(2) 既往歴/妊娠と疾患

■腹部大動脈瘤：破裂

■腹部大動脈瘤手術（人工血管置換術）：吻合部仮性動脈瘤破裂，大動脈十二指腸瘻

■膵液瘻を合併した膵手術：仮性動脈瘤破裂

■肝癌：破裂

■脾腫（悪性リンパ腫，伝染性単核球症など）：破裂

ミニ知識　伝染性単核球症

□ほとんどが EBV の初感染によって起こり，細胞免疫が発達した思春期以降に発症頻度が高い。

19

□EBV を含む唾液を介して感染するため，kissing disease とも呼ばれる。
□4〜6 週間の潜伏期間の後に発熱，咽頭扁桃炎，リンパ節腫大などの症状が出現する。
□約半数に脾腫を認め，稀に脾破裂を合併することがある[5]。

■腎腫瘍（腎血管筋脂肪腫）：破裂
■胃癌の卵巣転移（Krukenberg 腫瘍）：捻転，破裂
■結腸憩室：憩室炎
■肝硬変：Conn 症候群
■尿路結石：閉塞性腎盂腎炎
■胆石（胃切除後胆石を含む）：胆嚢炎，胆石"イレウス"，胆石膵炎，急性胆管炎
■胃切除術後の Billroth II 法再建，Roux-en Y 再建：輸入脚閉塞症，Petersen's hernia，腸重積
■開腹手術：癒着による腸閉塞
■外ヘルニア：外ヘルニア嵌頓による腸閉塞
■ヘルニア嵌頓整復術：遅発性虚血性小腸狭窄による腸閉塞
■前立腺肥大，神経因性膀胱，COPD や気管支喘息など腹圧がかかる基礎疾患：外ヘルニア嵌頓
■直腸切断術，ハルトマン手術：骨盤底腹膜縫合閉鎖部への内ヘルニア，傍ストーマヘルニア
■骨盤放射線照射：放射線腸炎による腸閉塞
■虫垂や卵巣，結腸などの粘液産生性腫瘍：腹膜偽粘液腫による腸閉塞
■結核：慢性被包性腹膜炎による腸閉塞
■腹膜透析：被嚢性腹膜硬化症による腸閉塞
■胃癌，大腸癌，小腸癌：癌による腸閉塞や癌の穿孔
■胃癌，大腸癌，膵癌，肺癌，卵巣癌などによる癌性腹膜炎：腸閉塞，穿孔
■血管カテーテル操作：コレステロール結晶塞栓症による腸管穿孔・腸閉塞
■胃・十二指腸潰瘍：穿孔
■クローン病，潰瘍性大腸炎などの炎症性腸疾患やベーチェット病：穿孔
■子宮内膜症：腸管子宮内膜症による腸閉塞，穿孔
■卵巣腫瘍：破裂，捻転
■膵・胆管合流異常，上皮小体機能亢進症（高 Ca 血症），脂質異常症（中性脂肪≧1,000 mg/dL）[6]，
　流行性耳下腺炎[3]：急性膵炎
■心房細動，閉塞性動脈硬化症：SMA 閉塞症，腎・脾梗塞
■胆道再建術：急性胆管炎

ミニ知識 コレステロール結晶塞栓症

□コレステロール結晶塞栓症（cholesterol crystal embolization：CCE）は，大動脈の動脈硬化症のプ
　ラークが侵食されてコレステロール結晶が飛散し，中小動脈に塞栓を生じる疾患[7]である。
□高齢男性に多く，誘因として血管内カテーテル操作や大血管手術，抗凝固療法，血栓溶解療法など
　の治療歴が多い[8]。

CHAPTER 4　診療の second step

□腎機能障害と足趾の網状皮斑や足趾潰瘍などの皮膚症状（blue toe syndrome）が特異的で，稀に腸管穿孔[9]や腸閉塞[10]を発症することもある。

3　現病歴・臨床症状

■現病歴・臨床症状の詳細は "OPQRST" で聴取する[11]。

- ●「O」nset　発症様式
- ●「P」alliative/「P」rovocation　軽減/増悪因子
- ●「Q」uality/「Q」uantity　症状の性質/ひどさ
- ●「R」egion/「R」adiation　場所/放散の有無
- ●「S」ymptom　随伴症状
- ●「T」ime course　時間経過

（1）発症様式，腹痛の性質，誘因

■発症様式（onset）[3]

- ●Sudden
    - ◆「〜時から」と明言できるような，ある瞬間を境に突発した激痛で，「破裂」，「閉塞/捻転」，「穿孔」，「壊死・虚血」などの緊急性の高く重篤な病態のことが多い。
    - ◆大動脈瘤破裂や大動脈解離，肝癌破裂，食道破裂，消化管穿孔，小腸軸捻，S状結腸や横行結腸の軸捻，SMA閉塞症，などの疾患を疑う。卵巣捻転，精巣捻転，胃軸捻，脾捻転，脾破裂なども突然に発症する。
    - ◆鑑別診断として，急性心筋梗塞，肺塞栓症などの血管疾患
- ●Acute
    - ◆急性に発症し数分から十数分かけて痛みが最強になるもの
    - ◆急性膵炎が典型的
- ●Gradual
    - ◆数分から数時間のうちに痛みが増強するもの
    - ◆急性虫垂炎，急性胆嚢炎，腸閉塞などが典型的

■腹痛の性質

- ●間歇的腹痛
    - ◆腹痛と腹痛との間に腹痛のない時間帯があるもの
    - ◆「閉塞」の病態に典型的な腹痛である。腸重積の初期症状は腸管重積による腸閉塞症状で，小児では腹痛を訴えられない乳幼児に好発するので15〜20分おきに繰り返す間歇的啼泣（intermittent crying）が間歇的腹痛を示唆する。
    - ◆「炎症」の病態である虫垂炎の腹痛も間歇痛で，数時間おきの痛みでオンとオフもはっきりしないことに注意する。
    - ◆間歇痛であれば，虚血や穿孔にまで病変が進行していないことを示唆する。
- ●七転八倒型腹痛[3]

21

◆腹痛は強いが腹膜刺激徴候はなく，じっとせずに悶絶して動いているような腹痛
◆尿管結石症や胆石発作が典型的
●苦悶型腹痛[3]
◆腹膜炎による体動時の痛みを避けるためにじっとした姿勢を保ち，腹筋の緊張を和らげるために膝を引き寄せて耐えているという腹痛で，上部消化管穿孔や急性膵炎で典型的である。
◆上部消化管穿孔では座位，急性膵炎では側臥位で胸膝位をとって身体をエビのように曲げた姿勢がよく知られている。

■腹痛の誘因
●飲酒後の嘔吐，術後の嘔吐：食道破裂
●アルコール多飲後：アルコール性急性膵炎，慢性膵炎の急性増悪
●運動・性交直後：卵巣腫瘍破裂，黄体嚢胞破裂

(2) 軽快，増悪因子

■伸展仰臥位で増強し，座位で軽減する上腹部痛：胃蜂窩織炎（Deininger's sign[12]）
■性成熟女性で月経周期によって軽快・増悪する腹痛を繰り返す既往：子宮内膜症による腸閉塞・穿孔
■若年者で繰り返す腹痛や下血の既往：メッケル憩室による腸閉塞

ミニ知識 **メッケル憩室**[13]

□卵黄腸管（omphalomesenteric duct, yolk stalk, vitelline）の閉鎖遅延あるいは障害で臍側のみが閉鎖して腸側が開存したものがメッケル憩室である。卵黄動静脈の遺残を索状物（mesodiverticular band）として認めることがある。
□2の法則[14]
○人口の2％（男性に多い）
○バウヒン弁から2 feetの位置（成人でも大部分が回腸末端から1メートル以内）
○2％に症状（出血，腸閉塞，憩室炎，憩室穿孔など）
○2 tissues：異所性胃，膵粘膜（胃粘膜がある場合には出血をきたすことがある）
□メッケル憩室による腸閉塞の原因は以下のタイプ[15]（**図3**）が知られている。
○臍腸管遺残による索状物を軸とした軸捻転
○内翻したメッケル憩室を先進部とした腸重積
○繰り返すメッケル憩室炎による癒着やmesodiverticular bandによる腸閉塞
○外ヘルニア嚢内への憩室の嵌頓（Littréヘルニア）

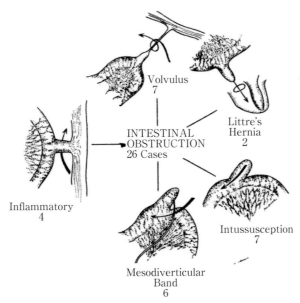

図3　メッケル憩室による腸閉塞の原因
（文献15から引用）

(3) 放散痛や関連痛の有無
■放散痛：末梢神経などの圧迫によって末梢神経に沿って広がる疼痛
■関連痛：内臓からの疼痛刺激が脊髄に入った際に同じレベルの脊髄に入力する感覚神経に漏れ，原因となる部位とは異なる体の部位でおきる疼痛，別名 spill over pain[16]
■放散痛や関連痛は，以下のような疾患でみられる。
- ●大動脈解離：左上腕痛
- ●脾破裂：破裂時に左横隔膜神経が刺激されて生じる左肩痛（Kehr's sign）
- ●胆嚢炎：第10胸椎の右2〜3cmの部位の痛み（Boas点）
- ●尿管結石症：尿管の方向に沿った疼痛，陰嚢痛
- ●閉鎖孔ヘルニア：大腿の内旋によって大腿内側に疼痛を生じる（Howship-Romberg sign）
- ●精巣捻転：下腹部痛（特に小児の訴え）
- ●十二指腸潰瘍穿孔：右肩痛
- ●急性膵炎：背部痛

(4) 随伴症状
■頻回の嘔吐：発症早期からの頻回・持続性の嘔吐は，病態の緊急性に比例すると言われている[17]。
- ●急性虫垂炎：虫垂結石による閉塞部より遠位側の内腔拡張を意味し，早期に穿孔をきたす恐れがある[17]。
- ●急性膵炎：腹腔神経叢への刺激が大きく[4]，死亡例が多い[18]。

(5) 時間経過
■経過が長く増悪する腹痛：病変が体性神経の支配領域である壁側腹膜や腸間膜に波及し，鋭く限局性，体動によって増悪する体性痛が6時間以上続いたり進行性に増悪する場合には緊急手術が必要

なことが多い[17]。

■経過とともに痛みが移動する腹痛
　　●急性虫垂炎：心窩部痛から下腹部への痛みの移動
　　●解離性大動脈瘤：激烈な疼痛が胸背部に突然出現し次第に腹部に移動
■病勢の進行過程で軽快する腹痛[3]
　　●穿孔性急性虫垂炎：穿孔の直前が最も腹痛が強く，穿孔直後に自発痛は少し軽快する。虫垂内圧が穿孔で減圧されるためと考えられる。
　　●SMA閉塞症などでの梗塞：臓器は虚血の時期が痛く，壊死してしまえば臓器自体の疼痛はなくなる。

4 身体所見

(1) 視診
■手術瘢痕：腸閉塞
■腸蠕動：腸閉塞
■腹部膨満
　　●全体：麻痺腸管・腹水（汎発性腹膜炎），拡張腸管（腸閉塞），癌性腹膜炎による腹水（腸閉塞，穿孔），肝硬変による腹水（Conn症候群），腹部腫瘤（腸閉塞），腹膜偽粘液腫（腸閉塞），腹腔内遊離ガス（気腹：十二指腸潰瘍穿孔），腹部コンパートメント（区画）症候群（abdominal compartment syndrome：ACS）など
　　●下腹部：膀胱（尿閉），卵巣嚢腫（破裂）など
　　●一見して腹部膨満とわかるのは，大腸が拡張した場合である。小腸拡張は，腸閉塞の場合でも腹部膨満が分からないことがある。このような場合，皮膚が緊張して皺がなく艶・テカリがあることに注意する[3]。

ミニ知識 腹部コンパートメント（区画）症候群

□腹腔内出血，後腹膜血腫，腸管浮腫などによって腹腔内圧が上昇することで呼吸・循環障害を生じる病態の総称で，原因として急性膵炎がよく知られている。
□腹部膨満，ショック，下肢の網状斑（mottling skin）などから疑う[3]。
□一般に，膀胱内圧が25mmHg以上で減圧開腹が推奨されている。

■鼠径部・大腿部・手術瘢痕部・腹部正中白線部・傍ストーマ部の膨隆・皮膚の発赤：外ヘルニア嵌頓
■皮膚の色素斑
　　●両側腰部の出血斑（Grey Turner徴候）：急性膵炎，腹部大動脈瘤破裂など
　　●臍周囲の出血斑（Cullen徴候）：急性膵炎，腹部大動脈瘤破裂など
　　●口唇の色素斑：Peutz-Jeghers症候群による腸重積など

●小児の下肢や臀部の触知可能な紫斑：IgA血管炎（別名アレルギー性紫斑病，もしくはHenoch-Schönlein紫斑病）による腸重積

●精巣先端に相当する皮膚の小さく青い変色（blue dot sign）：精巣付属小体捻転

■高身長，長い手足，長い指：マルファン症候群による大動脈解離

■腹壁静脈の怒張：肝硬変によるConn症候群

■臍の結節（Sister Mary Joseph結節）：胃癌，大腸癌などの臍転移・癌性腹膜炎による腸閉塞

■足趾の網状皮斑，足趾潰瘍（blue toe syndrome）：コレステロール結晶塞栓症による穿孔，腸閉塞

■closed eye sign：腹腔内に病変がない場合には，病変がある患者より診察中に閉眼していることが多いとされる。腹部触診時には，このclosed eye signの有無にも注意する[11]。

(2) 聴診

■金属性腸音

●腸閉塞，特に絞扼性腸閉塞

●絞扼性腸閉塞ではclosed loopをつくっている。これを弦楽器に例えて，病的腸管が短く，内圧が高く，腸管径が細いほど高い音，いわゆる"金属音"を作り出といわれている[3]。

■腸雑音の消失

●麻痺性イレウス・腸管麻痺の所見

●病態として，腸管穿孔や腸管虚血・壊死による二次性汎発性腹膜炎や原発性腹膜炎

■血管雑音：腹部大動脈瘤，内臓動脈瘤など。

●腹部での血管雑音の聴取は，仰臥位で心窩部，左右・上下腹部の5か所の腹部大動脈，左右の腎動脈，左右の腸骨動脈の全領域を，聴診器の膜面を用いて中等度の圧力で聴診することが勧められている[11]。

●医学生が受験する客観的臨床能力試験（OSCE）では，聴診は「腹壁の1か所で，十分時間をかけて聴取する（1，2か所の聴診でよい）」と，指導されている[11]。

(3) 打診

■打診痛（percussion tenderness）：腹膜刺激徴候

■仰臥位上腹部での肝濁音の消失：腸管穿孔

■仰臥位での側腹部の濁音（flank dullness）と中央部の鼓音，体位による濁音界の境界移動（shifting dullness）：腹水（癌性腹膜炎，肝硬変）

■仰臥位での側腹部の鼓音と中央部の濁音：卵巣嚢腫

■肋骨脊柱角（costovertebral angle：CVA）の叩打診：腎盂腎炎や肝膿瘍（右側），脾膿瘍（左側）

(4) 触診

■触診の強さには3段階があり，それぞれ目的が異なる[3]。

●そっと触る（light palpation）：腹壁は1cmも沈まない程度の触診で，板状硬の有無を調べたり圧痛や筋性防御の左右差を比べる場合の触診

●少し押してみる（moderate palpation）：圧痛や筋性防御が分かる程度の触り方

●深く押してみる（deep palpation）：想定する臓器上で，あるいは骨盤内病変を想定してmoderate palpationでも所見が無い場合に試みる。骨盤内に位置する急性虫垂炎など。

■一般に，膝を軽く屈曲して腹壁の緊張を和らげて触診する。

■圧痛：通常，利き手の第2～4指の末梢手掌面を用いて触診するが，疼痛を訴えている部位は最後に検査する。急性虫垂炎では，下記のような圧痛点が知られている。
- ●McBurney点：臍と上前腸骨棘を結ぶ線を3等分した中央1/3と外側1/3の接合部
- ●Lanz点：左右の上前腸骨棘を結ぶ線を3等分した右1/3の部位

■抵抗（resistance）：病変部を被覆した大網や炎症性に肥厚した腸管や壊死腸管などを，はっきりした腫瘤としては触知しないが，腫瘤様の抵抗感を手に感じ取ること。

■腫瘤（mass）：深い触診が必要となることが多い。腫瘤を触知した場合には，一般的に膿瘍や拍動性の場合には腹部大動脈瘤の存在を意識していることを意味する。その他，上腹部では肝腫瘍（破裂），有痛性胆嚢（急性胆嚢炎：Murphy's sign），下腹部では膀胱（尿閉），卵巣嚢腫（破裂）など（閉塞性黄疸での無痛性の腫大胆嚢触知：Courvoisier徴候）。腸重積では重積腸管を腫瘤として触知する。

■腹膜刺激徴候[16]：腹膜刺激徴候には，反跳痛，打診痛，筋強直，筋性防御，板状硬がある。触診では解剖を頭に描いて，手の下にどんな臓器があるかをイメージして行う。限局性の筋性防御や筋強直を調べるためには，左右差をみるために両手を対称的な位置に置いて，丁寧で浅い触診によって，左右で微妙に違う筋強直，筋性防御の所見を見逃さない。
- ●反跳痛（rebound tenderness）
    - ◆疼痛部位に腹膜を押し下げるように圧を加えて数秒間一定の力で押し続け，痛みに順応した頃に圧迫を離して誘発される痛み
- ●打診痛（percussion tenderness）
    - ◆軽い打診によって誘発される痛み
    - ◆急性腹症診療ガイドライン[11]では，反跳痛は患者に与える苦痛が大きいことから，打診痛を調べることが推奨されている。
- ●筋強直（rigidity）
    - ◆疼痛を和らげるために深部感覚を打ち消そうとする生体反応で，体性痛を伝える神経が腹壁の筋肉にも分布して腹壁筋が不随意的に収縮し，意識的に抑制できないもの
- ●筋性防御（muscular defense）
    - ◆腹壁を軽く押さえた時に腹筋が随意的に収縮すること
    - ◆腹痛以外に恐怖や不安などによっても生じる。
- ●板状硬（board-like rigidity）
    - ◆上部消化管穿孔による消化液の化学的腹膜炎では，腹壁筋は平坦で板状となり，いわゆる板状硬を呈する。

■触診所見を言い表す用語には病変の程度が反映されており，その表現やカルテ記載に責任を持つ必要がある。術前の腹部所見と画像・手術所見とをすり合わせて，触診所見から腹腔内の所見がイメージできるように日頃から訓練することが大切である。

（5）身体テスト

■急性虫垂炎
- ●腸腰筋テスト（Psoas徴候）：炎症をおこした虫垂が右の腸腰筋に接している場合，患者を左側臥位にさせて右大腿を過伸展させると疼痛が増強する。

●閉鎖筋テスト：患者の右腰と膝を屈曲させて右腰部を内旋させると疼痛が増強する。

●Rovsing 徴候：左下腹部で下行結腸を下方から上方に押し上げると回盲部に疼痛を訴える。

●Rosenstein 徴候：左側臥位で McBurney 点を圧迫すると仰臥位の時より疼痛が強い。

●Heel drop test：つま先立ちから踵を落とした時の腹痛，腹膜刺激徴候（PID でもみられる）

■閉鎖孔ヘルニア

●Howship-Romberg 徴候：大腿の内旋によって大腿内側に疼痛が生じる。

■腹壁筋血腫（腹腔内病変の除外）

●Carnett 徴候（カーネットサイン）：患者を仰臥位で両腕を胸にクロスさせて置かせ，一番強い圧痛点に検者が手を置いたまま頭部がベッドからわずかに浮く程度に挙上させ，腹筋を緊張させる（腹壁圧痛試験）。この際，圧痛が不変または増強した場合に Carnett 徴候陽性と判定され，腹壁筋血腫が鑑別に挙がる。腹腔内病変の除外に，ある程度有用と考えられている[11]。

(6) 直腸診

■男性医師が女性に直腸診を行う場合には，必ず本人の同意を得て，女性看護師同伴のもとで行う。

■圧痛[3]：虫垂炎穿孔，骨盤内炎症性疾患（PID）などの腹膜炎

●急性虫垂炎：典型的には砕石位の 9 時を中心に圧痛を認める。

●PID：直腸ごしに子宮頸部を動かして生じる痛み（cervical motion pain）で，PID の診断に有用とされる。

■直腸腫瘤：腸閉塞の場合には，直腸癌による大腸閉塞，Schnitzler 転移（癌性腹膜炎）による腸閉塞

■血便では種々の原因による腸管壊死を考慮，腸重積ではイチゴゼリー状の血便が典型的

基礎知識 内臓痛と内科的腹痛[11)16)17]

□内臓痛が主体の腹部疾患では，病勢が進行しても病変が臓器の漿膜や腹膜に波及することがなく腹膜刺激徴候がなければ，たとえ七転八倒するような腹痛であっても内科的腹痛として治療が行え，緊急外科治療の対象となることはない。

(1) 内臓痛

□原因

○管腔臓器の粘膜の炎症

○主に平滑筋線維からなる壁の拡張やスパスムなどの異常な運動

○実質臓器の腫脹や牽引による被膜の伸展

□特徴

○内臓の感覚や不随意運動，分泌に関わる内臓神経の交換神経刺激が関与

○部位が不明な疼痛として腹部の正中線上に感じることが多い

○副交感神経の刺激による悪心・嘔吐，顔面蒼白・冷汗などの自律神経症状を伴うことがある

□疝痛（colicky pain）

○内臓痛の一種

PART 2　腹部救急診療［総論］

○管腔臓器の不随意筋の蠕動性の収縮による周期的・発作性の疼痛

○胃腸管，胆嚢管，胆管，膵管，尿管，卵管などに由来する痛みに特徴的

○小腸の痛みは主に心窩部や臍部に，大腸の痛みは通常は下腹部に生じる。胆管の拡張による痛みは一般に右肩甲下に生じる。

○胆嚢と胆管の筋層は薄いので，尿管や腸管のように激しい間歇痛というより持続性であることが多いとされる。

（2）内科的腹痛

□内臓痛をきたす疾患：下記の疾患が代表的である。

○急性胃腸炎：胃腸管に由来する腹部中心の痛みで，一般的に嘔吐が腹痛に先行して出現する。

○非特異的腹痛/ウイルス性・細菌性腸炎：痛みの増強がなく嘔吐がみられない軽度から中等度の痛みや，腹痛とともに嘔吐または下痢が生じる[4]。

○結石性疾患

◇胆石症（胆石発作）：胆嚢結石が胆嚢頸部や胆嚢管に一次的に嵌頓して右季肋部痛が生じる。

◇尿管結石症：尿管結石が腎盂尿管移行部や尿管と腸骨動脈との交差部，尿管膀胱移行部などで詰まって背部痛，腰痛の原因となる。

◇胆石や尿管結石の嵌頓が解除されると疼痛は消退する。

5　各種検査

（1）画像検査

1）単純 X 線検査

■X 線のコントラストは，天然の陰性造影剤の役割[19]を果たしている腸管内外のガスによって成り立っているので，腹部や胸部の単純 X 線検査は病態に特異的な腸管内外のガス像を示すことが多い「破裂」，「閉塞/捻転」，「穿孔/穿通」の診断に有用である。

●「破裂」

◆縦隔気腫：食道破裂（**図 4**）

●「閉塞/捻転」

◆胸腔内の異常ガス像：横隔膜ヘルニア（**図 5**）

◆上腹部の巨大ガス像：胃軸捻（**図 6**）

◆閉塞部より口側の拡張小腸管ガス像（第 1 腰椎の椎弓間距離以上[20]，3 cm 以上の小腸ガス[21]）と立位でのニボー（niveau，鏡面像）：腸閉塞（**図 7**）

◆腹部中央を占拠する巨大な逆 U 字状の大腸ガス像：結腸軸捻（**図 8**）

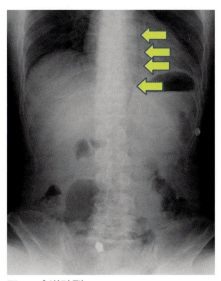

図4　食道破裂
縦隔に気腫（下行大動脈の辺縁に沿ったガス線条像：矢印）を認める。

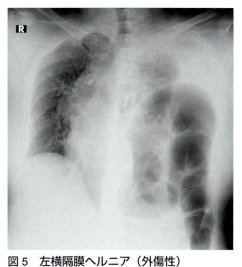

図5　左横隔膜ヘルニア（外傷性）
胸部単純X線検査で左胸腔内に腸管ガス像を認め，左肺が圧迫されている．3か月前に転倒し左側腹部強打，左第9～12肋骨骨折，気胸の既往がある．手術では左横隔膜に裂孔があり，ここから胸腔内に横行結腸，小腸が脱出し，小腸が絞扼されていた．

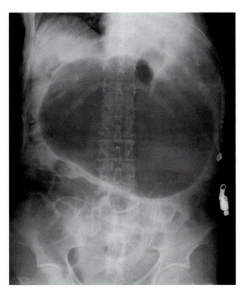

図6　胃軸捻
上腹部に巨大なガス像を認める．

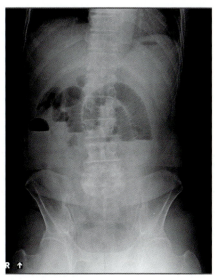

図7　小腸腸閉塞
立位でニボーを認める．

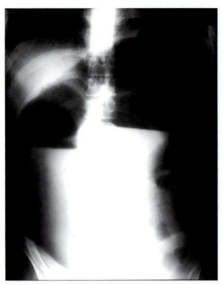
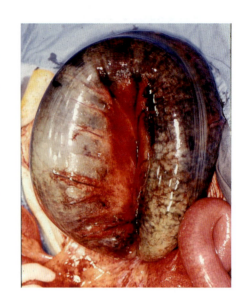

図8　S状結腸軸捻
図左：腹部全体を占拠する巨大な逆U字形の大腸ガス像（coffee bean sign）を認める。
図右（術中写真）：S状結腸は捻転し壊死となっている。

ミニ知識　外傷性横隔膜ヘルニア

□骨盤あるいは脊椎骨折と肋骨骨折が同時に認められた場合には，その後の横隔膜ヘルニアの発症を念頭に置いて胸部X線写真で経過を観察する必要がある[19]。骨盤あるいは脊椎骨折，肋骨骨折，横隔膜破裂（Bergqvist三徴）は横隔膜ヘルニアを合併しやすいからである。

□外傷性横隔膜ヘルニアは左側でヘルニア孔が小さいことが多く，約90%が嵌頓，絞扼されるといわれ注意を要する[19]。

●「穿孔/穿通」
　　◆腹腔内の遊離ガス像：腸管穿孔（図9）
　　◆腹壁や会陰部・陰嚢部の組織内ガス：大腸癌や結腸憩室などの穿通

■腹部救急疾患に特有で典型的な腹部単純X線所見，特に消化管穿孔での遊離ガス像，は専門外でも最低限見落とさないだけの知識・技量が要求される[22]。消化管穿孔を疑ったら腹部だけでなく立位の胸部X線撮影も行う。立位が困難な場合には，遊離ガスが肝右葉の上に移動するように左側臥位で撮影する。

■ガス以外にも，脂肪組織や軟部組織などの異なった濃度差による軟部組織陰影として描出される液体貯留や腫瘤陰影，臓器陰影の異常，側腹線・腰筋線・傍結腸溝の異常や，石灰化像，骨異常，などに注目する。**表5**に腹部単純X線所見のポイントを示した。

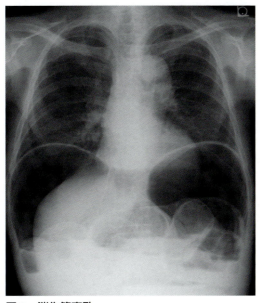

図9 消化管穿孔
両側横隔膜下に多量に鎌状の遊離ガス像を認める。左横隔膜下では肝鎌状靭帯が明瞭にみえ（falciform ligament sign），遊離ガスと腸管内ガスによって腸管外壁が明瞭に確認できる(Rigler's sign, double wall sign)。開腹所見では，盲腸軸捻の盲腸が穿孔していた。

一口メモ　Chilaiditi 症候群

□肝と右横隔膜との間に嵌入した腸管によって，胸部単純 X 線検査で右肺野に一致した消化管ガスが認められるもので，横隔膜下の遊離ガスとの鑑別を要することがある。

ミニ知識　特徴的な腹部単純 X 線所見を呈する疾患

（1）巨大な大腸ガス像

□結腸軸捻，劇症型潰瘍性大腸炎・劇症型 *Clostridium difficile* colitis・粘液水腫性昏睡などに合併した中毒性巨大結腸症，大腸癌による大腸閉塞，Ogilvie 症候群などでみられ，6 日以上継続するもの，盲腸径が 14 cm を超えたものでは穿孔のリスクが高いとされる[23]。

□これらは，以下の特徴から鑑別される[24]。

　　　○結腸軸捻：巨大逆 U 字形の大腸ガス像（coffee bean sign）
　　　○中毒性巨大結腸症：腸管壁の浮腫，菲薄化と原疾患に伴う症状
　　　○大腸癌による大腸閉塞：器質的閉塞より口側大腸の拡張
　　　○Ogilvie 症候群：以上の特徴がなく直腸まで達している大腸ガス

□Ogilvie 症候群

　　　○1948 年，Ogilvie[25]は再発性の大腸拡張を示し臨床的に大腸癌による大腸閉塞を疑わせたが，開腹所見では大腸には器質的な閉塞を認めなかった 2 例を報告した。2 例とも癌が横隔膜下

PART 2　腹部救急診療［総論］

表5　腹部単純X線所見のポイント

異常所見		疾患
①異常ガス		
・巨大円形胃ガス	……………	胃軸捻
・拡張小腸ガス	……………	小腸閉塞
・拡張大腸ガス	……………	大腸閉塞，Ogilvie症候群
・巨大結腸ガス	……………	結腸軸捻，中毒性巨大結腸症
・非拡張小腸ガス＋非拡張大腸ガス	……………	麻痺性イレウス
・腹腔内遊離ガス	……………	消化管穿孔，気腹
・腎周囲後腹膜気腫	……………	十二指腸潰瘍穿通
・腎周囲ガス	……………	気腫性腎盂腎炎
・腹壁，大腿部，陰部の軟部組織内ガス	……………	大腸癌や結腸憩室炎の穿通
・縦隔気腫（Naclerio's V sign）	……………	食道破裂
・胆囊壁内ガス，胆管内ガス	……………	気腫性胆囊炎
・胆囊内ガス	……………	胆囊十二指腸瘻，胆囊結腸瘻
・胆管内ガス＋拡張小腸ガス	……………	胆石"イレウス"
・胆管内ガス	……………	胆道付加手術後
・腸管壁内ガス	……………	腸管壊死，腸管囊胞様気腫症
・門脈内ガス	……………	腸管壊死，門脈ガス血症
・膀胱内ガス	……………	結腸憩室炎の膀胱穿通
・膵周囲腸管ガス	……………	急性膵炎（sentinel loop sign）
②腫瘤影	……………	壊死腸管，炎症性腫瘤
③臓器陰影の異常		
・不鮮明化	……………	肝，脾などの破裂による出血
・増大	……………	肝，脾内の血腫
④側腹線，腰筋線，傍結腸溝の異常		
・側腹線，腰筋線の消失	……………	後腹膜出血
・傍結腸溝の開大	……………	腹腔内出血，液体貯留
⑤石灰化		
・胆囊内（胆石）	……………	胆囊炎，胆管炎，胆石膵炎
・膵臓内（膵石）	……………	慢性膵炎急性増悪
・虫垂内（糞石）	……………	虫垂炎
・腎臓内，尿管内（結石）	……………	閉塞性腎盂腎炎
・動脈壁	……………	動脈瘤破裂
・腸管内（胆石，魚骨）	……………	胆石"イレウス"，魚骨など異物
・骨盤内（歯の一部）	……………	卵巣腫瘍捻転，破裂
・腸間膜静脈	……………	静脈硬化性大腸炎
⑥異物（腸管外）	……………	義歯，爪楊枝などによる穿孔

　　の内臓神経，星状神経，腹腔神経叢に浸潤していたことから，この大腸閉塞症状は大腸への
　　交感神経障害によると仮定した。
　○その後，このような機能的結腸狭窄症は多くの疾患に続発して起こることが知られ，Ogilvie
　　症候群，別名急性閉塞性偽性大腸閉塞症（acute colonic pseudo-obstruction：ACPO）と呼
　　ばれている。Ogilvie症候群では，結腸の部分的輪状痙攣（spasm）が認められることから，
　　痙攣性イレウスの範疇に包括されている。

(2) Sentinel loop sign と Colon cut-off sign

□Sentinel loop sign：病変部近傍の小腸や大腸の局所的な腸管麻痺のために，X線検査で病変部を取
　り囲むような病変周囲・限局性の小腸や大腸ガス像を認めることをいう。急性膵炎に特徴的とされ

るが，急性虫垂炎でも認められることがある。

□Colon cut-off sign：高度に腫大した後腹膜が横行結腸のガスを右結腸曲や下行結腸上部に押しや
り，横行結腸中央部のガスが「カット」されたような像[3]で，急性膵炎に特徴的とされる。

（3）右側腹部に線状・樹枝状に広がる石灰化像

□右側腹部に線状・樹枝状に広がる石灰化像は，静脈硬化性大腸炎に特徴的とされる。

□静脈硬化性大腸炎：右側結腸に好発する虚血性大腸疾患の一種とされ，1991年に小山ら[26]による報
告が初めてとされ，組織学的には静脈硬化性変化を主体とした病変[27]で病因は明らかではないが，
加味逍遙散，黄連解毒湯などの漢方薬の長期服用が一因とも言われている[28]。稀に急性腹症として
緊急手術が行われることがある[29),30)]。

一口メモ　緊張性気腹

□大量の気腹により進行性に腹腔内圧が上昇し，循環不全・呼吸不全が生じる状態

□胃潰瘍や十二指腸潰瘍に伴う穿孔時の内視鏡検査後[31]や胃瘻造設直後の発症が典型的

□治療は腹腔穿刺あるいは小切開による緊急脱気

2）超音波検査（「CHAPTER 5 超音波検査」参照）

3）CT（「CHAPTER 6 特異的CT所見」参照）

（2）血液生化学検査

1）非特異的所見としての白血球数の異常とCRPの高値

■侵襲に対する生体反応としての白血球数の異常と全身性の炎症の指標であるCRPの高値は，腹部救
急疾患の病態の違いとは関係のない非特異的所見である。

2）胆石による急性胆管炎に特異的なAST，ALTの高値：胆石肝炎

■肝・胆道系酵素は，急性胆管炎の診断に特異的である。特に胆石患者における急性肝炎と間違える
ような高度のASTやALTの上昇（胆石肝炎）は，胆管結石嵌頓による急性胆管閉塞と細菌感染に
起因した組織学的急性胆管炎と肝細胞壊死の血液生化学的反映である（「CHAPTER 15 急性胆管炎」
参照）。

3）急性膵炎に特異的なリパーゼやアミラーゼの上昇

■血中リパーゼやアミラーゼの上昇は，急性膵炎の診断に有用である。リパーゼ値は急性膵炎発症早
期の診断には測定の迅速性の点でアミラーゼに劣るとされる[32]。

■十二指腸乳頭部に結石が嵌頓して発症する胆石膵炎では，急性胆管閉塞に起因する胆石肝炎を合併
しており，トランスアミナーゼの上昇が膵炎の成因診断に有用である。胆石膵炎では，膵管閉塞に
よるアミラーゼやリパーゼの上昇に反映された膵病変だけに目を奪われずに，トランスアミナーゼ
の上昇に反映された肝・胆道病変にも注目することが重要である（肝胆膵臓器相関，「CHAPTER
13 急性膵炎」参照）。

■胃切除後の輸入脚閉塞でもアミラーゼ，肝胆道系酵素の上昇がみられることが多く，診断の助けと
なる。

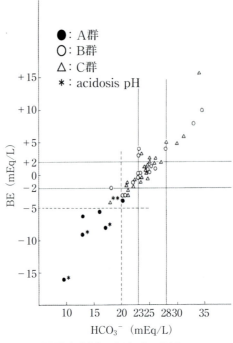

図 10 腸閉塞症例の血液ガス分析
腸管壊死を認めた A 群：絞扼性小腸閉塞（●）6 例での BE の平均値は－8.3 mEq/L で－5.0 mEq/L 以下が 83％，HCO_3^- の平均値は 14.9 mEq/L で 20 mEq/L 以下が 83％を占めた。
（文献 34 より許諾を得て転載，一部改変）

4）腸管虚血の診断に有用な代謝性アシドーシスと乳酸の高値

■pH，Base Excess（BE），乳酸値：腸管壊死の診断に有用とされている[11]。絞扼性腸閉塞における血液ガス pH，BE の変化は，絞扼による腸管局所の循環不全というよりは，嘔吐による高い HCO_3^- 濃度をもつ腸液の喪失と，嘔吐・脱水による全身の循環不全の反映とも考えられている[33]。

臨床研究　絞扼性腸閉塞の鑑別診断：血液ガス分析[34]

□対象と方法：1978 年 1 月～1980 年 5 月までの 2 年 5 か月間に大垣市民病院外科で来院時あるいは術前に血液ガス分析が行われた A 群：腸管壊死を認めた絞扼性小腸閉塞（6 例），B 群：腸管壊死を認めなかった絞扼性小腸閉塞（16 例），C 群：単純性腸閉塞（24 例）を比較検討した。

□結果（図 10）：A 群での BE の平均値は－8.3 mEq/L で，－5.0 mEq/L 以下が 83％，HCO_3^- の平均値は 14.9 mEq/L で，20 mEq/L 以下が 83％を占めた。腸管壊死を認めた絞扼性小腸閉塞では，BE－5.0 mEq/L 以下，HCO_3^- 20 mEq/L 以下が大部分で，アシドーシスを示した症例は C 群の 1 例を除き全て A 群であった。

□結論：血液ガス分析で BE －5.0 mEq/L 以下，HCO_3^- 20 mEq/L 以下でアシドーシスを呈する場合には，腸管壊死の可能性が高い。

5）その他の腹部救急疾患や鑑別に必要な血液検査

■トロポニンT：急性冠症候群

■D-ダイマー：肺動脈血栓塞栓症，大動脈解離

■LDH：重症急性膵炎での膵壊死，腎梗塞

■中性脂肪・Ca：急性膵炎

■プロカルシトニン（PCT）：急性膵炎，腹膜炎を生じた重症度の判定[11]

■CK：破傷風

（3）尿検査

■白血球・細菌：腎盂腎炎

■潜血陽性：尿管結石

- ●尿管結石では肉眼的血尿は1/3，顕微鏡的血尿は85％にみられるが，急性虫垂炎や腹部大動脈瘤や腹部大動脈解離などでも血尿がみられることに留意する必要がある[35]。

■妊娠反応陽性：異所性妊娠

- ●妊娠を疑っていなくても妊孕性のある女性に各種X線検査を行う場合には，妊娠反応陰性を確認する慎重さが要求される。協力が得られない場合には，その旨をカルテに記載しておく[3]。

■ウロビリノーゲン陽性：Conn 症候群

ミニ知識 腹痛に対する鎮痛薬使用[11]

□鎮痛薬を使用することで診断，治療がやりやすいので，原因にかかわらず診断前の早期の鎮痛薬の使用が推奨されている。

□主な診断前鎮痛薬：

- ○アセトアミノフェン（別名パラセタモール）：1回300〜1,000 mg，4〜6時間毎，1日最大投与量4,000 mg，短時間点滴は15分間かけること
- ○スルピリン（メチロン®）：1回250〜500 mg，1日1〜2回限度，1日最大投与量1,000 mg，短時間点滴は15分間かけること（注：用法・用量では皮下，筋注のみ）

□胆道疾患にはNSAIDsは第1選択薬と成り得る。また胆嚢炎関連の合併症軽減作用がある。

文 献

1) 後藤匡啓：小児の腹痛〜センセイ，嫌い!!〜．林　寛之（編），救急・ERノート　あの手この手で攻める！腹痛の診断戦略　解剖学的アプローチから落とし穴回避のワザまで，羊土社，2013：193-204.
2) 下島直樹，内田豪気，春松敏夫，ほか：小児の急性腹症の特徴．日腹部救急医会誌 2018；38：334.
3) 窪田忠夫：ブラッシュアップ　急性腹症　第2版，中外医学社，2018.
4) 井　清司：病歴・既往歴から始める診察のコツ．井　清司（編），腹部救急対応マニュアル　症例から学ぶ，急性腹症初期対応のアルゴリズム，文光堂，2011：2-11.
5) 猪熊孝実，泉野浩生，山野修平，ほか：入院中に伝染性単核球症が明らかになった外傷性脾損傷の1例．日腹部救急医会誌 2018；38：745-748.
6) 田中　逸：健診・健康管理専門職のための新セミナー生活習慣病，日本医事新報社，2013.

7) Flory CM：Arterial occlusions produced by emboli from eroded aortic atheromatous plaques. Am J Pathol 1945；21：549-565.

8) Fine MJ, Kapoor W, Falanga V：Cholesterol crystal embolization：a review of 221 cases in the English literature. Angiology 1987；38：769-784.

9) 正司裕隆，今　裕史，小丹枝裕二，ほか：小腸穿孔を繰り返したコレステロール塞栓症の1例．日臨外会誌 2013；74：709-713.

10) 奥村徳夫，岡野佳奈，山中雅也，ほか：腹腔鏡補助下に切除したコレステロール結晶塞栓症による小腸狭窄の1例．日臨外会誌 2018；79：1701-1706.

11) 急性腹症診療ガイドライン出版委員会（編）：急性腹症診療ガイドライン 2015，医学書院，2015.

12) Nicholson BW, Maull KI, Scher LA：Phlegmonous gastritis：clinical presentation and surgical management. South Med J 1980；73：875-877.

13) 武田　功：小腸憩室．蜂須賀喜多男，中野　哲（編），急性腹症の診断と治療，医学図書出版，1987：433-457.

14) 上原哲夫：下部消化管疾患〜小腸と大腸の見逃してはいけない重要な疾患〜．井　清司（編），腹部救急対応マニュアル　症例から学ぶ，急性腹症初期対応のアルゴリズム，文光堂，2011：100-111.

15) Rutherford RB, Akers DR：Meckel's diverticulum：A review of 148 pediatric patients, with special reference to the pattern of bleeding and to mesodiverticular vascular bands. Surgery 1966；59：618-626.

16) 中野　哲：病歴および理学的所見．蜂須賀喜多男，中野　哲（編），急性腹症の診断と治療，医学図書出版，1987：7-28.

17) 小関一英（監訳）：急性腹症の早期診断　病歴と身体所見による診断技能をみがく　第2版，メディカル・サイエンス・インターナショナル，2012.

18) 中野　哲：急性膵炎．蜂須賀喜多男，中野　哲（編），急性腹症の診断と治療，医学図書出版，1987：359-408.

19) 大場　覚：胸部X線写真の読み方　第2版，中外医学社，2001.

20) 新井正美：開腹術後早期イレウスに関する2，3の考察―X線診断を中心として―．手術 1973；27：490-496.

21) 林　寛之：腹部救急虎の巻 Potpourri〜1ダースの Tips をあなたに〜．林　寛之（編），救急・ER ノート　あの手この手で攻める！腹痛の診断戦略　解剖学的アプローチから落とし穴回避のワザまで，羊土社，2013：36-41.

22) 北澤龍也：判例に学ぶ　医療トラブル回避術　消化管穿孔を見落としカルテ改竄の指摘も．NIKKEI MEDICAL 5 May 2017：79-81.

23) 幸田圭史：イレウスの治療と予防．2010年（平成22年）度後期日本消化器外科学会教育集会，2010：65-75.

24) 和田　亨：高齢者の腹痛．林　寛之（編）：救急・ER ノート　あの手この手で攻める！腹痛の診断戦略　解剖学的アプローチから落とし穴回避のワザまで，羊土社，2013：186-192.

25) Ogilvie H：Large-intestine colic due to sympathetic deprivation. A new clinical syndrome. Br Med J 1948；2：671-673.

26) 小山　登，小山　洋，花島得三，ほか：慢性的な経過を呈した右側狭窄型虚血性大腸炎の1例．胃と腸 1991；26：455-460.

27) 岩下明德，竹村　聡，山田　豊，ほか：原因別にみた虚血性腸病変の病理形態．胃と腸 1993；28：927-941.

28) 大木宇希，杉谷一宏，吉田　裕，ほか：漢方薬の長期服用が関与したと考えられる特発性腸間膜静脈硬化症の2例．日臨外会誌 2014；75：1202-1207.

29) 小山太一：緊急手術を要した特発性腸間膜静脈硬化症の1例．日腹部救急医会誌 2017；37：789-792.

30) 河崎健人，山野寿久，高木章司，ほか：急性腹症で発症した静脈硬化性大腸炎の1例．日臨外会誌 2017；78：2261-2265.

31) 爲廣一仁，靍　知光，古賀仁士，ほか：BLS と迅速な減圧が功を奏した緊張性気腹の1例．日救急医会誌 2014；25：734-738.

32) 急性膵炎診療ガイドライン 2010 改訂出版委員会（編）：急性膵炎診療ガイドライン第3版，金原出版，2009.

33) 小田高司，蜂須賀喜多男，山口晃弘，ほか：多変量解析を用いた絞扼性イレウスの血液生化学診断．腹部救急診療の進歩 1987；7：597-601.

34) 磯谷正敏，蜂須賀喜多男，山口晃弘，ほか：イレウス症例の臨床的観察．外科 1981；43：163-169.

35) 永井秀哉：泌尿器科疾患の腹痛．林　寛之（編），救急・ER ノート　あの手この手で攻める！腹痛の診断戦略　解剖学的アプローチから落とし穴回避のワザまで，羊土社，2013：176-183.

PART 2　腹部救急診療［総論］

CHAPTER
5

超音波検査

■超音波検査は実施者の技量に左右されるが，下記のような利点がある。
- たいていの医療機関にある一般的な診断機器である。
- 患者の状態に関係なく実施でき簡便でベッドサイドでも行える。
- 小児，妊娠，アレルギーの有無に関係なく何回でも行える。
- 対話をしながらプローベによる圧迫で圧痛点を確認できる。
- 動態画像が得られる。
- 読影に放射線診断医を必要としない。

1　腹部超音波検査の基本[1)2)]

(1)　プローベマーカーとスクリーンマーカー
■プローベマーカーと超音波画面上のスクリーンマーカーの方向を一致させる。
■横断面：プローベに近い方が画面の「上」に，遠い方が「下」に，患者さんの右側が画面の「左」に，左側が画面の「右」に表示され，体の断面を足の方から頭側に向かって下から覗き見る感じになる。CT の横断面の見方に相当する。
■縦断面：プローベに近い方が画面の「上」に，遠い方が「下」に，頭側が画面の「左」に，足側が「右」に表示され，体の断面を右側から見ている表示となる。CT の矢状面の見方に相当する。

(2)　ボディマークの表示
■検査後に誰が見ても，どこをどのような操作で検査した画像か判明できるように，画面にボディマークを表示する。

2　ABCD が不安定な場合の検索目標[1)~3)]

■RUSH（rapid ultrasound in shock）[4)]および FAST を応用して，一定の手順で超音波検査を行う。その一つの方法を**図 11** に示す。
- ①：心嚢・心臓，下大静脈のチェック
- ②：腹部大動脈のチェック
- ③：肝表面，Morrison 窩のチェック
- ④：脾腎境界のチェック
- ⑤：膀胱直腸窩・Douglas 窩のチェック
- ⑥：肺のチェック

37

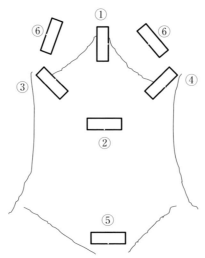

図 11　バイタルサインが不安定な場合の超音波検査

（1）心嚢・心臓，下大静脈のチェック
■操作法：心窩部操作
■疾患と特徴的所見
　　●心タンポナーデ
　　　　◆全周性の心嚢液貯留
　　　　◆高心拍出状態の心臓での右室または右房の虚脱
　　　　◆呼吸性変動を認めない下大静脈の拡張
　　●肺動脈塞栓症
　　　　◆左室と同等，もしくは大きい右室拡大
　　　　◆拡張した右室に圧迫されて中隔が平坦化し，左室がD字状に変形して見える"D sign"
　　　　◆心房内血栓
　　●循環血漿量減少性ショック
　　　　◆下大静脈の虚脱

（2）大動脈のチェック
■操作法：腹部正中線やや左側の横操作で，脊体の前にある腹部大動脈の横断面を描出する。下大静脈は腹部大動脈の左側にあり，圧迫で変形し潰れることで鑑別できる。
■疾患と特徴的所見
　　●腹部大動脈瘤
　　　　◆拡大した大動脈瘤，瘤周囲の血腫，腹腔内の液体貯留
　　●大動脈解離
　　　　◆内腔のflap，真腔と偽腔

（3）FAST
■操作法

●Morrison 窩⇒右肋骨弓下操作

＊右横隔膜下⇒右肋間操作

●左横隔膜下・脾周囲⇒左肋間操作

●膀胱直腸窩や直腸子宮窩・Douglas 窩⇒恥骨上操作

■疾患と特徴的所見

●破裂（血液），腹膜炎（腹水），穿孔（腸液）：液体貯留

●消化管穿孔：肝表面の多重反射を伴うストロングエコー

（4）肺のチェック

■操作法：肋間に直行させる操作

■疾患と特徴的所見

●気胸

◆Sliding の欠如[5)6]：胸壁（壁側胸膜）と肺実質（臓側胸膜）との間に気体が貯留するため，超音波は胸壁（壁側胸膜）から気体へ通過できず反射してしまう。そのため，壁側胸膜下方で臓側胸膜が観察できなくなり，呼吸のサイクルに合わせてみられる sliding が見られない。

●胸水の貯留

◆液体貯留

●急性心不全・肺水腫・肺梗塞

◆呼吸性に胸膜とともに変動する B ラインが 3 本以上ある lung rockets[4]

一口メモ 　**肺の超音波検査での bat sign と B ライン**

□Bat sign と Lung sliding[6]：肋骨に直行させるようにプローベを当てると，正常肺では 2 つの肋骨像と，その間に高輝度線状陰影として胸膜（密接した壁側胸膜と臓側胸膜）が描出される。この 2 つの肋骨像と胸膜像は，コウモリが羽を広げたように見えることから bat sign と呼ばれる。Bat sign として描出された臓側胸膜は，呼吸リズムと同期して水平方向にスライドし，lung sliding と呼ばれる。

□B ライン[1]：肺の間質に水分が貯留すると超音波は肺内を伝搬しやすくなり，通常は拡散する超音波が異常な間質を通過し，垂直・縦方向に伸びる多重反射を形成する。これを B ラインと呼ぶ。水分量が増加するにつれ，B ラインは増加し，融合するようになる。

3　バイタルサインが安定している場合の検索目標[1)〜3]

■バイタルサインが安定している場合には，腹痛や圧痛の強い部位を中心に目標臓器を定めて検索する。

（1）SMA のチェック

■操作法

●心窩部横操作で腹部大動脈の短軸像を出す。

●プローベを 90 度回転して大動脈の長軸像を出す。

PART 2 腹部救急診療〔総論〕

●大動脈の長軸に沿ってプローベを上下させて，腹部大動脈から分岐する SMA を描出する。

■疾患と特徴的所見

　　●SMA 塞栓症，血栓症

　　　　◆SMA 閉塞像

　　●SMA 解離

　　　　◆内腔の flap，真腔と偽腔

（2）肝臓

■操作法：心窩部，右肋骨弓下，右肋間の縦・横操作

■疾患と特徴的所見

　　●肝腫瘤破裂

　　　　◆肝腫瘤と腹腔内液体貯留

　　　　　・肝細胞癌：辺縁に低エコー帯（halo）を伴う境界明瞭な腫瘤で，内部エコーがモザイクパターン

　　　　　・肝細胞腺腫：線維性被膜を有する低エコーまたは不均一な高エコー腫瘤

　　　　　・肝膿瘍：境界不明瞭で高エコーと低エコーが混在する内部エコー不均一な腫瘤

　　●Fitz-Hugh-Curtis 症候群

　　　　◆肝右葉表面の限局性液体貯留，肝被膜の肥厚

　　●門脈ガス血症

　　　　◆肝内の門脈内に多発する点状高エコー像

（3）胆囊

■操作法：右肋骨弓下縦・横操作，右肋間操作

■疾患と特徴的所見

　　●急性胆囊炎[7]

　　　　◆胆囊腫大（長軸径＞8 cm，短径＞4 cm）

　　　　◆胆囊壁肥厚（＞4 mm）・胆囊壁 sonolucent layer（hypoechoic layer）

　　　　◆嵌頓胆囊結石やデブリーエコー

　　　　◆Sonographic Murphy's sign（超音波プローベによる胆囊圧迫で疼痛）

　　　　◆胆囊周囲膿瘍：胆囊周囲の限局性液体貯留

　　　　◆胆囊穿孔・胆汁性腹膜炎：胆囊周囲に広がる液体貯留

　　●胆囊捻転

　　　　◆胆囊の腫大

　　　　◆胆囊壁の肥厚

　　　　◆胆囊の偏位

　　　　◆胆囊頸部の腫瘤様高エコー（円錐状構造：conical-shaped structure[2]）

（4）胆管

■操作法

　　●右肋骨弓下操作で胆囊とその下の門脈を描出する。

　　●プローベを左回転し門脈の長軸を出す。

40

> CHAPTER 5 超音波検査

●プローベを少し右に振って門脈の右腹側に走行する胆管を同定する。

■胆嚢摘出後や胃切除後，高齢者や糖尿病患者：胆管が拡張することがあるので，臨床症状と検査所見から総合的に判定する。

■疾患と特徴的所見

●急性胆管炎

◆胆管拡張（>8 mm），shotgun sign：胆管が拡張し門脈と同等，あるいはそれ以上に拡張すると，拡張胆管と門脈が並走し2つの銃身をもつショットガンのように見える所見

(5) 膵臓

■操作法

●心窩部横操作で腹部大動脈の短軸像を出す。

●短軸像を見ながらプローベを上下にスライドし，腹部大動脈の上を横切る脾静脈を描出する。

●脾静脈の上に乗っている膵臓を同定する。

■疾患と特徴的所見

●急性膵炎

◆膵の腫大（膵体部>20 mm）

◆実質の浮腫

◆周囲の液体貯留

(6) 脾臓

■操作法：左肋間操作

■疾患と特徴的所見

●破裂

◆液体貯留，実質の破裂，膿瘍破裂

●梗塞

◆脾表面に向かって広がる楔状の低エコー域，パワードプラで血流低下～消失

(7) 腎臓

■操作法：両側肋骨弓下操作，両側肋間操作，または腹臥位操作

■疾患と特徴的所見

●閉塞性腎盂腎炎

◆腎盂腎杯～尿管の拡張像（水腎所見），結石像（腎盂尿管移行部，総腸骨動脈との交差部，尿管膀胱移行部に好発）

●腎梗塞

◆パワードプラで血流低下～消失

(8) 膀胱

■操作法：恥骨上操作

■疾患と特徴的所見

●急性尿閉

◆膀胱の緊満

41

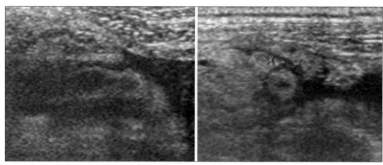

図12　急性虫垂炎
図左（長軸断面）：虫垂の腫大，虫垂周囲の液体貯留
図右（短軸断面）：虫垂の腫大（target sign），虫垂周囲の液体貯留
圧痛部位をプローベで圧迫すると最強点が腫大した虫垂と一致したsonographic McBurney sign（東　理，早野恵子：身体所見〜特徴的で信頼できる所見は何か？〜．井　清司（編），腹部救急対応マニュアル　症例から学ぶ，急性腹症初期対応のアルゴリズム，文光堂，2011：12-26. から引用）を認めた．

- ●尿管口結石や尿管膀胱移行部結石
  - ◆尿管開口部や膀胱壁内のストロングエコー

(9) 虫垂
■操作法
- ●右下腹部横操作で腸腰筋の腹側を描出し，その上に横たわる管腔構造物を検出する．この構造物は，一端が盲端となっていることを確認する．
- ●盲腸を同定し，虫垂の開口部を描出し開口部から連続性に繋がる管腔構造物を検出する．同様に，この構造物の一端が盲端となっていることを確認する．

■疾患と特徴的所見
- ●急性虫垂炎
  - ◆6 mm〜7 mm以上の虫垂の腫大（**図12左**）
  - ◆2 mm以上の壁肥厚，虫垂の短軸断面で虫垂が円形の的のように見える標的マーク（target sign，**図12右**）
  - ◆糞石，虫垂周囲の液体貯留，虫垂周囲脂肪織の高エコー化
  - ◆虫垂が穿孔している場合には，虫垂の腫大はなくなり描出困難となることに注意する．

(10) 小腸
■操作法：疼痛や圧痛のある腸管部を横・縦操作で検索
■疾患と特徴的所見
- ●絞扼性小腸閉塞や腸管壊死
  - ◆腸管拡張，腸管内圧の上昇による短軸断面での正円形像
  - ◆腸管蠕動運動の消失
  - ◆腸管の壁肥厚，ケルクリング皺襞の破壊
  - ◆混濁した腹水の貯留
- ●単純性小腸閉塞

CHAPTER 5　超音波検査

◆30 mm 以上の腸管拡張，腸管内圧の上昇による短軸断面で正円形像
◆腸管蠕動運動（to & fro：腸管内容が行ったり来たりする）とケルクリング皺襞の存在（keyboard sign：粘膜襞がピアノの鍵盤のように並んで見える）
◆混濁のない腹水
◆残渣サイン：拡張小腸を肛門側にたどり，小腸内容物が停滞して糞便様に見える部位が閉塞部位と考えられるサイン
●腸重積
◆Target sign, Multiple concentric ring sign（短軸での重積腸管が多数のリング状に描出される所見）
◆Pseudokidney sign（長軸での重積腸管が全体として腎臓のように見える所見）

（11）結腸

■操作法：圧痛部を操作する。
■疾患と特徴的所見
●憩室炎
◆結腸壁から球形に突出する低エコー域
◆糞石
◆周囲の液体貯留，周囲脂肪織の高エコー化
●虚血性腸炎
◆下行結腸からS状結腸に好発する粘膜下層主体の壁肥厚

（12）子宮・卵巣

■操作法：恥骨上操作
■妊娠可能な女性の卵巣内には多くの場合，多数の卵胞囊胞があり月経周期によって変化し，主席卵胞の大きさは 20〜30 mm
■子宮内妊娠：胎囊，卵黄囊，胎芽，胎児心拍を認める。
■疾患と特徴的所見
●子宮外妊娠
◆妊娠反応湯性
◆超音波検査で子宮内妊娠の確認ができない。
◆Douglas 窩の液体貯留
●卵巣腫瘍捻転
◆腫瘍の大きさは 5 cm 以上のことが多い。

（13）精巣・精巣上体・付属小体

■操作法：腫大した陰囊上
■疾患と特徴的所見：精巣や精巣上体のカラードプラによる血流評価が疾患の鑑別に有用である。
●精巣捻転
◆精巣内血流の消失・減弱
●付属小体捻転
◆精巣血流を認める。

43

PART 2 腹部救急診療［総論］

●精巣上体炎

◆精巣上体の血流増強

文 献

1) 真弓俊彦（監訳）：救急で使える超音波診断マニュアル　画像描出のコツと検査・治療手技，メディカル・サイエンス・インターナショナル，2014.

2) 森　秀明（編著）：救急・当直の現場で役立つ腹部超音波診断ファーストステップ，診断と治療社，2016：1-31.

3) 腹部超音波ハンズオンセミナーテキスト，東京，株式会社 US-ism，2007.

4) Perera P, Mailhot T, Riley D, et al：The RUSH Exam：Rapid Ultrasound in Shock in the evaluation of the critically Ill. Emerg Med Clin North Am 2010：28：29-56.

5) 日本外傷学会，日本救急医学会（監修）：外傷初期診療ガイドライン　改訂第3版，へるす出版，2008.

6) 鈴木昭広：胸腹の打撲を診たら肺エコーと FAST!. 白石吉彦（編）：THE 整形内科，南山堂，2016：156-161.

7) Yokoe M, Takada T, Strasberg SM, et al：New diagnostic criteria and severity assessment of acute cholecystitis in revised Tokyo guidelines. J Hepatobiliary Pancreat Sci 2012：19：578-585.

PART 2 腹部救急診療［総論］

CHAPTER 6 特異的 CT 所見

- ■CT には下記のような利点があり，すべての腹部救急疾患が適応となりうる[1]。
    - ●客観性に優れる
    - ●得られる情報が多い
    - ●造影によって下記の鑑別・判定ができる[1]
        - ◆臓器の虚血の有無
        - ◆血管性病変の有無
        - ◆急性膵炎の重症度判定
- ■撮影法
    - ●禁忌がない限り造影 CT が原則である[2]。
    - ●胆管結石や血管疾患の診断には，単純・造影 CT ともにあった方がよい。
    - ●腹腔内遊離ガスは単純 CT で診断可能であり，尿管結石を疑った場合のゴールドスタンダードは単純 CT である[1]。
- ■スライスの方向には，三次元の見方がある。
    - ●横断面/体軸断面（transverse/axial view）：下から覗き見る
    - ●矢状面（sagittal view）：横から見る
    - ●冠状面（coronal view）：前から見る
- ■以下，疾患に特異的な CT 所見を病態別に Q & A で供覧する。

1 「破裂」（「RUPTURE」）

Q 図 13 の疾患は？

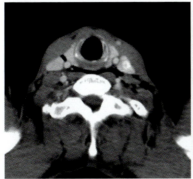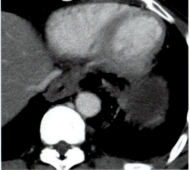

図 13 造影 CT 横断面

45

A 食道破裂
●頸部の気腫（図13左）
●下部食道左側の大動脈周囲の縦隔気腫（図13右）
◎ガストログラフィンによる造影で下部食道左壁から漏出を認める（図13-2）。

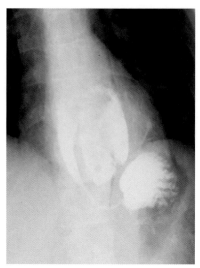

図13-2　食道造影

Q 図14の疾患は？

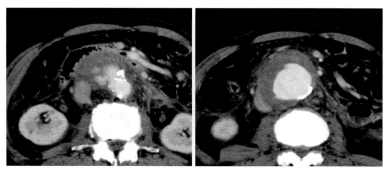

図14　造影CT横断面

A 腹部大動脈瘤破裂
●造影剤のextravasationと大動脈周囲の後腹膜血腫（図14左）
●腎動脈下の壁在血栓を伴う大動脈瘤（図14右）

Q 図15の疾患は？

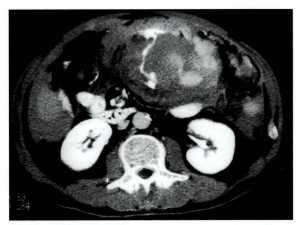

図15　造影CT横断面

A 内臓動脈瘤破裂
●結腸間膜内の腫瘤と造影剤のextravasation
●腹腔内の液体貯留
◎動脈撮影で中結腸動脈瘤破裂と診断された。

Q 図16の疾患は（矢頭に注目）？

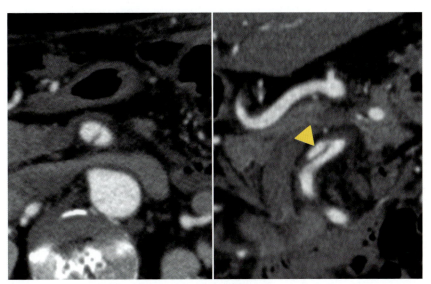

図16　造影CT横断面（左）と造影CT冠状面（右）

A SMA解離
●SMA内腔のflap（図16左）
●SMA内の真腔と偽腔（図16右矢頭）

Q 腎機能障害があるため単純 CT である図 17 の疾患は？

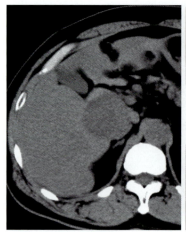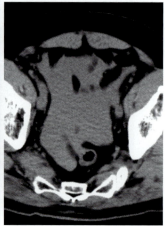

図 17　単純 CT 横断面

A 肝癌破裂
- 肝 S1（尾状葉）の low density mass（図 17 左）
- 骨盤内にいたる high density な液体貯留（図 17 右）

Q 基礎疾患に慢性骨髄増殖性疾患がある図 18 の疾患は？

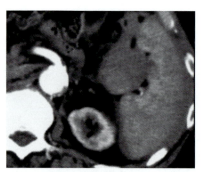

図 18　造影 CT 横断面

A 脾破裂
- 脾周囲の液体貯留
- 脾の破裂（脾門部の切れ込み）

ミニ知識　非外傷性脾破裂をきたす疾患と破裂のメカニズム

□ 非外傷性脾破裂をきたす疾患としては，脾腫をきたす伝染性単核球症[3]などの感染症や，悪性リンパ腫[4]，慢性骨髄増殖性疾患などの血液疾患が多い。

□ 腫瘍細胞や単核球の浸潤による脾臓内圧の上昇[5]や被膜への直接浸潤[5,6]，あるいは咳や嘔吐などに

よる機械的刺激[7]などが破裂のメカニズムと言われている。

2 「炎症/感染」(「IN」flammation/「IN」fection)

Q 妊娠8か月の妊婦に発症した図19の疾患は？

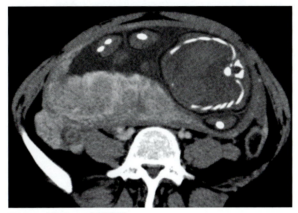

図19　造影CT横断面

A 急性虫垂炎
- 胎児を入れた子宮の胎盤付着部裏面で，腸腰筋に接して腫大した虫垂を円形の的のような管状の構造物として認める（拡大：**図19-2 矢印**）。
- 虫垂を被覆し，脂肪織濃度が上昇した大網

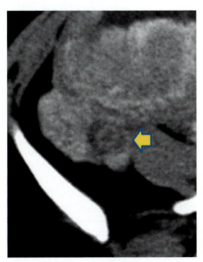

図19-2　図19の拡大図

Q 図 20 の疾患は？

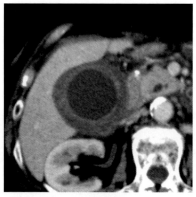

図 20　造影 CT 横断面

A 急性胆嚢炎

● 胆嚢の壁肥厚

● 胆嚢の球状腫大（短軸断面）

◎ MRCP では胆嚢壁の肥厚，胆嚢腫大，胆嚢管での陰影欠損を認める（**図 20-2**）。

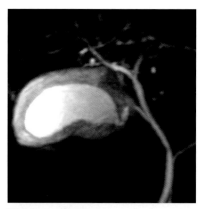

図 20-2　MRCP

Q 基礎疾患に糖尿病がある図 21 の疾患は？

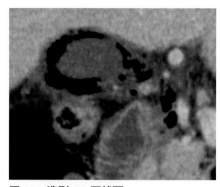

図 21　造影 CT 冠状面

A 気腫性胆嚢炎
- 胆嚢壁内ガスと胆管内ガス
- 胆嚢の腫大
◎術中所見では，胆嚢壁の肥厚と胆嚢の腫大，散在性にガスを混じる膿苔の付着を認める（図21-2）。

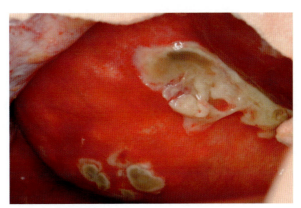

図21-2　術中所見

Q 図22の疾患は？

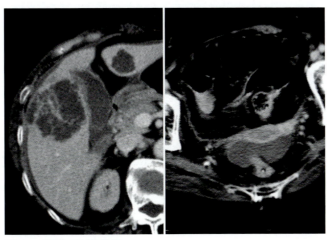

図22　造影CT横断面

A 肝膿瘍破裂
- 辺縁不正・内部隔壁に有する多発性肝腫瘤，肝周囲の液体貯留（図22左）
- 骨盤内の液体貯留（図22右）

3 「閉塞/捻転」(「O」bstruction/「V」olvulus)

Q 図23の疾患は？

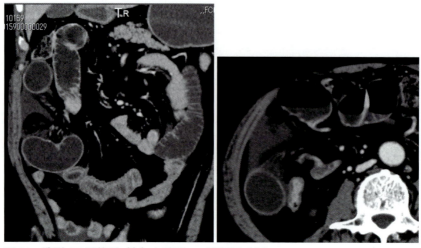

図23 造影CT冠状面（左）と造影CT横断面（右）

A 索状物による絞扼性小腸閉塞

- ●ケルクリング皺襞の消失と壁の造影効果不良な拡張腸管がclosed loopを形成し，これより口側の腸管も拡張しているがケルクリング皺襞と壁の造影効果は良好なopen tube obstructionとなっている（図23左）。
- ●Closed loop部の腸間膜絞扼像，腸間膜の肥厚・集中像・脂肪織濃度の上昇，液体貯留（図23右）
- ◎絞扼性腸閉塞の特徴的造影CT所見を表6に示す。

表6 絞扼性腸閉塞の主な特徴的造影CT所見

①腸間膜の異常	・肥厚像 ・集中像 ・脂肪織濃度の上昇 ・絞扼像
②腸管壁の異常	・造影効果不良/消失 ・肥厚または菲薄像 ・ケルクリング皺襞の消失
③間接所見	・血性/混濁した腹水貯留 ・門脈内ガス

Q 手術歴のない痩せた高齢女性の図 24 の疾患は？

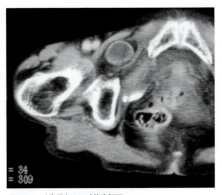

図 24 造影 CT 横断面

A 右閉鎖孔ヘルニア
● 前方の右恥骨筋と後方の右外閉鎖筋との間に陥入して横断面で球状に拡張した腸管
◎ 術中，右閉鎖孔に陥入した腸管と腸間膜を認める（図 24-2）。
　Closed loop type の閉鎖孔ヘルニアであった。
◎ 膝から大腿内側，股関節に痛みを訴えた（Howship-Romberg sign）。

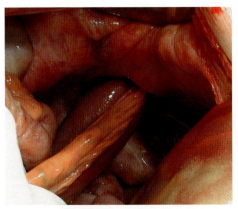

図 24-2 術中所見

ミニ知識　ヘルニア嵌頓の様式

□ヘルニア嵌頓の様式には，closed loop type と Richter type とがある。
□Closed loop type：ヘルニア嚢内に腸管の loop が腸間膜ごと嵌入しヘルニア門で腸間膜が絞扼されているもの。
□Richter type：通常，腸間膜付着部対側の腸管壁の一部がヘルニア門に嵌入しているもの。ヘルニア門が狭い大腿ヘルニアや閉鎖孔ヘルニアで起こりやすい。腸間膜は絞扼されないが，嵌頓部腸管壁の虚血・壊死の有無に留意しなければならない。

[Q] 図 25 の疾患は？

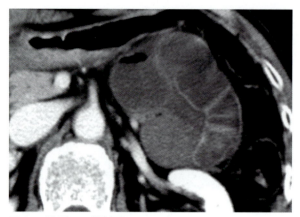

図 25　造影 CT 横断面

[A] 左傍十二指腸ヘルニア

●左上腹部の被包化され囊状構造となった拡張腸管ループ
◎右上腹部に同様な所見があれば右傍十二指腸ヘルニアである。
◎術中所見で，絞扼を解除した後の絞扼部腸管は，暗赤色を呈している（図 25-2）。

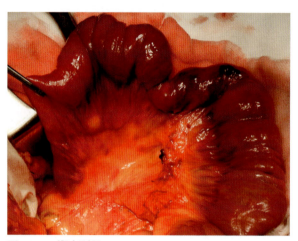

図 25-2　術中所見

Q 図26の疾患は？

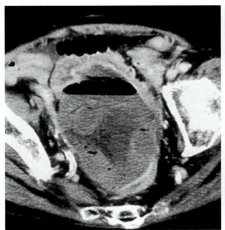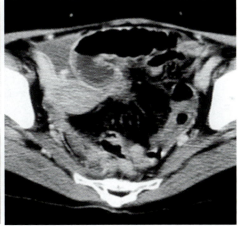

図26　造影CT横断面
(「磯谷正敏ほか：イレウスの画像診断．外科 2002；64：p.139」より許諾を得て転載)

A 子宮広間膜裂孔ヘルニア

- ●小骨盤内の壊死腸管（図26左）
    - ・拡張腸管のケルクリング皺襞・壁構造の消失
    - ・腸間膜の肥厚
- ●子宮の右側偏位（図26右）
- ●子宮を境にした大骨盤内の壊死小腸の存在（図26右下方）
    - ・ケルクリング皺襞の消失と壁肥厚
    - ・腸間膜の肥厚・集中像・脂肪織濃度の上昇
- ●子宮を境にした腹側に，造影効果があるケルクリング皺襞を有する closed loop より口側の単純性閉塞部（図26右上方）
- ◎手術では fenestra type の子宮広間膜裂孔ヘルニアで，陥入した小腸は壊死していた。

ミニ知識　子宮広間膜裂孔ヘルニア

□子宮広間膜裂孔ヘルニアは腸間膜裂孔ヘルニアに分類される内ヘルニアである。
□腸間膜裂孔ヘルニアは一般に腸間膜の両葉が欠損して裂孔を形成するため，ヘルニア嚢をもたない[8]。
□子宮広間膜裂孔ヘルニアでは，広間膜の前葉・後葉の両葉が欠損しヘルニア嚢をもたない fenestra type と前葉・後葉いずれか一方の欠損で盲嚢を形成する pouch type が報告[9]されている。

Q Peutz-Jeghers 症候群の患者に発症した図 27 の疾患は？

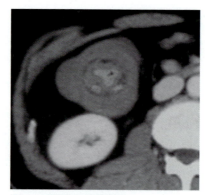

図 27　造影 CT 横断面

A 腸重積症

- ●重積腸管の横断面での target sign，あるいは multiple concentric ring sign
- ●腸間膜内の造影効果のある血管の存在：腸間膜が引き込まれている所見
- ◎術中所見（図 27-2）で順行性・小腸型の重積腸管を認める。消化管ポリポーシスが腸重積の原因であった。

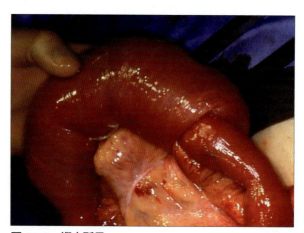

図 27-2　術中所見

ミニ知識　腸重積症

□定義：腸管の一部が腸管内へ嵌入するもの
□分類：様式によるものと発生部位によるものとがある。
　　○様式による分類：
　　　　◇順行性：口側腸管が肛門側腸管内に嵌入するもの
　　　　◇逆行性：肛門側腸管が口側腸管内に嵌入するもの（稀）
　　○発生部位による分類：一般的に，下記の 4 つに分類される。

①小腸型（enteric type）
　　　②回腸結腸型（ileo-colic type）：回腸が先進部となって結腸に入り込むもの
　　　③盲腸結腸型（ceco-colic type）：バウヒン弁，盲腸，虫垂が先進部で回腸とともに結腸に嵌入するもの
　　　④大腸型（colonic type）
　　○回盲部に発生する腸重積は，小腸由来の回腸結腸型か大腸由来の盲腸結腸型かの術前・術中判別は困難で，②と③を回盲部型とするものもある[10]。
□悪性腫瘍の頻度：小腸型，回盲部型，大腸型の3型に分類すると，腸重積症の原因が悪性腫瘍である頻度はそれぞれ0％，50％，100％という報告[11]がある。
□BillrothⅡ法やBraun吻合で再建されている胃切除術後の腸閉塞では，その原因として腸重積の存在に留意する（術後腸重積症）。
□治療：
　　○成人では器質的疾患が原因となるものがほとんどで，観血的治療が第一選択となる。
　　○小児の腸重積症では特発性がほとんどで，その20〜25％は先行するウイルス性感染による小腸Peyer板の肥厚やリンパ濾胞の増殖などが誘因と言われ[11]，非観血的整復が第一選択となる。非観血的整復には，6倍希釈ガストログラフィンか空気を用いたX線透視下整復，あるいは空気や生理食塩水を用いた超音波下整復術が行われる[12]。

Q　胃切除・BillrothⅡ法再建の既往があり，血清アミラーゼ高値を示す図28の疾患は？

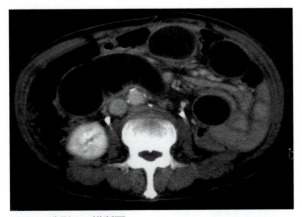

図28　造影CT横断面

A　輸入脚閉塞症
　　●十二指腸の著明な拡張
　　●胃切除・BillrothⅡ法再建の既往
　　●血清アミラーゼ高値，肝胆道系酵素の上昇

> **ミニ知識** 輸入脚閉塞症
>
> □病態：胃切除後のBillroth Ⅱ法再建やRoux-en Y法再建後に輸入脚に通過障害が生じ，輸入脚内に胆汁，膵液が停滞して特有な所見を示す。
> □原因：輸入脚の癒着・屈曲・捻れ，circular staplerなどによる吻合部狭窄，捻転，腸重積など
> □特徴的所見：血清アミラーゼの上昇，CTでの十二指腸の著明な拡張
> □治療：内視鏡的バルーン拡張術の報告[13]もあるが，一般的には手術で原因の解除，Braun吻合の追加を行うことが多い。全身状態不良例では，経皮的あるいは経肝的に輸入脚をドレナージする。

Q 開腹術の既往のない図29の疾患は？

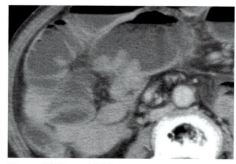

図29 造影CT横断面

A 小腸癌による腸閉塞

- ●拡張小腸内の腫瘤
- ●閉塞部より口側の小腸拡張
- ◎小腸造影（図29-2左），切除標本（図29-2右）で小腸腫瘤を認める。病理組織学的に腺癌の所見であった。

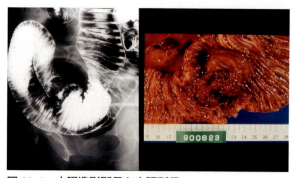

図29-2 小腸造影所見と肉眼所見
（磯谷正敏ほか：イレウスの画像診断．外科 2002；64：p.140 より許諾を得て転載）

Q 開腹術の既往のない図 30 の疾患は（矢印に注目）？

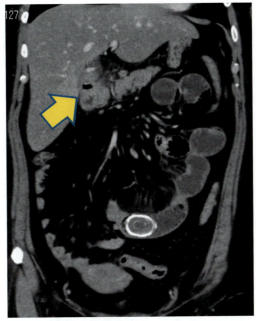

図 30　造影 CT 冠状面

A 胆石"イレウス"
　　●胆囊と十二指腸の壁肥厚
　　●十二指腸と癒着した委縮胆囊内のガス（矢印）
　　●拡張部小腸の先端で内腔を占居する層状石灰化像（胆石：混成石）
　　●胆石より口側小腸の拡張と肛門側小腸の非拡張

> **一口メモ**　**腸石と腸閉塞**
>
> □腸石の分類[14]：一般に仮性腸石と真性腸石に分類される。
> 　○仮性腸石：胃液などの作用により胃内で不溶性の結石を形成した柿胃石などの植物胃石や毛髪胃石，胆囊でできた胆石のように別の部位で形成された結石が腸管内に移動したものや，食物繊維，糞石，異物などの経口摂取された物質が腸管内で沈殿したもの。
> 　○真性腸石：正常の腸液を主成分として腸内で形成された結石で，胆汁酸腸石とカルシウム塩腸石がある。腸内容が停滞する憩室内で形成され易い。
> □腸石による閉塞：CT では拡張小腸内に空胞や air を含む構造物（食物が塊状物になった腸石や胆汁酸腸石などの X 線透過性の腸石）や X 線陽性物として描出される腸石（胆石やカルシウム塩腸石など）が腸管拡張部の先端で充填・陥頓した像（bubbly mass and impaction[15]）を認めれば，腸石による腸閉塞の診断は容易である。

Q 開腹歴のない37歳女性，時々腸閉塞を繰り返していた既往のある図31の疾患は？

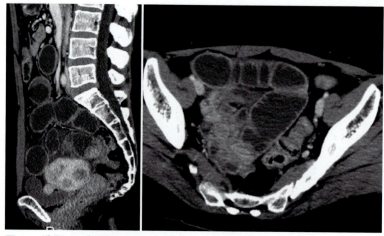

図31　造影CT矢状面（左）と造影CT横断面（右）

A 腸管子宮内膜症による腸閉塞
- 多発性筋腫のある子宮近傍の高濃度・不整形腫瘤（図31左）
- 高濃度・不整形腫瘤による小腸の閉塞とそれより口側小腸の拡張（図31右）

ミニ知識　腸管子宮内膜症

□ 腸管壁に異所性に子宮内膜が増殖した状態
□ 月経周期に一致して周期的に出現する腹痛や下血，排便困難などが典型的な臨床症状
□ 狭窄が高度になると腸閉塞を発症
□ 周期的出血を繰り返した病変では新旧の出血が混在するため，MRIのT1強調像で高信号，T2強調像で低信号を示す腫瘤像が診断に有用[16)17)]。

Q 図 32 の疾患は？

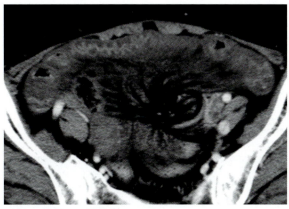

図 32　造影 CT 横断面

A 小腸軸捻による小腸壊死・虚血
- 渦巻き状に肥厚した腸間膜（whirl sign）と脂肪織濃度の上昇
- 腸管壁の造影不良，肥厚，ケルクリング皺襞の消失

Q 図 33 の疾患は（矢印に注目）？

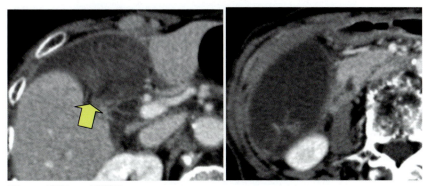

図 33　造影 CT 横断面

A 胆嚢捻転
- 胆嚢頸部の捻転部と考えられる構造（図 33 左矢印：超音波検査では円錐状構造 conical-shaped structure[18]と呼ばれる）
- 遊走胆嚢，胆嚢壁の造影不良，胆嚢の腫大（図 33 右）

一口メモ　Hainesの4徴[19]

□胆嚢捻転症の特徴的臨床症状
　　○無気力性体質の老婦人
　　○急激な上腹部痛
　　○腹部腫瘤触知
　　○黄疸，発熱の欠如

Q 図34の疾患は（矢頭に注目）？

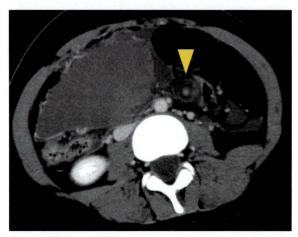

図34　造影CT横断面

A 脾捻転
　　●脾臓の腫大と右側への偏位
　　●脾血管茎の捻れ（矢頭）
　　◎摘出標本では脾臓（迷走脾：wandering spleen）の血管茎が引き延ばされ捻れている（図34-2）。

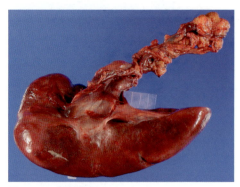

図34-2　切除標本

4 「穿孔/穿通」(「PE」rforation/「PE」netration)

Q 図35の疾患は？

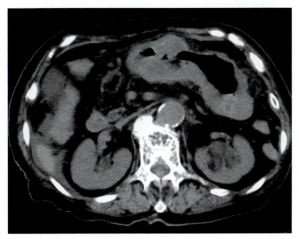

図35　造影CT横断面

A 胃穿孔
- 不正な胃壁の肥厚
- Free air の存在
- 腹腔内の液体貯留

◎術中所見で，胃前壁に穿孔を認める（**図35-2右**）。

◎胃切除標本（**図35-2左**）では不整な隆起性病変とその一部に穿孔を認めた。腫瘍は病理組織学的に胃悪性リンパ腫と診断された。

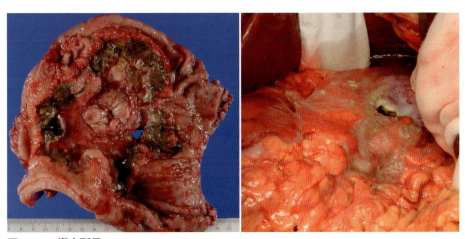

図35-2　術中所見

Q 図36の疾患は？

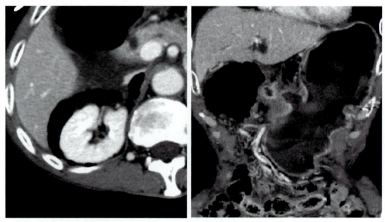

図36 造影CT横断面（左）と冠状面（右）

A 十二指腸潰瘍の穿孔と腎周囲後腹膜への穿通
● 胃の拡張，十二指腸壁の浮腫性肥厚と変形（図36右）
● 十二指腸周囲脂肪織の濃度上昇と肝下面の遊離ガス（図36右）
● 右腎周囲の後腹膜気腫（図36左）

Q 図37の疾患は（矢印，矢頭に注目）？

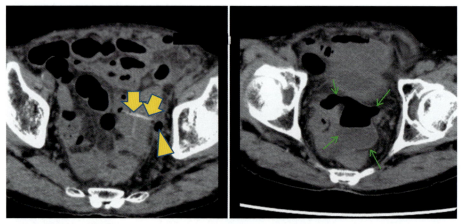

図37 単純CT横断面

A 異物による小腸穿孔性腹膜炎，骨盤内膿瘍
● 小骨盤内の棒状の異物（図37左太矢印）
● 腹腔内遊離ガス（図37左矢頭）
● ニボーを形成する骨盤内膿瘍（図37右細矢印）
◎ 摘出された異物（図37-2）は串または爪楊枝と考えられた。

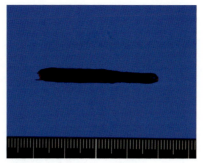

図 37-2　摘出された異物

Q 突発性の腹痛をきたした図 38 の疾患は？

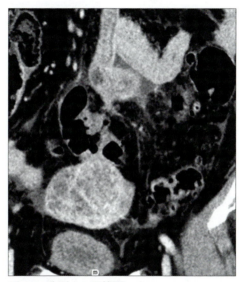

図 38　造影 CT 冠状面

A 結腸憩室穿孔
- ●下行結腸，S 状結腸の多発性憩室
- ●突然の腹痛
- ●腹腔内の dirty mass sign

一口メモ　Dirty mass sign[20]
□内部に気泡を含み，腸壁に囲まれない低吸収域の異常腫瘤陰影
□腹腔内に漏出した便塊の画像所見

Q 図39の疾患は何か？

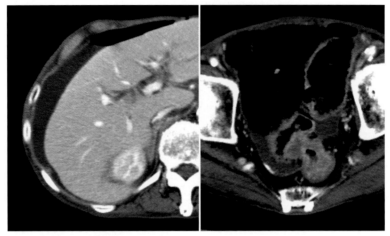

図39 造影CT横断面

A 直腸癌穿孔
● 直腸壁の肥厚と造影される腫瘤（図39右）
● 腫瘤より口側大腸の拡張（図39右）
● 骨盤内の dirty mass sign（図39右）
● 右横隔膜下の液体貯留と遊離ガス（図39左）

Q 直腸癌の手術既往のある図40の疾患は何か？

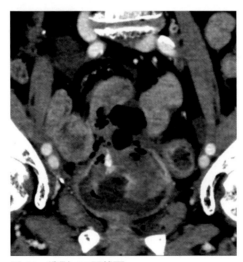

図40 造影CT冠状面

A 膀胱・S状結腸穿孔
● 膀胱の上壁の欠損

- ●膀胱内ガスと膀胱周辺の遊離ガス
- ●膀胱内の不正な構造物と造影剤の漏出

◎術中所見で腹膜播種がＳ状結腸と膀胱に浸潤し，Ｓ状結腸と膀胱が穿孔していた。

ミニ知識　膀胱破裂と偽腎不全[21]

□婦人科疾患などに対する放射線療法の普及や高齢者の増加，尿道カテーテル留置などによる膀胱の脆弱性による膀胱破裂が増加傾向にあるとされる。

□腹腔内に漏出した尿中物質が腹膜により自己透析されることによって血清 BUN，Cr，K が高値を呈する偽腎不全（pseudo-renal failure）を認めることが多い。腹水中の BUN，Cr，K が血清値よりも高値を示すことが診断の契機となることもある。

Q 図 41 の疾患は何か？

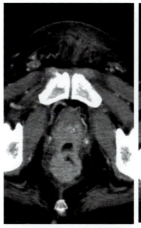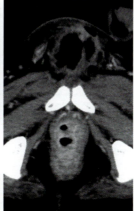

図 41　造影 CT 横断面

A 直腸癌の穿通によるフルニエ壊疽

- ●直腸壁の肥厚・濃染
- ●直腸壁〜前立腺，陰嚢内のガス

ミニ知識　急速に進行する軟部組織感染症[22]

□基礎疾患の有無による起炎菌：
　○基礎疾患のない健常者の場合：代表的なものに病原性の高い A 群 β 溶血性連鎖球菌，黄色ブドウ球菌，*Clostridium perfringens*（桿菌）などのグラム陽性菌による感染がある。
　○糖尿病，肝硬変，術後組織などの基礎疾患のある場合：腸内細菌その他のグラム陰性桿菌や *Bacteroides* などの嫌気性菌による感染がある。

- グラム陰性桿菌では *Vibrio vulnificus* や *Aeromonas hydrophila* による重症軟部組織感染症がある。*Vibrio vulnificus* は比較的低濃度の塩化ナトリウムを必要とし海水と淡水が混在した汽水中に生息し，*Aeromonas hydrophila*（「症例8」CHAPTER 11 参照）は水環境に常在する。水温が上昇する夏季に肝硬変などの肝疾患や糖尿病，悪性腫瘍などの疾患を基礎に発症する[23]。
- 性器，会陰部の感染性壊死性筋膜炎は Fournier's gangrene（フルニエ壊疽）と言われ，男性がほとんどで基礎疾患に糖尿病を有する者が多い。

□ 病変部のガス発生の有無での起炎菌：
- ガスを発生している病変：嫌気性菌（*Peptostreptococci, Bacteroides*），腸内細菌（*E. coli, Klebsiella pneumoniae, Serratia marcescens*），クロストリジウム属（*Clostridium perfringens, C. septicum, C. novyi*）
- ガスを発生していない病変：β溶連菌（A，B，G群）±黄色ブドウ球菌

□ 腹部救急関連では，結腸憩室炎や大腸癌などの周囲臓器への穿通が原因のこともある（「症例12」CHAPTER 12 参照）。

□ 治療：
- 外科的なデブリドマンと抗菌薬投与が必須で，デブリドマンなしに救命は困難である。
- 抗菌薬は，グラム陽性菌，グラム陰性菌，嫌気性菌にスペクトラムを有する幅広い抗菌薬投与（「基礎知識：腹部救急疾患による感染症と抗菌剤」CHAPTER 12 参照）を行うことが必須である。

5 「急性膵炎」(「PA」ncreatitis)

Q 図42の疾患は何か？

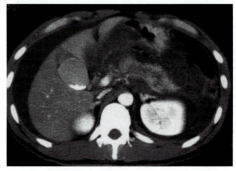

図42　造影CT横断面

A 急性壊死性膵炎
- 膵の腫大，膵実質の造影不良
- 腹腔内・後腹膜腔内の多量の液体貯留

- ●多数の胆囊内小結石
- ◎胆囊結石，アミラーゼとトランスアミナーゼの上昇があり，胆石膵炎の症例である。
- ◎体表には側腹部（Grey Turner 徴候）と臍部（Cullen 徴候）の皮下出血斑があり（**図 42-2 左**），胸部単純 X 線検査では両肺野に融合影，左胸水を認め，呼吸困難で成人型呼吸促迫症候群（acute respiratory distress syndrome：ARDS）を呈した（**図 42-2 右**）。

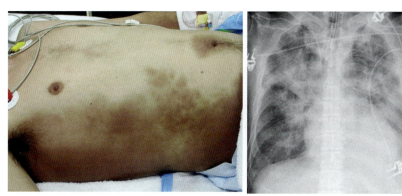

図 42-2　体表所見と胸部 X 線撮影

6 「壊死/虚血」（「N」ecrosis/「I」schemia）

Q 図 43 の左は 78 歳・男性で糖尿病・脂質異常症があり，図右は 55 歳・男性で 1 日 20 本，30 年間の喫煙歴，心房細動・高血圧がある。それぞれの疾患は何か？

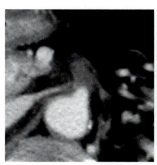 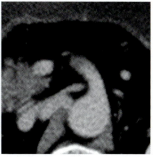

図 43　造影 CT 横断面

A SMA 血栓症（左）と SMA 塞栓症（右）
- ●図左：起始部での SMA 閉塞，糖尿病・脂質異常症
- ●図右：SMA の起始部から約 3 cm 末梢の部位での SMA 閉塞，心房細動
- ●Smaller SMV（SMV が SMA より細くなっている）

> **ミニ知識** Smaller SMV のメカニズム[20]

□血流が速い SMA と同量の循環血液量を確保するためには，流速が遅い SMV の断面積は大きくなくてはならず，正常では SMV は SMA より太い。
□SMA 領域の循環血液量が減少すると，壁の薄い SMV はこれに応じて断面積が減少するが，壁の厚い SMA 近位部は簡単には潰れないため，SMV が SMA より細くなる。

Q 基礎疾患にプロテイン C 欠乏症がある図 44 の疾患は何か？

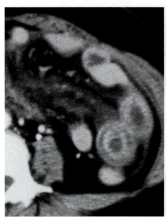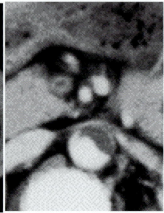

図 44　造影 CT 横断面

A SMV 血栓症
- 図 44 右：SMV の透亮像，腹部大動脈の壁在血栓，プロテイン C 欠乏症
- 図 44 左：小腸壁の粘膜・粘膜筋層と漿膜の二層性の染まりと粘膜下浮腫による造影不良域（target sign）
- 図 44 左：腸間膜の肥厚と脂肪織濃度の上昇
- ◎手術所見では，小腸壁・小腸間膜の浮腫と一部に虚血部を認めた（図 44-2）。

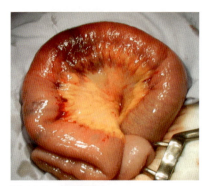

図 44-2　開腹所見

7 「急性胆管炎」(「C」holangitis)

Q 胆嚢結石症に対して胆嚢摘出術の既往があり，著明な血清トランスアミナーゼの上昇を認めた図45の疾患は何か？

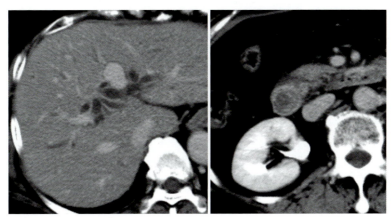

図45 造影CT横断面

A 十二指腸乳頭部の嵌頓胆石による急性胆管炎

● 図45右：胆管末端部の結石

● 図45左：肝内胆管の拡張

◎ 内視鏡所見では，十二指腸乳頭部に嵌頓胆石があり，結石の周辺から膿の漏出を認め（**図45-2左**），ENBDチューブ挿入時に多量の白色膿が流出した（**図45-2右**）。

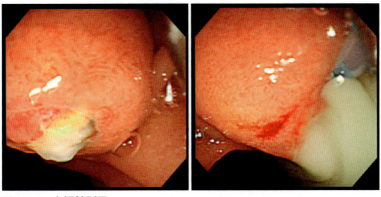

図45-2 内視鏡所見
（磯谷正敏ほか：胆石博士が教える胆石症の話 胆石で肝臓も膵臓もわるくなる．幻冬舎，p.155，2018より許諾を得て転載）

8 その他

Q 図46の病態は何か？

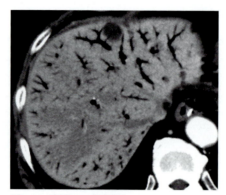

図46　造影CT横断面

A 門脈ガス血症
　　●肝内の門脈末梢にまでみられる門脈内ガス像
　　◎胃軸捻に認められた。

Q 図47の病態は何か？

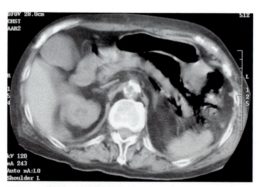

図47　単純CT横断面

A 腸管嚢胞様気腫症
　　●膵体尾部周囲の後腹膜と横行結腸間膜内のガス（気腫）
　　◎開腹所見（図47-2）でも同部位に気腫を認めたが，腹腔内に穿孔や汚染などの異常は認めなかった。この症例での気腫の原因は不詳であった。

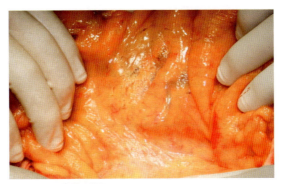

図47-2　開腹所見

> ミニ知識　門脈ガス血症と腸管嚢胞様気腫症

□門脈ガス血症：門脈内にガスを認めるもので，三つの原因が知られている。
　　○腸管壊死や敗血症によるガス産生菌によって発生したガスによるもの
　　○腸管の内圧の上昇のみによるもの
　　○腸管の粘膜損傷によるもの
□腸管嚢胞様気腫症（pneumatosis cystoides intestinalis：PCI）：腸管壁内に大小不同の多発性の含気性気腫を形成する疾患で，腸管内腔に粘膜下腫瘍様の腫瘤を認めることがある[24]。下記のような種々の原因が知られている。
　　○腸管壊死によるもの
　　○細菌感染によるもの
　　○腸管病変がなく腸管内圧の上昇によると考えられるもの
　　○腸管病変がなく肺胞内ガスによると考えられるもの
　　　　◇気管支喘息や肺線維症などの重篤な肺病変下の怒責などによって肺胞が破裂し，肺胞内ガスが肺血管に沿って肺門から縦隔に入り，更に横隔膜脚後腔を通って後腹膜腔に入り込み，結腸間膜の血管に沿って結腸壁にもガスを認めると説明されている[25]。
　　○主に有機溶剤のトリクロロエチレンなどの暴露による直接的腸管障害によると考えられるもの[26]
　　○ステロイド，α-グルコシダーゼ阻害薬，分子標的薬などの薬剤によると考えられるもの
　　　　◇α-グルコシダーゼ阻害薬の内服では，単糖類への分解が阻害された二糖類が腸管内に停滞し，二糖類が腸内細菌によって発酵されて産生された水素・メタン・二酸化炭素などのガスによって腸管内圧が上昇して発生すると考えられている[27]。
　　　　◇正常腸管粘膜上皮のEGFRを阻害するセツキシマブやパニツムマブなどの分子標的薬では，粘膜のturn overの抑制による腸管粘膜脆弱化・透過性亢進や便秘による腸管内圧の上昇などが原因となると考えられている[28]。
□腹部手術後の経腸栄養に伴う合併症として腸管気腫症の報告[29]もあり，その成因として経腸栄養に伴う酸素需要増大に見合う酸素供給が得られないことによる相対的虚血，腸管運動障害による腸管内圧上昇，細菌増殖による腸粘膜障害の3要因が考えられている[30]。

PART 2 腹部救急診療［総論］

□門脈ガス血症やPCIを認め腹膜刺激徴候や腹水貯留などを伴う場合には，腸管壊死のことが多い。
手術適応は，全身状態や造影CTなどの所見を参考にして判定する必要があり，審査腹腔鏡などの
低侵襲な術式を選択することも考慮する[27]。

文 献

1) 急性腹症診療ガイドライン出版委員会（編）：急性腹症診療ガイドライン2015，医学書院，2015.
2) 窪田忠夫：ブラッシュアップ　急性腹症，中外医学社，2014.
3) 猪熊孝実，泉野浩生，山野修平，ほか：入院中に伝染性単核球症が明らかになった外傷性脾損傷の1例．日腹部救急医会誌2018；38：745-748.
4) 佐藤啓太，藤井幸治，坂口充弘，ほか：経過中に脾破裂をきたした悪性リンパ腫の1例．日腹部救急医会誌2018；38：675-677.
5) 松井　寛，安藤重満，榊原堅式，ほか：悪性リンパ腫を基礎疾患とした脾破裂の1例．日消外会誌1994；27：2166-2170.
6) 山口圭三，池添清彦，本間憲一，ほか：伝染性単核球症に脾破裂，DICを合併した1例．日臨外会誌2010；71：2261-2265.
7) 岡田倫明，清地秀典，永岡智之，ほか：マイコプラズマ肺炎による咳嗽が誘因となったと思われる伝染性単核球症の脾破裂の1例．日消外会誌2015；48：350-356.
8) 高見友也，冨田雅史：腹腔鏡下手術を行った子宮広間膜裂孔ヘルニアの2例．日腹部救急医会誌2018；38：679-682.
9) Hunt AB：Fenestrae and Pouches in the broad ligament as an actual and potential cause of strangulated intra-abdominal hernia. Surg Gynecol Obstet 1934；58：906-913.（文献8から引用）
10) 横井公良，恩田昌彦，山下精彦，ほか：腸重積症の分類に関する臨床病理学的検討．日消外会誌1994；27：1940-1948.
11) Danis RK：Lymphoid hyperplasia of the ileum；always benign disease? Am J Dis Child 1974；127：656-662.
12) 日本小児救急医学会（監修），日本小児救急医学会ガイドライン作成委員会（編集）：エビデンスに基づいた小児腸重積症の診療ガイドライン，へるす出版，2012.
13) 永田祐貴，大迫政彦，下川原尚人，ほか：内視鏡的バルーン拡張術で治癒したY脚吻合部狭窄による輸入脚症候群の1例．日臨外会誌2018；79：1668-1672.
14) 小林展大，蔵谷大輔，花本尊之：十二指腸憩室からの落下腸石により腸閉塞をきたしたと考えられた1例．日腹部救急医会誌2018；38：717-722.
15) 川野洋治，南　和徳，福田俊夫，ほか：食餌性イレウス5例のCT像　Bubbly mass and impaction．臨放2006；51：1081-1088.
16) 薮野太一，渡辺　透，加藤秀明，ほか：術前診断にMRIが有用であった腸閉塞をきたした回腸子宮内膜症の1例．日臨外会誌2004；65：2930-2933.
17) 田代良彦，宗像慎也，杉本起一，ほか：腸閉塞を発症した回腸子宮内膜症の1例．日外科系連会誌2015；40：122-127.
18) 岡庭信司：対象臓器別にみた超音波診断へのアプローチ．胆嚢捻転症・壊疽性胆嚢炎．森　秀明（編著），救急・当直の現場で役立つ腹部超音波診断ファーストステップ，診断と治療社，2016：74-75.
19) Haines FX, Kane JT：Acute torsion of the gallbladder. Ann Surg 1948；128：253-256.
20) 岩尾憲夫：急性腹症のCT検査〜押さえておくべき画像のポイント〜．井　清司（編），腹部救急対応マニュアル症例から学ぶ，急性腹症初期対応のアルゴリズム，文光堂，2011：44-59.
21) 板倉弘明，池永雅一，太田勝也，ほか：尿道カテーテル留置が関係した膀胱破裂の2例．日腹部救急医会誌2018；38：683-686.
22) 青木　眞：レジデントのための感染症診療マニュアル　第2版，医学書院，2008.
23) 溝口資夫，田上聖徳，加藤健司，ほか：肝硬変フォロー中にVibrio vulnificus感染症により急激な経過で死亡した1例．日腹部救急医会誌2014；34：1227-1232.
24) 川島龍樹，横田　満，橋田和樹，ほか：腸管嚢胞様気腫症を先進部として反復した腸重積の1例．日臨外会誌2018；79：1479-1484.

25) Keyting WS, McCarver RR, Kovarik JL, et al：Pneumatosis intestinalis. A new concept. Radiology 1961；76：733-741.

26) 黒河　聖，宮川麻希，道上　篤，ほか：薬剤に関連する腸管囊胞状気腫症．Intestine 2012；16：61-65.

27) 村田竜平，小林展大，渡辺義人，ほか：敗血症を伴った α-グルコシダーゼ阻害薬による腸管気腫症の1例．日臨外会誌 2018；79：825-830.

28) 伊藤量吾，神谷忠宏，平松和洋，ほか：S状結腸癌肝転移に対するパニツムマブ投与中に発症した腸管囊腫様気腫症の1例．日臨外会誌 2018；79：1055-1060.

29) 森　拓哉，寺岡　均，木下春人，ほか：腸瘻造設後経腸栄養開始により発症した門脈ガス血症を伴う腸管気腫症の1例．日臨外会誌 2018；79：1721-1724.

30) Marvin RG, McKinley BA, McQuiggan M, et al：Nonocclusive bowel necrosis occurring in critically ill trauma patients receiving enteral nutrition manifests no reliable clinical signs for early detection. Am J Surg 2000；179：7-12.

PART 2 腹部救急診療［総論］

CHAPTER 7 腹部救急診療の盲点

■腹部救急診療の盲点として以下の4点が重要である。
- ●位置異常による急性虫垂炎
- ●腸閉塞の腹部単純X線所見
- ●高齢者やステロイド薬服用者の腹部救急疾患
- ●術後早期に発症する腹部救急疾患

1 位置異常による急性虫垂炎

■「外科は虫垂炎に始まり，虫垂炎に終わる」と言われる。この意味するところは，虫垂炎の診断・治療の困難さを表わしているが，その一因に虫垂の解剖学的位置異常[1]がある。すなわち虫垂が通常の右下腹部にはなく，骨盤内や盲腸後部，腹部正中部，肝臓下面や結腸肝彎曲部などに存在することがあることを忘れてはならない。

■特に骨盤内虫垂炎は，診断が遅れることが多いので臨床的に重要である。疼痛の場所が不明瞭であったり，発熱や白血球数異常，あるいは麻痺性イレウスなどを呈する腹部救急疾患の場合には，骨盤内に位置する虫垂炎の穿孔や膿瘍を形成している場合が多い。

■これは，炎症が進行しても虫垂が骨盤内にあるために体性痛を惹起せず[2]，また虫垂が腹壁より深部にあるため圧痛が不明瞭になり，診断が困難で病勢が進行するためと考えられる。

■McBurney圧痛点やLanz圧痛点は虫垂炎の理学的所見として有名であるが，虫垂の位置によって腹部所見，圧痛の部位も異なる。下腹部に圧痛を認めれば，急性虫垂炎を先ず考える。

■左右で微妙に違う筋強直，筋性防御を見逃さないためには，双手診による丁寧で浅い触診（light palpation）が大切であるが，骨盤内虫垂の触診には下腹部への強い圧迫（deep palpation）が必要である。診断には，CTが不可欠である。

2 腸閉塞の腹部単純X線所見

（1）単純性小腸閉塞

■腸閉塞の基本的X線所見は，拡張腸管内の立位での水平液面像・ニボー形成である。腸閉塞では，閉塞部より口側の腸管内腔に貯留した液体とガスは，立位では下側に溜まった液体と上方に貯留したガスとの境界部に水平液面像（air fluid level），いわゆるニボー像（鏡面像）とを形成する。

■しかし，腸管内が液体で満たされガスが少なくなると，わずかにケルクリング皺襞の間に捕捉されたガスは，表面張力のために数珠状のガス像（string of beads）と表現される小ガス像の連なりと

76

なる。更に液体が増加し腸管内に全くガスがなくなれば，単なる water density となり腸閉塞の存在を見逃す恐れがある。

ミニ知識 Entero-systemic cycle

□Entero-systemic cycle：生理的に腸管内で行われている分泌と吸収は極めて盛んで，食餌として摂取された量に唾液，胃液，胆汁，膵液，腸液の分泌量を含めると，1日に約9リットルの液体が腸管内に流入し，その約90%が再吸収されている[3]。これを entero-systemic cycle という。

□単純性小腸閉塞では，閉塞部より肛門側への腸内容の輸送が中断され，腸管内での再吸収が障害されて entero-systemic cycle が破綻するとともに，多量の液体が閉塞部より口側の腸管内に貯留し，閉塞部口側腸管内での吸収障害と分泌亢進によって腸管内腔への液体貯留が増加する[4]。また，嚥下とともに飲み込まれた空気は，閉塞部より口側腸管内にガスとして貯留する。

---

(2) 絞扼性小腸閉塞

■Closed loop：絞扼性腸閉塞では，小腸が索状物によってできた間隙や，腹腔内の異常裂孔に陥入して，腸管が両端閉塞部（closed loop）を形成し，時間の経過とともに腸間膜の絞め付けによって closed loop の血流障害から腸管壊死となる。

■Closed loop と Open tube obstruction の混在：絞扼性小腸閉塞では，絞扼部である closed loop より口側の腸管は open tube obstruction となっていることに注意する必要がある。すなわち，絞扼性小腸閉塞では，closed loop と open tube obstruction とが混在していることの認識が重要である。

■絞扼性小腸閉塞の腹部単純X線所見：下記の異なった腸閉塞の病態が混在している。
- ●いわゆる腸閉塞に典型的な拡張腸管と立位での水平液面像，ニボー像：絞扼部より口側の open tube obstruction（単純性小腸閉塞部）による所見
- ●限局性の無ガス領域や軟部組織濃度の腫瘤様像（pseudotumor sign）：Closed loop の絞扼腸管による所見

■したがって，単純性腸閉塞部の水平液面像，ニボー像に目を奪われずに，限局性の無ガス領域や腫瘤様像で示される closed loop を探し出すことが重要である（図48）。

■無ガス像（gas-minus, gas-negative picture）：下記のような状況では，腹部全体にガス像が認められない，いわゆる無ガス像（gas-minus, gas-negative picture）を呈することがある。無ガス像を見た場合には，先ず絞扼性小腸閉塞を鑑別する必要がある。
- ●広範な絞扼腸管の存在
- ●絞扼腸管が上部小腸
- ●絞扼部より両側腸管の cramp が著明

■絞扼性小腸閉塞では，少なくとも半数は初期のX線検査では異常がないか，腸閉塞の診断がつかないことを忘れてはならない[2]。

(3) 大腸閉塞

■大腸閉塞の原因の大部分は，大腸癌である。大腸閉塞の基本的腹部単純X線所見は，閉塞部より口側の拡張したハウストラ襞壁を有する大腸内ガス像の存在である。しかし，この基本的な大腸閉塞

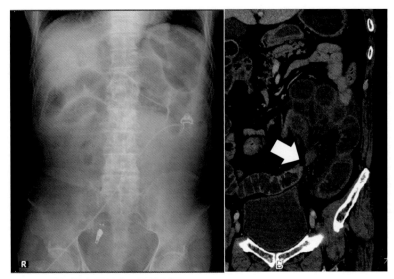

図48 絞扼性小腸閉塞の画像所見
図左：腹部単純X線検査では，上腹部に小腸ガスを認めるが，左中・下腹部には
　　　ガス像はなく，軟部組織濃度の腫瘤様像を呈する．
図右：造影CT冠状面では，腹部単純X線検査での軟部組織濃度の腫瘤様像に一
　　　致した左中・下腹部には，絞扼腸管によるclosed loopを認め，矢印の部位
　　　が絞扼部とわかる．

の所見は，回盲弁の逆流防止機能の有無によって下記のようなX線像の違いが生じる．
- 回盲弁機能が正常な場合：閉塞部より口側大腸の拡張が著明になり，閉塞部と回盲弁との間でclosed loopが形成されて盲腸部は著明に拡張する（図49，図50）．回腸への腸管内容の逆流は少なく，小腸ガスは少量である．Closed loop内の圧の上昇によって，穿孔や閉塞性大腸炎を合併することがある．
- 回盲弁が機能不全の場合：閉塞部より口側の大腸内に貯留した内容物は，回盲弁を通って回腸内に逆流する．閉塞部口側大腸の内腔は減圧され，小腸も拡張してくる．

■閉塞部との関係では，閉塞部が盲腸に近づくにつれて，口側大腸内ガスの存在範囲は右側に偏る．したがって，大腸閉塞では，盲腸内ガス像の有無に注目し，少なくとも盲腸が拡張している場合には，先ず大腸閉塞による腸閉塞を考える．

（4）機能性・麻痺性イレウス

■腹膜炎などに伴う機能性・麻痺性イレウスでは，胃，小腸，大腸のいずれにも，拡張したガスの貯留像を認める．麻痺性イレウスでは，腸閉塞に比べ腸管の拡張は軽度で，立位で水平液面像を形成することは少なく，立位と臥位でのX線所見に大差がないことが多い．

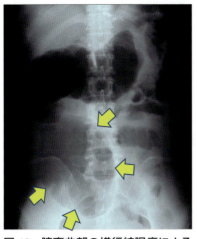

図 49 脾弯曲部の横行結腸癌による大腸閉塞の腹部単純 X 線所見

脾弯曲部より口側の右側結腸が拡張し，矢印で囲んだ盲腸が球状に著明に拡張している。一部の小腸も軽度に拡張している。
(磯谷正敏ほか：イレウスの画像診断．外科 2002；64：p.136 より許諾を得て転載)

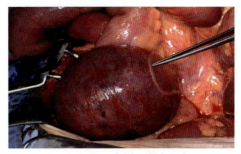

図 50 図 49 と同じ症例の術中写真

盲腸が著明に拡張・緊満し，漿膜が破裂し退縮している。
粘膜の発赤と一部に壊死部が透見できる。
(磯谷正敏ほか：イレウスの画像診断．外科 2002；64：p.136」より許諾を得て転載)

ミニ知識 小腸閉塞と麻痺性イレウスにおける腹部単純 X 線像の相違 (表7)

□単純性小腸閉塞，絞扼性小腸閉塞，麻痺性イレウスの腹部単純 X 線像の特徴を**表7**に示す。

表7 小腸閉塞とイレウスの腹部単純 X 線像の相違

	単純性小腸閉塞	絞扼性小腸閉塞	麻痺性イレウス
胃ガス	少量の傾向	少量の傾向	多量の傾向
小腸ガス 小腸鏡面像 小腸腫瘤様陰影	多量 有 (多数) 無	少量の場合あり 有 (少数) 有	多量 無い場合が多い 無
大腸ガス	無または少量	無または少量	多量
立位・仰臥位での ガス像の変化	有	有	無
腹腔内滲出液	無	有	無 (腹膜炎を除く)

(文献 5 より許諾を得て転載，一部改変)

3 症状がマスクされる高齢者やステロイド薬服用者などでの腹痛

■高齢者：意識低下や認知症，加齢に伴う腹筋の弛緩や生理機能の低下などから，下記の特徴があることに留意する。

●病歴の聴取や，内臓痛と体性痛の区別が困難

●腹部身体所見や血液生化学検査でも，病状を反映していないことが多い[6]

■ステロイド薬服用者：

●症状が顕著に表れない[6]

■高齢者やステロイド薬服用者で下記の場合には，腹部救急疾患が潜んでいると考えて対応する必要がある。

●軽減することのない，部位がはっきりしない持続性の腹痛

●麻痺性イレウスによる腹部膨満

●来院時，すでに全身状態が不良

■高齢者では，絞扼性腸閉塞，下部消化管穿孔，SMA閉塞症，NOMIなどの重篤な疾患を念頭に置き，積極的にCT検査を行う。

■その他，脊髄損傷後では疼痛はなく，統合失調症，肥満，糖尿病などでは自身からは痛みを訴えないことがあるので注意を要する[7]。

4 術後早期に発症する腹部救急疾患

■術後早期の腹痛は，一般的に部位は不明瞭で術後の創部痛との鑑別も困難なため，診断に難渋する。

■著者は，開腹術後早期に発症した食道破裂や小腸軸捻，NOMIの症例を経験している。術後に発生する急性無石胆嚢炎や急性虫垂炎，胃・十二指腸潰瘍穿孔，急性膵炎もある。

■通常の術後経過と異なって全身状態が悪化する場合には，極めて稀ではあるが，これらの腹部救急疾患の合併も考慮に入れる必要がある。

文 献

1) Botsford TW, Wilson RE：THE ACUTE ABDOMEN：AN APPROACH TO DIAGNOSIS AND MANAGEMENT. 2nd edition, W. B. Saunders company, 1977.

2) 小関一英（監訳）：急性腹症の早期診断　病歴と身体所見による診断技能をみがく　第2版，メディカル・サイエンス・インターナショナル，2012.

3) Phillips SF：Diarrhea；A current view of the pathophysiology. Gastroenterology 1972；63：495-518.

4) Shields R：The absorption and secretion of fluid and electrolytes by the obstructed bowel. Br J Surg 1965；52：774-779.

5) 蜂須賀喜多男：イレウス．蜂須賀喜多男，中野　哲（編），小腸疾患の診断と治療—症例を中心として—，医学図書出版，1980：153-173.

6) 急性腹症診療ガイドライン出版委員会（編）：急性腹症診療ガイドライン2015，医学書院，2015.

7) 窪田忠夫：ブラッシュアップ　急性腹症，中外医学社，2014.

PART 3 腹部救急診療［各論］

CHAPTER
8

病態分類と特徴

1 病態分類を「RUPTURE IN O(v)PE PANIC‼」（ラプチャー　インオ ヴペ パニック）と記憶する

■腹部救急疾患の診断では，「PART 1 腹部救急疾患の概要」で述べた基本的事項を理解した上で，典型的な臨床症状と特徴的な一般臨床検査所見からグループ化した7つの病態に区分し，発症の様式や既往歴，腹部理学的所見，画像所見などから，各疾患群の原因疾患を推定して臨床診断を下す[1]。

■腹部救急診療の現場では，緊急性と頻度の2つの視点から考えることが重要である。この観点から，下記の根拠でグループ化した病態区分の中から，超緊急性がある「破裂」を先ず念頭に置き，次いで腹部救急の3大疾患である「炎症/感染」，「閉塞/捻転」，「穿孔/穿通」をこの頻度順に考え，残る「急性膵炎」，「壊死/虚血」，「急性胆管炎」の病態は，「PANIC」の語呂合わせでひとつのブロックとして想起する。この順序を，各病態の英語表現やその頭文字，あるいは語呂合わせから，「RUPTURE IN O(v)PE PANIC‼」とブロック化，標語化して系統的に記憶すると，病態と疾患の見逃しがない。

2 病態区分のグループ化の根拠

■「RUPTURE」：「破裂」
- ●腹部救急疾患の中で極めて予後が悪く，緊急性，重篤性が極めて高い病態である。
- ●Sudden onset の腹部激痛，貧血，ショックで発症する腹部大動脈瘤破裂，内臓動脈瘤破裂，肝癌破裂，嘔吐を契機に発症し心肺虚脱症状を呈する食道破裂，女性では忘れてはならない異所性妊娠，卵巣破裂などがある。
- ●大動脈瘤破裂とともに大動脈解離を，大動脈解離とともに SMA 解離もこの範疇に入れて，疾患の見逃しをしないようにする。

■「IN」：「炎症/感染」（「IN」flammation/「IN」fection）
- ●日常診療で遭遇することが最も多いが，病態は比較的単純である。
- ●腹部単純 X 線検査や血液生化学検査で特異的な所見はなく，炎症の存在を示す白血球数の異常と CRP 値の高値も，腹部救急疾患でみられる非特異的所見である。
- ●Gradual onset の病巣部の持続性疼痛，圧痛などの臨床症状や，腹部所見が診断のポイントとなる病態で，急性虫垂炎，急性胆囊炎，結腸憩室炎，肝膿瘍，閉塞性腎盂腎炎，PID などが代表的疾患である。

■「O(v)PE」：「閉塞/捻転」（「O」bstruction/「v」olvulus），「穿孔/穿通」（「PE」rforation/「PE」netra-

81

tion）

●「O$_{(v)}$PE」は，臨床所見と腹部単純 X 線検査を始めとする画像所見が特異的である病態である。

●「O$_{(v)}$」：「閉塞/捻転」（「O」bstruction/「v」olvulus）

◆「閉塞」：腸閉塞である。Gradual onset の腹痛，嘔気・嘔吐，排ガス・排便停止の臨床像（腸閉塞の三徴）と，画像検査での腸管内の拡張ガス像，立位の腹部単純 X 線検査での拡張腸管によるニボー像が典型的である。閉塞の原因は，大腸癌，癒着・索状物，外ヘルニア嵌頓など多彩である。

◆「捻転」：Sudden onset で発症する小腸や大腸の捻転は，腸間膜が軸となって捻れるため軸捻（volvulus）と正式名称され，腸間膜は絞扼されるが腸管内腔の閉塞を伴わないこともあり，厳密な意味で「閉塞」とは言い難い。この意味で，「閉塞」の特殊型として英語記載では小文字で volvulus と記載した。胃や大腸の軸捻では腹部単純 X 線検査での一度見たら忘れられない巨大なガス像，小腸軸捻では CT の whirl sign が特異的所見である。

◆腸管の軸捻ではないが，sudden onset の腹痛でも発症する卵巣捻転，精巣捻転，脾捻転，大網捻転などもこの範疇に入れて，疾患の漏れがないように記憶する。卵巣捻転，精巣捻転は，見逃してはならない女性器系疾患，泌尿器系疾患の代表として重要である。

●「PE」：「穿孔/穿通」（「PE」rforation/「PE」netration）

◆「穿孔」：腸管穿孔である。Sudden onset の腹部激痛，腹部硬直・板状硬といった臨床所見と，画像検査での腹腔内遊離ガス像が特異的である。十二指腸潰瘍，大腸癌，胃癌，胃潰瘍など，穿孔の原因となる疾患は多い。

◆「穿通」：腹壁や大腿部，陰囊の化膿性病変や腸腰筋膿瘍，軟部組織や後腹膜腔内のガス像が特異的で，大腸癌や結腸憩室炎の穿通が多い。穿通では，穿孔とは異なり腹部の激痛や特異的な症状が乏しいことが多いが，この病態を念頭に置かないと診断の遅れにより壊死性筋膜炎などへ病勢が進展する危険性がある。

■「PANIC」：「急性膵炎」（「PA」ncreatitis），「壊死/虚血」（「N」ecrosis/「I」schemia），「急性胆管炎」（「C」holangitis）

●「PANIC」は，アミラーゼ・リパーゼ高値，CPK・LDH・乳酸高値，アシドーシス，トランスアミナーゼ高値などの血液生化学所見や血液ガス分析が病態診断の鍵を握る一群である。その意味でも，腹部救急の臨床の場では，膵酵素と肝胆道系酵素は必須の検査項目である。

●「PA」：「急性膵炎」（「PA」ncreatitis）：

◆Acute onset の腹痛でアミラーゼやリパーゼの検査を行わなければ診断が遅れ，逆にこれらの数値が高値を示し，診断の糸口が得られる場合もある。胆石膵炎ではトランスアミナーゼ高値も診断根拠となる。

●「NI」：「壊死/虚血」（「N」ecrosis/「I」schemia）：

◆Sudden onset の腹部激痛であるが，臨床症状に乏しいことが多い。CPK，LDH，乳酸の高値や，アシドーシスなどが病態の拾い上げに参考になり，腹部造影 CT 所見が

診断に有用である。急性腸間膜血管閉塞症や NOMI，壊死型虚血性腸炎などの急性壊死型虚血性腸疾患[2)]がある。腸管の壊死/虚血ではないが，腎梗塞や脾梗塞，大網梗塞などもこの分類に入れて，疾患を見逃さないようにする。

●「C」；「急性胆管炎」（「C」holangitis）：

◆Acute～gradual onset の腹痛で肝胆道系酵素，特にトランスアミナーゼ高値が診断に有用で，これらの検査を行わなければ診断が遅れ，逆にこれらの数値が高値を示し診断の糸口が得られることは「急性膵炎」に類似する。

3 腹部救急疾患の病態と特徴

■表 8 に腹部救急疾患の病態と特徴を示す。

表 8　腹部救急疾患の病態と特徴

	「RUPTURE」	「IN」	「O（V）PE」	「PANIC」
①特異的症状	Sudden onset 貧血，ショック 腹部膨満 心肺虚脱	Gradual onset 痛みの移動 腹膜刺激徴候	O：嘔吐，腹部膨満 (V)：Sudden onset PE：Sudden onset 　　　腹部板状硬	Acute, sudden onset 持続的腹痛 腹膜刺激徴候
②特異的画像所見	液体貯留 造影剤の漏出	病巣の腫大，周囲 脂肪織濃度上昇	O：腸管拡張 　　ニボー PE：遊離ガス 　　　軟部組織内ガス	PA：膵の腫大 NI：腸管壊死/虚血 C：胆道拡張
③特異的検査所見	Hb 値・赤血球数低値	非特異的 WBC 異常，CRP 上昇	非特異的 WBC 異常，CRP 上昇	PA：アミラーゼ高値 NI：LDH 高値 C：肝胆道系酵素高値
代表的疾患	・大動脈瘤破裂 ・大動脈解離 ・仮性動脈瘤破裂 ・内臓動脈瘤破裂 ・SMA 解離 ・肝腫瘍破裂 ・食道破裂 ・異所性妊娠 ・卵巣破裂	・急性虫垂炎 ・急性胆嚢炎 ・結腸憩室炎 ・特発性細菌性腹膜炎 ・肝膿瘍 ・閉塞性腎盂腎炎 ・PID	O：・大腸閉塞 　　・小腸閉塞 (V)：・小腸軸捻 　　　・大腸軸捻 　　　・胃軸捻 　　　・胆嚢捻転 　　　・卵巣捻転 　　　・精巣捻転 PE：・十二指腸穿孔 　　　・小腸穿孔 　　　・大腸穿孔 　　　・胃穿孔 　　　・結腸憩室や結腸 　　　　癌の近隣組織へ 　　　　の穿通	PA：・急性膵炎 NI：・SMA 閉塞症 　　　・NOMI 　　　・SMV 血栓症 　　　・壊死型虚血性腸炎 　　　・腎梗塞 　　　・脾梗塞 C：・急性胆管炎

文 献

1) 磯谷正敏，山口晃弘：腹部救急診療に役立つ臨床症状・一般臨床検査所見―臨床症状，一般臨床検査所見の理解のための基礎的知識を中心に―．消外 2008；31：409-416.

2) 磯谷正敏，山口晃弘：虚血性腸疾患の分類と診断・治療―特に急性壊死型虚血性腸疾患を中心に―．カレントテラピー 2005；23：894-897.

PART 3 腹部救急診療［各論］

❶破裂

[RUPTURE] IN O(V) PE PA NI C！！

1 「破裂」の病態の概要

■特徴：「破裂」（「RUPTURE」）は，sudden onset の腹痛で発症し，突然の重症腹腔内出血（腹部卒中 abdominal apoplexy）による出血性ショックや，呼吸・循環虚脱をきたしやすい．治療の緊急性が極めて高く，速やかに上級医師あるいは担当診療医師への連絡を要する advanced triage：A-1 の患者が多い．腹部救急疾患では，先ず念頭に置くべき病態である．

■疾患：下記のようなものがある．
- ●血管の破裂：腹部大動脈瘤破裂，内臓血管動脈瘤破裂など
- ●血管の解離もこの分類に入れる：大動脈解離，SMA 解離など
- ●管腔臓器の破裂：食道破裂，胃破裂など
- ●実質臓器の破裂：肝癌破裂，脾破裂など
- ●婦人科疾患：異所性妊娠，卵巣破裂など
- ●泌尿器疾患：膀胱破裂，腎盂破裂など

■治療法
- ●出血性ショックや呼吸・循環虚脱，あるいは汎発性腹膜炎の場合には，救命のための超緊急手術が必要となる．
- ●バイタルサインが落ち着いていれば，腹部大動脈瘤破裂ではステントグラフト内挿術（endovascular aortic aneurysm repair：EVAR），内臓血管動脈瘤破裂や実質臓器の破裂では動脈塞栓術を考慮する．

2 代表的な疾患の留意点

（1） 腹部大動脈瘤破裂[1]

■定義と成因：大動脈壁の脆弱性によって大動脈壁の一部が全周性，または局所性に拡大または突出した状態で，その成因には粥状硬化やベーチェット病・高安動脈炎などの炎症性，Marfan 症候群などの先天性結合織異常，感染性，外傷性などがある[1]．

■瘤径と年間破裂率：動脈瘤が大きくなれば，急激に破裂のリスクが増大する．瘤径と年間破裂率は，以下のような報告[2]がある．
- ●50〜60 mm：3〜15%
- ●60〜70 mm：10〜20%
- ●70〜80 mm：20〜40%

85

PART 3 腹部救急診療［各論］

●80 mm 以上：30〜50%
■破裂の好発部位と様式：破裂は腎動脈分岐部〜下腸間膜動脈分岐部までに多く，破裂の様式には下記の3種類[3]があり破裂の様式によって臨床像が異なる。
　●Open：瘤の前壁が破裂して腹腔内に大量出血し，急速にショックから心停止に至る。通常，生きて来院することはないとされる。
　●Closed：破裂例の80%がこのタイプで，破裂部が後腹膜部のため血腫を形成してそのタンポナーデ効果によって血圧が維持されている。
　●Sealed：破裂部が小さく，血液の漏出が周囲の組織で防がれている。
　　　◆Sealed rupture では，下記の症状を認めることがある。
　　　　・十二指腸などとの消化管瘻：消化管出血
　　　　・大動脈静脈瘻：進行性の心不全，下肢の腫脹・静脈怒張・チアノーゼ
■腹部大動脈瘤破裂の三徴（Classic triad）
　●Sudden onset の腹痛・腰背部痛
　●ショック
　●上腹部から臍部の拍動性腫瘤
■画像所見
　●腹部単純 X 線検査：動脈硬化性のものでの動脈瘤壁に沿った線状石灰化像
　●超音波検査：拡大した大動脈瘤，瘤周囲血腫，腹腔内液体貯留[1]。
　●CT（血行動態が落ち着いている場合）：造影剤の extravasation，単純 CT では瘤周辺部における高吸収域（high-attenuating crescent sign）[4]。
■治療
　●「Classic triad があれば，rAAA（腹部大動脈瘤破裂）と診断するための検査は何も必要ない。手術場へ直行」という先人の教え[5]のごとく超緊急手術
　●全身状態と施設によっては EVAR

(2) 大動脈解離[1]

■定義：大動脈壁が中膜レベルで二層に剥離し，動脈の走行に沿って二腔になった状態で，本来の動脈内腔（真腔）と新たに生じた壁内腔（偽腔）からなり，両者は剥離したフラップで隔てられている。
■原因：粥状硬化症や Marfan 症候群などの先天性結合織異常などによる中膜の脆弱性が考えられている。
■分類
　●Stanford 分類
　　　◆A 型：上行大動脈に解離があるもの
　　　◆B 型：上行大動脈に解離がないもの
　●DeBakey 分類
　　　◆Ⅰ型：上行大動脈に tear があり弓部大動脈より末梢に解離が及ぶもの
　　　◆Ⅱ型：上行大動脈に解離が限局するもの
　　　◆Ⅲ型：下行大動脈に tear があるもの

86

・Ⅲa 型：腹部大動脈に解離が及ばないもの

・Ⅲb 型：腹部大動脈に解離が及ぶもの

■臨床症状：拡張，破裂，狭窄・閉塞などの血管の状態によって下記のような種々の症状を呈する。

●拡張：大動脈閉鎖不全による呼吸困難などの急性左心不全

●破裂：心タンポナーデや左胸腔，縦隔，後腹膜腔，腹腔内への出血

　心タンポナーデは，大動脈解離の死因の最も頻度が高いものである。

●狭窄・閉塞：腕頭動脈や鎖骨下動脈の狭窄・閉塞による上肢の拍動消失や虚血，腹腔動脈や SMA の狭窄・閉塞による腸管虚血・壊死や腎虚血による腎機能低下。腹部救急診療では，Stanford B 型や DeBakey Ⅲb 型の大動脈解離による腹部臓器血管の狭窄・閉塞症状が重要である。

■下記の症状や所見を認めた場合には，大動脈解離を考える。

●Sudden onset の激烈な胸背部痛

●疼痛の腰部への移動

●理学所見での脈拍欠損や血圧の左右差や上下肢差

●D-ダイマーの上昇

◆カットオフ値を 0.5 μg/mL としたときの大動脈解離の診断精度は 90～100%といわれ除外診断に有用とされる[6]。

(3) 内臓血管動脈瘤破裂 ［症例 1 参照］

■原因：動脈硬化や膵炎などの炎症の他に，分節性動脈中膜融解症（segmental arterial mediolysis：SAM）がある[3]。

■頻度：脾動脈（60%），肝動脈（20%），SMA（5.5%），腹腔動脈（4%），胃/胃大網動脈（4%），空腸/回腸/大腸（4%），膵十二指腸動脈（2%），胃十二指腸動脈（1.5%）と言われている[5]。

■特徴

●脾動脈：女性に多く（女性：男性＝4：1），破裂例の 20～50%が妊婦で妊娠後期に多いとされる[5]。

●肝動脈瘤：破裂のリスクは 20～44%とされ，胆道に破裂すると胆道出血（hemobilia）が生じ，腹痛，黄疸，消化管出血（hemobilia の三徴）を認める[3]。

●胃/胃大網動脈瘤：破裂の危険性が他に比較して高い（90%）[5]。

●胃十二指腸動脈：膵炎が関与する仮性動脈瘤破裂が多い。術後に膵液瘻を合併した膵切除術を受けた既往があれば，仮性動脈瘤破裂を考える[3]。

●SMA の分枝から発生する動脈瘤には，粘膜下動脈瘤と腸間膜動脈瘤とがある。前者の破裂では消化管出血，後者の破裂では腸間膜内血腫による腫瘤を形成し，腹腔内に破れると腹腔内出血をきたす[3]。

■治療：動脈塞栓術や動脈結紮止血術。降圧管理，疼痛管理を行いながら，腸管虚血の有無を経時的に評価する。

(4) 肝癌破裂，肝細胞腺腫破裂 ［症例 2 参照］

■肝癌がある場合や，若い女性で経口避妊薬使用中での突発的腹痛とショックでは，肝癌や肝細胞腺腫[7]の破裂を考える。尚，腹腔内大量出血の 3 大疾患は肝癌破裂，内臓動脈瘤破裂，異所性妊娠と

PART 3　腹部救急診療［各論］

される[5]。

(5) 食道破裂[8]［症例3参照］

■特発性食道破裂は，Boerhaave 症候群とも呼ばれる。悪心・嘔吐，特に飲酒に関連した嘔吐に続いて sudden onset の激しい腹痛や胸痛で始まるのが特徴的である。

■特発性食道破裂は下部食道左壁に好発し，下記の特徴的な臨床像がみられる。

●縦隔にガスが漏出し縦隔気腫を作る。初期の胸部単純 X 線では，破裂部が下行大動脈と左横隔膜に近いため下行大動脈の辺縁に沿ったガス線条像（前掲図4）や左横隔膜と壁側胸膜の間のガス像は内下方で接近して V 字像（Naclerio's V sign）[9]を認めることがある。ガスが上行すると，頸部に皮下気腫を認める。

●破裂と同時に胸膜も破れ，胃内容が胸腔にも流入すると hydropneumothorax の状態となり，呼吸困難，チアノーゼ，呼吸促進を呈する。

●後腹膜，腸間膜などに広範に進展する場合には，腹壁の筋性防御を認める。

■胃癌や胃十二指腸潰瘍，成人肥厚性幽門狭窄症による幽門部閉塞などから胃拡張をきたし，嘔吐を契機に発症することもある[10]。その他，食道穿孔の原因には内視鏡による医原性，有鉤義歯などの異物，憩室穿孔，術後などがある。

■食道破裂の診断には CT が有用であるが，水溶性造影剤を用いた食道造影で造影剤の胸腔内や縦隔内への漏出によって確定診断する。

(6) 異所性妊娠

■「女性を見たら妊娠と思え」のごとく，10～50歳代で妊娠可能な女性の突発性の下腹部痛と貧血，ショックでは異所性妊娠を見逃さない。

■腹腔内出血であり下腹部に広範な反跳痛を認めるが，その他の腹膜刺激徴候は乏しい。

■異所性妊娠の三徴：

●無月経

●外性器出血

●下腹部痛

■病歴聴取で妊娠を完全に否定できないので，尿の妊娠反応で検査する。最終月経開始日が妊娠0週0日で，予定月経頃の妊娠4週には一般的な尿中キット（高感度 hCG 定性検査）が陽性となる[11]。

■下記の診断マーカーは，異所性妊娠の特異度が高い[12]。

●妊娠反応陽性

●超音波検査で子宮内妊娠の確認ができない。

●Douglas 窩に液体貯留を認める。

(7) 黄体嚢胞破裂

■卵巣出血の90％ルール[13]

●90％が右側の卵巣が破裂

●90％が月経周期の15～28日目の黄体期に発症

●90％が発症の24～48時間以内に性交歴

■血流が豊富であり，大量出血となることがあるので注意が必要[6][7]

88

(8) 卵巣腫瘍破裂

■突然，性交中や運動中に起こる片側の下腹部痛で発症することが多い[14]。
■癒着している卵巣腫瘍が多く，子宮内膜症（チョコレート嚢胞）や悪性腫瘍を考える[15]。

症例 1　78歳・女性

現病歴：突発的な腹痛と失神で来院した。
バイタルサイン：眼瞼結膜は蒼白で，来院時に脈は触れなかったが，急速点滴で収縮期血圧は 90 mmHg に上昇した。
腹部所見：軽度に膨満し圧痛を認めた。
造影 CT：造影 CT では腹腔内に血性腹水の貯留を認め，回結腸動脈を中心とした造影剤の extravasation を認めた（図 51）。
術前診断：内臓血管動脈瘤破裂を疑い，緊急手術を行った。
手術所見：腹腔内には多量の出血があり，回腸の腸間膜内に血腫を認めた。血腫を形成した腸間膜を含めて回腸を部分切除した。
切除標本の病理組織所見：回腸動脈において中膜と外膜との間に出血があり，中膜外層に空胞形成を認め（図 52），分節性動脈中膜融解症（SAM）からの出血と診断した。
術後経過：順調であった。

[考察] SAM による回腸動脈瘤破裂

■突発的腹痛，著明な貧血とショック症状，腹部膨満などの臨床症状は，腹部救急疾患のうち「破裂」の典型像である。血管確保，急速点滴を行いバイタルサインが落ち着いたので，造影 CT で原因を精査した。
■造影 CT で内臓血管からの造影剤の漏出を認め，内臓血管動脈瘤破裂を疑った。切除標本の病理組織学的検索から，SAM によるによる回腸動脈瘤破裂と診断した。
■SAM は筋性動脈の中膜の空胞変性，それらの融合拡大から中膜融解がおこり，分節状の血管拡張や内膜破裂から動脈瘤をきたす原因不明の疾患である[16)17)]。多くは形成された動脈瘤の外膜が破裂して，突発的な腹痛と腹腔内出血で発症する。臨床的に SAM と診断する下記の基準が提唱されて

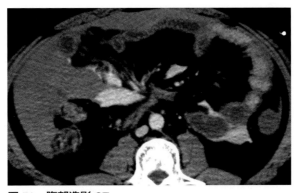

図 51　腹部造影 CT
腹腔内に血性腹水の貯留を認め，回結腸動脈を中心とした造影剤の extravasation を認める。

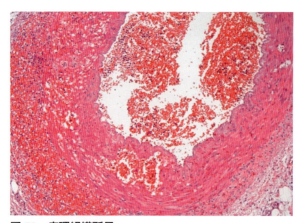

図52　病理組織所見
中膜外層に空胞形成を認めSAMと診断された。

いる[18)19)]。
- ●中高年患者であること
- ●炎症性変化や動脈硬化性変化などの基礎疾患がないこと
- ●突然の腹腔内出血で発症すること
- ●血管造影で病変部の血管に数珠状の不正な拡張と狭小化を認めること

■内臓動脈瘤破裂の原因の多くがSAMによると言われる[17)18)]。
■SAMは，腹腔動脈解離やSMA解離の原因[7)]としても注目されている。一方，太く外膜の強度が高い腹腔動脈やSMAでは，多発病変においてのみSAMと診断され，解離に至っても破裂例の報告はないことから，単一病変は腹腔動脈解離や孤立性SMA解離という別の疾患として報告されている可能性を指摘する報告[20)]もある。

一口メモ　正中弓状靱帯圧迫症候群と内臓動脈瘤

□正中弓状靱帯（median arcuate ligament：MAL）の圧迫による腹腔動脈の狭窄によって血流障害が起こり，これを代償するためにSMAから膵十二指腸動脈（PDA）への血流が増加してPDAに動脈瘤が形成されることがある[21)22)]。

症例2　生後3日・男児

現病歴：38週，安産，生下時体重3,200 gであった。生下時から腹部膨満とチアノーゼがあり，出産後ただちに紹介された。
来院時現症：チアノーゼがあったが，酸素投与で消失した。
腹部所見：著明に膨隆し，腹部全体を占居する腫瘤を触知した。
入院時の血液検査結果：赤血球数 $261 \times 10^4/\mu L$，Ht 30.8%
入院後の経過：Htが25.0%に低下した。
肝シンチグラム：肝シンチグラムで，左葉全域に大きな淡い円形の欠損像を認めた。
肝癌の腫瘍内出血を疑って，緊急手術を行った。

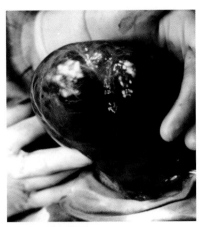

図 53 術中写真
（文献 23 より許諾を得て転載）

手術所見：腹腔内に血性腹水を認め，肝左葉外側区から暗赤色，塊状で小児頭大の腫瘍が下方に伸びていた（図 53）。肝左外側区切除術を行い，腫瘍を摘出した。
術後経過：癒着性腸閉塞を合併し，癒着剝離術を行った。その後の経過は良好で，術後第 86 病日に退院した。
肝切除標本：切除標本の割面で腫瘍は暗赤色，弾性軟で出血や血液貯留巣を認めた。病理組織学的に肝芽腫（hepatoblastoma）の胎児型と診断された。
［考察］腫瘍内出血をきたし，生後 3 日目に緊急手術を行った肝芽腫
■乳幼児腹部の悪性腫瘍は，神経芽腫，Wilms 腫瘍，肝癌が多く，満 1 歳以下では肝癌が一番多い[24]。小児肝癌は，乳幼児期に見られる肝芽腫と，主として学童期以上に見られる成人型肝癌とに分類される[24]。肝芽腫は，本症例[23]のように生後間もなく発見されるものもあり，先天性の要因が強い胎児性腫瘍と考えられている[25]。
■本症例[23]は，貧血が急速に進行したため腫瘍内出血を疑って緊急手術を行ったが，乳幼児の "acute abdominal crisis" では，肝癌の破裂を念頭に置く必要がある。"小児の腹部腫瘍は emergency として扱え" という先人の教訓を忘れてはならない[26]。

症例 3　58 歳・男性

現病歴：早期胃癌に対し幽門側胃切除，2 群リンパ節郭清，Billroth Ⅰ 法再建術を受けた当日の深夜 1 時に，嘔気と創部痛を訴えた。硬膜外チューブからモルヒネ 30 mg が投与され，痛みは軽快した。胃管は留置中であり，術前の胃管挿入時や術中の手術操作にも問題はなかった。
2 時 40 分に再び嘔気があり，6 時 5 分に突然激痛を訴え不穏状態となった。一般状態は悪化し発熱，頻脈，頻呼吸となり，4 時 30 分に気管内挿管され人工呼吸器管理下に置かれた。
既往歴：高血圧，アルコール性肝障害，十二指腸潰瘍の既往があり，時々胸やけがあった。
腹部 X-P：大量の左胸水貯留を認めた。
胸腔ドレーンを留置すると，1,400 mL の淡血性の液体が吸引された。この時点で誤嚥性肺炎，胃十二指腸縫合不全が疑われた。内科的集中治療を継続したが，胸腔ドレーンからは毎日 500〜1,000 mL の

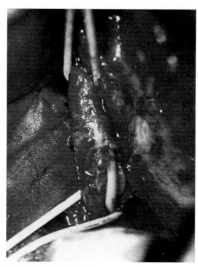

図 54 術中写真
食道はテーピングされている。下部食道左壁に破裂部を認め，破裂部から食道内に留置された胃ゾンデが露出している。
（文献 27 より許諾を得て転載）

淡血性の胸水が吸引された。
胸水検査：術後第 7 病日の胸水中アミラーゼ値は，16,920 U/L と高値を示した。
ガストログラフィンによる食道造影：下部食道左壁から，左胸腔内に造影剤の流出を認めた。
食道破裂と診断し，緊急手術を行った。
手術所見：横隔膜上の下部食道左壁に約 2.5 cm の長さの破裂部（**図 54**）を認め，同部を縫合閉鎖した。縦隔と左胸腔内を洗浄し，縦隔と胸腔内にドレーンを留置した。
術後経過：縫合不全から食道気管支瘻を合併し，左肺切除・瘻孔切除術を施行した。治療に難渋したが，胃切除後第 245 病日に退院した。

[考察] 胃切除後早期に発症した食道破裂
■本症例[27]のように，手術後や熱傷後に食道破裂が起きることが知られており，異常ストレス下の食道破裂に分類[28]されている。しかし，嘔気，嘔吐が誘因であり，破裂部も下部食道左壁であることから，特発性食道破裂と異常ストレス下の食道破裂との区別に混乱が生じている[28]。
■術後食道破裂の成因については明らかではないが，食道破裂の好発部位である横隔膜上 1〜2 cm の部位には嚥下による弛緩運動と逆流防止という生理機能を持つ下部食道括約筋があることから，下部食道括約筋の関与が注目されている。
■麻酔からの回復期や術後の過度な鎮静時には，嘔吐中枢と下部食道括約筋機能の不均衡が生じる[29]。嘔気や嘔吐によって著しく上昇した胃内圧が，食道括約筋が攣縮した下部食道に波及し，壁の伸展力より勝った胃内圧によって下部食道壁が破裂する可能性がある[28,29]。
■本症例[27]では，術後創部痛にモルヒネが投与されていたことの他に，アルコール性肝障害，十二指腸潰瘍の既往があり時々胸やけを訴えていたことから，逆流や食道炎による食道壁の脆弱性も考えられる。

CHAPTER 9 ❶破裂

■通常の術後経過と異なって全身状態が悪化し，多量の左胸水貯留を認める場合には，食道破裂の合併も考慮に入れる必要がある．その臨床像は特発性食道破裂と変わりがないので，嘔気，嘔吐後の突発的発症に注意し，水溶性造影剤による食道造影によって確診する．

■本症例のように胸腔内に穿破した食道破裂では，一般に手術が行われる．術式は，早期であれば穿孔部の縫合閉鎖が可能であるが，本症例のように手術が遅れた場合には，一般的に大網や胸膜，胃底部などでの被覆術[30]，心膜や有茎肋間筋パッチ，T チューブドレナージ術[31]などを行い，術後の栄養管理のために腸瘻チューブを空腸内に留置することが術後の縫合不全を予防するために重要である．

文献

1) 大動脈瘤・大動脈解離診療ガイドライン（2011 年改訂版）［online］http://www.j-circ.or.jp/guideline/pdf/JCS2011_takamoto_h.pdf（2018-02-20）

2) Brewster DC, Cronenwett JL, Hallett JW Jr, et al：Guidelines for the treatment of abdominal aortic aneurysms. Report of a subcommittee of the Joint Council of the American Association for Vascular Surgery and Society for Vascular Surgery. J Vasc Surg 2003；37：1106-1117.

3) 蜂須賀喜多男：腹部血管疾患．蜂須賀喜多男，中野　哲（編），急性腹症の診断と治療，医学図書出版，1987：704-734.

4) Mehard WB, Heiken JP, Sicard GA：High-attenuating crescent in abdominal aortic aneurysm wall at CT：a sign of acute or impending rupture. Radiology 1994；192：359-362.

5) 窪田忠夫：ブラッシュアップ　急性腹症．中外医学社，2014.

6) 小山洋史：腹部の血管系疾患．井　清司（編），腹部救急対応マニュアル　症例から学ぶ，急性腹症初期対応のアルゴリズム，文光堂，2011：135-146.

7) 小関一英（監訳）：急性腹症の早期診断　病歴と身体所見による診断技能をみがく　第 2 版，メディカル・サイエンス・インターナショナル，2012.

8) 磯谷正敏：食道破裂．蜂須賀喜多男，中野　哲（編），急性腹症の診断と治療，医学図書出版，1987：195-206.

9) 大場　覚：胸部 X 線写真の読み方．第 2 版，東京，中外医学社，2001.

10) 澤田俊哉，小棚木均，工藤和大，ほか：78 歳で発症した成人肥厚性幽門狭窄症による食道破裂の 1 例．日臨外会誌 2017；78：2435-2440.

11) 急性腹症診療ガイドライン出版委員会（編）：急性腹症診療ガイドライン 2015，医学書院，2015.

12) 真弓俊彦（監訳）：救急で使える超音波診断マニュアル　画像描出のコツと検査・治療手技，メディカル・サイエンス・インターナショナル，2014.

13) 上原麻理子：対象臓器別にみた超音波診断へのアプローチ　14　産婦人科領域．森　秀明（編著），救急・当直の現場で役立つ腹部超音波診断ファーストステップ，診断と治療社，2016：168-175.

14) 荒金　太：女性の腹痛〜女性を診たら・・・，妊娠/外妊だけじゃない．知っておくべき急性の産婦人科疾患〜．井清司（編），腹部救急対応マニュアル　症例から学ぶ，急性腹症初期対応のアルゴリズム，文光堂，2011：165-173.

15) 里見裕之，加藤亜矢子：産婦人科疾患の腹痛．林　寛之（編），救急・ER ノート　あの手この手で攻める！腹痛の診断戦略　解剖学的アプローチから落とし穴回避のワザまで，羊土社，2013：166-175.

16) Slavin RE, Gonzalez-Vitale JC：Segmental mediolytic arteritis：A clinical pathologic study. Lab Invest 1976；35：23-29.

17) 館　正仁，國枝克行，河合雅彦，ほか：Segmental arterial mediolysis（SAM）による内臓動脈瘤破裂の 1 例．日外科系連会誌 2013；38：373-376.

18) 内山大治，小金丸雅道，安陪等思，ほか：原因に segmental mediolytic arteriopathy が疑われた腹腔内出血症例に対し塞栓術が有用であった 1 例．IVR 2005；20：278-281.

19) 内田知顕，吉原秀一，大石　晋，ほか：Segmental arterial mediolysis による右胃大網動脈瘤破裂の 1 例．日臨外会誌 2017；78：2045-2050.

20) 深堀　晋，王　利明，笠井章次，ほか：分節性動脈中膜融解症の 4 例．日臨外会誌 2018；79：66-71.

21) 山口方規，徳丸哲平，長嶺貴一，ほか：正中弓状靭帯圧迫症候群に伴う膵十二指腸動脈瘤破裂の 1 例．日救急医会

93

誌 2010；21：257-262.

22）清板和昭，尾辻英彦，長谷部圭史，ほか：正中弓状靭帯圧迫症候群による下膵十二指腸動脈瘤破裂の 1 例．日腹部救急医会誌 2018；38：753-756.

23）磯谷正敏，蜂須賀喜多男，山口晃弘，ほか：生後 3 日目に肝切除を行った肝芽腫の 1 例．外科 1981；43：1461-1464.

24）日本病理学会小児悪性腫瘍組織分類委員会：小児肝癌（Primary liver carcinoma in infancy and childhood）の組織分類．日小外会誌 1974；10：142-148.

25）葛西森夫，木村　茂，浅倉義弘，ほか：小児肝癌—6 自験例と本邦集計例の報告—．総合臨 1967；16：1651-1664.

26）岡本英三，豊坂昭弘：小児肝癌をめぐる諸問題．外科 1975；37：1515-1522.

27）Isogai M, Hachisuka K, Yamaguchi A, et al：A case of esophageal rupture after gastrectomy. In；Nabeya K, Hanaoka T, Nogami H（Eds）：Recent Advances in Diseases of the Esophagus, Springer-Verlag, 1993：296-301.

28）Postlethwait RW：Perforation and rupture. In；Postlethwait RW, Sealy WC（eds）：Surgery of the esophagus, Appleton-Century-Crofts, 1979：152-176.

29）Meagher RP, Lupien J, Albert SN：Postoperative rupture of the esophagus. Surg Gynecol Obstet 1962；115：677-681.

30）加藤　昇，遠山一成：胃底部漿膜パッチ術が奏効したアルカリによる急性期食道穿孔の 1 例．日臨外会誌 2018；79：1433-1438.

31）吉山直政，疋田茂樹，植田知宏，ほか：全身状態不良の特発性食道破裂に T チューブドレナージ術が有効であった 2 症例．日腹部救急医会誌 2017；37：1075-1079.

PART 3 腹部救急診療［各論］

CHAPTER
10

❷炎症/感染

「RUPTURE」 IN O(V) PE PA NI C！！

1 「炎症/感染」の病態の概要

■特徴

●「炎症/感染」（「IN」flammation/「IN」fection）の病態では，gradual onset の腹痛と罹患臓器部の疼痛・圧痛を認め，血液検査では腹部救急疾患に非特異的な白血球数異常と CRP の上昇以外に特徴的所見はない。

●腹部救急疾患の中で最多の手術を要する病態である。解剖学的に内腔の一端が盲端となっている虫垂，胆嚢では，その開口部が糞便や結石などによる相対的・絶対的な閉塞によって，粘液や胆汁の貯留，内圧の上昇，蠕動や収縮の亢進，細菌の増殖といった共通の病変が生じ[1)2)]，下記のような特徴的な臨床経過を辿る[1)2)]。

　◆内圧の上昇や蠕動・収縮などによる局在の不明瞭な内臓痛：急性虫垂炎での 4～6 時間の心窩部痛が典型的

　◆悪心・嘔吐，食欲不振などの自律神経刺激症状

　◆炎症が臓器の漿膜から腹膜に波及し，炎症臓器の存在部位に一致した体性痛と圧痛（急性虫垂炎による痛みの移動が典型的），白血球数，CRP 値の増加

　◆病勢の進行による発熱や腹膜刺激徴候の出現

■疾患

●一般に閉塞を契機に発症し炎症を惹起する代表的疾患には虫垂炎，胆嚢炎がある。同様な疾患に，婦人科疾患では子宮留膿腫，泌尿器科疾患では閉塞性腎盂腎炎などがある。

●その他，「炎症/感染」の疾患には結腸憩室炎，肝膿瘍や脾膿瘍，肝嚢胞や脾嚢胞の感染，胃蜂窩織炎や気腫性胃炎，特発性細菌性腹膜炎，婦人科疾患では PID などがある。

■治療法

●急性虫垂炎や急性胆嚢炎では，一般に閉塞機転が存在する以上，抗菌薬のみの治療は不十分なことが多く[2)]，根治的な病巣切除である虫垂切除術，胆嚢摘出術が標準的である。

●急性虫垂炎，急性胆嚢炎に対しては，緊急の腹腔鏡下の手術も多く行われている。

●結腸憩室炎，原発性細菌性腹膜炎，PID，Fitz-Hugh-Curtis 症候群は抗菌薬を投与する。肝膿瘍や脾膿瘍，子宮留膿腫，閉塞性腎盂腎炎は，適切な抗菌薬投与と重症例での迅速なドレナージを行う。

95

PART 3 腹部救急診療［各論］

2 代表的な疾患の留意点

（1）急性虫垂炎 ［症例 4 参照］

■虫垂内腔がリンパ組織の肥厚，糞石，異物などによって閉塞することによって発症すると言われている。稀に盲腸癌に合併することがあり，癌による虫垂根部の圧迫や閉塞が原因と推測される（「私はこうする：開腹虫垂切除術における留意点」参照）。

■虫垂の位置異常（「CHAPTER 7 腹部救急診療の盲点」参照）が多い急性虫垂炎の診断では，炎症性疾患に特徴的な臨床症状の出現順序に注目することが診断の鍵となる。それまで健康であった人が心窩部痛を訴え，食欲が無くなり嘔気を訴える場合には，先ず急性虫垂炎を疑う[1]。

■急性虫垂炎の特徴的圧痛点として McBurney 点や Lanz 点が知られているが，下腹部のどの部位にでも，限局性の圧痛を認めれば虫垂炎を考える。

■疼痛や圧痛の場所が不明瞭で，経過が長く発熱や白血球数異常，麻痺性イレウスなどを呈する場合には，骨盤内に位置する虫垂炎の穿孔や膿瘍形成のことが多い。

■Alvarado スコア[3]：特徴的な痛みの移動，食欲不振，嘔気-嘔吐などの現病歴，理学的所見，血液検査の順に 8 項目の頭文字を並べて「MANTRELS」と語呂合わせで記憶しやすいスコアである（**表9**）。合計 10 点であるが，頭痛がある場合は 2 点を減点して，下記のように判断される。また，女性・女児の場合には女性器の疾患を鑑別する必要がある。

●急性虫垂炎の判定：5〜6 点：compatible，7〜8 点：probable，9〜10 点：very probable
●成人：8〜9 点以上で虫垂炎と判定可能
●小児の場合：4〜5 点以下で虫垂炎を否定可能

表9　Alvarado スコア

Alvarado score			
Symptoms：	① 「M」 igration of pain		1
	② 「A」 norexia（or acetone in the urine）		1
	③ 「N」 ausea and vomiting		1
Signs：	④ 「T」 enderness in the RLQ		2
	⑤ 「R」 ebound pain		1
	⑥ 「E」 levation of the temperature（≧37.3℃）		1
Lab tests：	⑦ 「L」 eukocytosis（>10,000/μL）		2
	⑧ 「S」 hift to the left（Stab>5% or Seg>75%）		1

（文献 3 を基に作成）

■画像診断：超音波検査，CT が有用であるが，小児や妊婦には下記の点に注意する。
●小児：CT 検査は，放射線被曝が問題となるので，超音波検査を優先する。
●妊婦：画像診断ガイドライン 2016 年版　第 2 版[4]では，超音波検査で確定診断に至らない場合には，単純 MRI が推奨されている。単純 MRI でも診断が困難な場合や MRI が施行できない場合には CT を考慮し，明らかに造影 CT の方が診断能が高いと考えられる場合には，造影 CT が推奨されている。

■小児，妊娠時，高齢者の急性虫垂炎では，診断の遅れが重篤な合併症を起こしやすい。特に妊婦の

CHAPTER 10　❷炎症/感染

穿孔性腹膜炎では，流早産や胎児死亡が高率となる[5]。下記のような特徴に留意し，各種画像検査を駆使しても鑑別診断が困難な場合には，積極的に手術を行うべきである[6]。

- ●小児
    - ◆幼少時では，虫垂の盲腸開口部が漏斗状に広いため，虫垂内腔の閉塞が起こり難く急性虫垂炎は稀である[7]。
    - ◆その後は，虫垂の解剖は成人と同様になるが，虫垂のリンパ濾胞の発育が旺盛で閉塞が起こりやすく，発生頻度が高くなる[7]。
    - ◆虫垂壁が薄く，大網が未発達で短く薄いため穿孔をきたしやすく，穿孔すると汎発性腹膜炎になりやすい[7]。
    - ◆白血球数の増加は，重症度と関連性が少ない[8]。
- ●妊婦
    - ◆妊婦の妊娠非関連疾患として，急性虫垂炎の頻度が一番高い。
    - ◆大網は妊娠子宮によって頭側に移動しており，大網による被覆防御作用が及び難く，重症化しやすい[6]。
    - ◆診断が困難な要因として，下記のものがある[6]。
        - ・腹痛が子宮収縮によるものと混同されやすい。
        - ・悪心・嘔吐は妊娠に関連したものと考えられやすい。
        - ・生理的な白血球増加があり，診断の参考にならない[9]。
        - ・子宮の増大によって虫垂の位置は上方に移動し，腹膜刺激徴候も腹筋が伸展するため発現しにくい[6]。
- ●高齢者
    - ◆白血球数増加の頻度が低い[10]。
    - ◆進行した虫垂炎でも，腹部所見に乏しいことが多い[10]。

■治療

- ●従来，多くの施設で急性虫垂炎と診断がつけば虫垂切除術と決まっており治療法に迷うことはなかった。しかし，近年は急性虫垂炎の治療には虫垂切除，抗菌薬治療，抗菌薬治療と炎症の消退後に待機的に虫垂切除術を行う interval appendectomy (IA)[11] などの種々の選択肢が提唱され議論が多いところとなっている。治療法の選択には，各施設の医療環境の他に，穿孔，腹膜炎，膿瘍形成などを合併した complicated appendicitis か合併症のない uncomplicated appendicitis かを正確に診断し，病態に応じた治療法を選択する必要がある。
    - ◆Uncomplicated appendicitis
        - ・虫垂を切除する目的は，穿孔，腹膜炎，膿瘍形成などの重篤な合併症を未然に防ぐことであり[11]，uncomplicated appendicitis に対するゴールドスタンダードは虫垂切除である[12]。
        - ・虫垂根部を閉塞していたリンパ組織や糞石が解除されれば，抗菌薬で軽快することもあると言われている[13]。IA[11] も普及しつつある。
    - ◆Complicated appendicitis
        - ・虫垂穿孔性腹膜炎には，虫垂切除（特に腹腔鏡下）・ドレナージ。

PART 3　腹部救急診療［各論］

・虫垂穿孔・3 cm 以下の膿瘍形成には抗菌薬治療が有効で，3 cm 以上の膿瘍形成には，経皮的ドレナージと抗菌薬治療が虫垂炎の再発も少なく IA も必要としないとの報告[14]もある。限局性膿瘍はドレナージのみにとどめておいた方が不要な臓器損傷を回避できるとされる[13]。

●腹腔鏡下虫垂切除術：肥満で開腹手術が困難な場合，穿孔性腹膜炎で腹腔内を十分に洗浄したい場合，女性で PID の可能性もある場合や虫垂炎の確定診断に至っていないが手術適応と考えられる場合などで腹腔内を十分に検索する必要がある場合などがいい適応と考えられる。

（2）急性胆嚢炎　［症例 5 参照］

■急性胆嚢炎の原因の 90〜95％は，胆嚢結石による胆嚢管の閉塞である。結石嵌頓による胆嚢管の閉塞による胆嚢内胆汁うっ滞に引き続き胆嚢粘膜障害が生じ，炎症性メディエーターの活性化が引き起こされる[15]。胆嚢炎の発症要因は，胆嚢の血行障害，化学的障害，細菌感染など多彩である[15]。

■急性胆嚢炎は，胆嚢壁自体の炎症である。急性胆嚢炎では，胆嚢頸部や胆嚢管に嵌頓した結石が胆管を高度に圧迫したり，炎症が胆管に波及して胆管が狭窄して Mirizzi 症候群を合併しない限り，肝胆道系酵素は上昇しない。この点が，同じ胆道感染症である急性胆管炎とは一線を画する違いである（「CHAPTER 15 急性胆管炎」参照）。

■画像所見から急性胆嚢炎に胆嚢癌の合併が疑われる場合や胆嚢癌との鑑別が困難な場合には，抗菌薬の治療を積極的に行い精査後に待機的手術を予定する。胆嚢結石の嵌頓による胆嚢内圧の上昇，Rokitansky-Aschoff sinus（RAS）の穿破，胆嚢壁への胆汁漏出，組織球による貪食と肉芽腫形成によって胆嚢壁がびまん性に肥厚した黄色肉芽腫性胆嚢炎は，胆嚢癌との鑑別が困難なことが多い。

■急性胆嚢炎の診断基準：急性胆嚢炎の診療に関しては，急性胆管炎・胆嚢炎診療の国際版ガイドライン TG13（Updated Tokyo Guidelines：TG13）[15]がある。TG13 による急性胆嚢炎の診断要因と診断基準の大要を下記に示す。この TG13 急性胆嚢炎診断基準は，高い感度と特異度を有することから急性胆管炎・胆嚢炎診療ガイドライン 2018［第 3 版］[16]でも，TG18 急性胆嚢炎の診断基準として推奨されている。

●診断要因
　A．局所の炎症所見
　　◆A（1）Murphy's sign
　　◆A（2）右上腹部の腫瘤/自発痛/圧痛
　B．全身の炎症徴候
　　◆B（1）発熱
　　◆B（2）CRP の上昇
　　◆B（3）白血球数増加
　C．急性胆嚢炎に特徴的な画像所見
　　◆超音波検査：胆嚢腫大（長軸径＞8 cm，短径＞4 cm），胆嚢壁肥厚（＞4 mm），嵌頓胆嚢結石，デブリーエコー，sonographic Murphy's sign，胆嚢周囲滲出液貯留，胆嚢壁 sonolucent layer，不正な多層構造を呈する低エコー帯，ドプラシグナル
　　◆CT：胆嚢壁肥厚，胆嚢周囲滲出液貯留，胆嚢腫大，胆嚢周囲脂肪織内の線状高吸収域
　　◆MRI：胆嚢結石，pericholecystic high signal，胆嚢腫大，胆嚢壁肥厚

98

●診断基準

◆疑診：Aの1つ＋Bの1つ

◆確診断：Aの1つ＋Bの1つ＋Cの1つ

■急性胆嚢炎の重症度判定基準：TG13による急性胆嚢炎の重症度判定基準[15]の大要を下記に示す。この重症度判定基準は，その有用性が検証されていることから，TG18急性胆嚢炎の重症度判定基準に採用されている[16]。

●重症：急性胆嚢炎により臓器障害をきたし，呼吸・循環管理などの集中治療を要する病態であり，intensive care のもとに，緊急胆嚢摘出術や胆嚢ドレナージを施行しなければ生命に危機を及ぼすもの

●中等症：臓器障害に陥っていないが，その危険性があり，重篤な局所合併症を伴い，速やかに胆嚢摘出術や胆嚢ドレナージを要するもので，以下のいずれかを伴うもの

◆白血球数＞18,000/mm^3

◆右季肋部の有痛性腫瘤触知

◆症状出現後72時間以上の症状の持続

◆壊疽性胆嚢炎，胆嚢周囲膿瘍，胆汁性腹膜炎，肝膿瘍，気腫性胆嚢炎などの顕著な局所炎症所見を示唆する所見

●軽症：「中等症」，「重症」の基準を満たさないもの

■急性胆嚢炎診療バンドル[15]：ガイドラインでは，診療上行わなくてはならないことがバンドルとしてまとめられている。TG18のバンドル（**表10**）は，TG13を踏襲して若干の変更が行われたもの

表10　急性胆嚢炎診療バンドル

急性胆嚢炎診療バンドル
1. 急性胆嚢炎を疑った場合，本診断基準を用い6〜12時間毎に診断を繰り返す。
2. 腹部超音波を施行し，できる限りCTも施行する。
3. 診断時，診断から24時間以内および24〜48時間の各々の時間帯で，本重症度判定基準を用い重症度を繰り返し評価する。
4. 初期治療（絶食，十分量の補液，電解質補正，鎮痛薬投与，full doseの抗菌薬静注）を行いつつ，胆嚢摘出術の適応を検討する。
5. Grade I（軽症）症例では，耐術と判断すれば*，発症から1週間以内（72時間以内がより望ましい）の腹腔鏡下胆嚢摘出術（Lap-C）が推奨される。
6. 保存的治療を選択したGrade I（軽症）症例では，24時間以内に軽快しない場合，胆嚢ドレナージや，耐術可能と考えられる場合にはLap-Cを検討する*。
7. Grade II（中等症）症例では，経験を積んだ施設で，耐術と判断されれば*，早期のLap-Cを考慮する。高リスク例*では，緊急/早期に胆嚢ドレナージまたは待機的Lap-Cを検討する。
8. Grade III（重症）症例で，高リスク例**では速やかに胆嚢ドレナージを行う。経験を積んだ施設で，耐術と判断されれば**，早期のLap-Cも施行可能である。
9. Grade II（中等症）とIII（重症）症例では，血液や胆汁の細菌培養を行う。
10. 集中治療を含めた全身管理，早期の胆嚢摘出術や胆嚢ドレナージなどが不可能な場合は，高次施設への速やかな搬送を検討する。

* Charlson Comorbidity Index（以下CCI）およびAmerican Society of Anesthesiologists physical status classification（以下ASA-PS）を用いて患者の全身状態を評価する。

** CCI，ASA-PSに加え，臓器障害の種類（治療反応性臓器障害または致死性臓器障害）を用いて患者の全身状態を評価する。

（文献16より許諾を得て転載）

PART 3 腹部救急診療［各論］

となっている[16]。

(3) 結腸憩室炎

■憩室自体は後天的で基本的には中高年以降の疾患であるが、食生活の欧米化に伴って30～40代の若年層に増加している[13]。

■憩室の腸管への開口部は憩室腔に比べて非常に小さく糞便などが詰まりやすいので、従来は虫垂炎や胆嚢炎と同様な機序で憩室炎が生じる[2]と考えられていた。現在は、薄い憩室壁が内圧の上昇や糞石の長期接触で小さな穿孔（microperforation）を起こしているとの意見が優勢とされ、結腸憩室炎の本態は結腸垂や腸間膜といった脂肪組織に覆われた部位の局所的な小膿瘍であると言われている[13]。したがって、結腸憩室炎は周囲を脂肪組織に囲まれ炎症は腹腔内に波及していないので、緊急手術を要する結腸憩室穿孔（病態は「穿孔/穿通」）とは区別する[13]。

■結腸憩室炎は、左側結腸、特にS状結腸に多く、"左側の急性虫垂炎" とも言われている[1]。

■結腸憩室炎の合併症としては、膀胱や小腸などの周囲臓器との瘻孔形成や繰り返す憩室炎による壁肥厚と狭窄に起因する腸閉塞を起こすことがある[1]。

■治療：抗菌薬を投与する。合併症が生じた場合には、手術が必要となる。

(4) 肝膿瘍　［症例6参照］

■診断：発熱、白血球増加、肝臓の占拠性病変では肝膿瘍を考える[2]。占拠性病変内にガスを認めれば診断は容易である。

■分類：アメーバ性と細菌性に分類される。

- ●アメーバ性
  - ◆*Entamoeba histolytica* による腸管・門脈経由の感染症で、独自の疾患概念である[2]。
  - ◆アメーバ嚢胞は、小腸で栄養体となり、栄養体は大腸に潰瘍を作り、門脈を介して肝膿瘍を作る。膿瘍は単発のことが多い[2]。
  - ◆インド、アフリカ、中南米などへの海外旅行者や男性と性行為をする男性（men who have sex with men：MSM）にみられることが多い[17]。
  - ◆胸腔内や肺などの上方向への破裂・穿通が多い[18]。
- ●細菌性[2]
  - ◆病因・病態：経胆管性、経肝動脈性、経門脈性、近傍感染創・外傷からの直接波及などがある[18]。
    - ・経胆管性：結石による胆管の閉塞機転が原因で、複数の膿瘍を作る傾向がある。
    - ・経肝動脈性：心内膜炎、肺炎などの菌血症を起こす種々の全身感染症の終末像で、多数の微小膿瘍を作ることが多い。
    - ・経門脈性：虫垂炎、結腸憩室炎などの腹腔内臓器から門脈を介して消化管由来の細菌が肝臓に運ばれ、膿瘍を形成する。最近は減少している。
  - ◆危険因子[2]：糖尿病、肝硬変、心肺疾患、悪性腫瘍など
  - ◆腹腔内に破裂しやすく、汎発性腹膜炎で発症することがある[18][19]。*Klebsiella pneumoniae* などによるガス産生性の場合には、組織壊死性が強く、ガスによる内圧上昇によって腹腔内に穿孔しやすい[19]。
  - ◆主な原因菌[2]

100

- ・グラム陰性桿菌：*E. coli*, *Klebsiella* spp.
- ・グラム陽性球菌：*Streptococcus*（*anginosus* group），*Enterococcus* spp.，その他の緑色連鎖球菌
- ・嫌気性菌：*Bacteroides* spp.

(5) 脾膿瘍

■感染性心内膜炎による敗血症に続発，あるいは大腸・左腎・膵などの周辺臓器感染の波及により脾膿瘍ができることがある[13]。

(6) 大網膿瘍

■一過性に腸管を穿孔した魚骨などの異物が原因で大網内に膿瘍を形成したり，アニサキス症で腸管を穿孔した虫体が異物核となって膿瘍や好酸球性肉芽腫を形成したものと言われている[13]。

(7) 特発性細菌性腹膜炎　［症例7参照］

■虫垂炎などの二次性腹膜炎としては異常な下記の所見に注目する。

- ●Conn症候群：尿のウロビリノーゲン陽性・高熱・腹水の存在
- ●原発性肺炎球菌性腹膜炎：小児，特に女児での突然の腹痛・嘔吐・高熱・激しい下痢

(8) PID

■定義：子宮内膜，卵管，卵巣の上部生殖器とその周囲の腹膜を含む感染と炎症を包括する概念で，膣～子宮内膜～卵管～卵管の腹腔開口部～骨盤腹膜と細菌が侵入する感染症である。卵管が開存し性的activityが十分にあることが前提となっている[13]。

■原因：感染に弱い子宮頸管の淋菌，クラミジアによる感染や，嫌気性菌，グラム陰性桿菌などの子宮頸管炎の上行性感染[2]

■リスクファクター：25歳以下，複数のパートナー，子宮内避妊用具（intrauterine device：IUD）や経口避妊薬などのバリアでない避妊法，PIDの既往，生理中の性交渉など

■症状

- ●性交渉の数日後，あるいは月経中もしくはその直後から数日間[19]に発症する下腹部痛，帯下の増加・悪臭，38.3℃以上の発熱など。
- ●臨床的には急性虫垂炎との鑑別が問題となる。下記のような急性虫垂炎に特徴的な所見がみられないことが鑑別点とされる[13]。
  - ・悪心・嘔吐・下痢などの消化器症状がある（⇒PIDでは消化器症状がない）
  - ・高熱（＞38.3℃）はない（⇒PIDでは高熱がある）
  - ・痛みの部位の移動がある（⇒PIDでは移動がない）
  - ・圧痛範囲が狭い（⇒PIDでは広範）

■身体所見

- ●下腹部圧痛，腹膜刺激徴候，つま先立ちから踵を落とした時の腹痛（heel drop test）
- ●Cervical motion tenderness：直腸診で直腸壁ごしに子宮頸部を動かした際の圧痛

■PIDの特殊型

- ●卵管卵巣膿瘍（tubo-ovarian abscess：TOA）：付属器炎が重症化して膿瘍を形成したもので卵管がソーセージ状に腫大する。15％に膿瘍が穿孔し，汎発性腹膜炎から敗血症へと重症化する[13]。

●Fitz-Hugh-Curtis 症候群：骨盤腹膜炎が右結腸溝に沿って上腹部まで波及すると[13]肝周囲炎をきたし，上腹部痛を訴える。急性胆嚢炎との鑑別が困難なことがある。CT が診断に有用で，肝右葉のみに低吸収域を認め，造影 CT では肝被膜の局存する濃染像が特徴的[20]である。男性のクラミジア尿道炎での報告例[21]もある。

(9) 子宮留膿腫

■**定義**：加齢に伴う子宮頸管の狭窄や閉塞，膣自浄作用の低下，あるいは悪性腫瘍などによって子宮分泌物の自然排泄が障害されて細菌感染が生じ，子宮内腔に膿汁が貯留する疾患である。

■**特徴**：閉経後の高齢者に多く，子宮内避妊具や子宮体癌などが誘因となることがある。膿性帯下，不正出血，下腹部痛，陣痛様の子宮疝痛（Simpson 徴候）が特徴的。稀に穿孔して汎発性腹膜炎を起こすことがある[22]。

(10) 腎盂腎炎

■高齢者，特に寝たきり状態の高齢者では，尿路結石による腎盂腎炎に留意する[23]。

■**特徴的症状**

> ●腎疝痛
>
> > ◆急激に発症する側背部痛〜腰背部痛
> >
> > ◆嘔気・嘔吐，顔面蒼白，冷汗
> >
> > ◆腹部圧痛（ほとんどないか，あっても軽度）
>
> ●肋骨脊柱角（Costovertebral angle：CVA）の叩打痛
>
> ●発熱，悪寒戦慄

■**気腫性腎盂腎炎**：腎盂の炎症が腎実質へ波及し *Escherichia coli* を主としたグラム陰性桿菌により産生されたガスが腎内や腎周囲に存在する尿路感染症である。基礎疾患として尿路の異常の他に糖尿病があり，重症度が高い。

■**画像診断**

> ●超音波検査での水腎症，腎盂の拡大，結石
>
> ●気腫性腎盂腎炎では，腎実質や腎周囲のガスの集積

症例4 63歳・男性

現病歴：前日の午後3時頃から心窩部痛があり，胃腸炎と思って胃腸薬を飲んでいた。その後，腹痛は下腹部に移動し，来院前日の夕食後には膀胱が張ってきて背中も痛くなり，かかりつけ医を受診した。検尿で潜血があり，尿管結石と診断された。鎮痛薬をもらって帰宅したが，本日午後4時頃から腹部が膨満し，午後7時には嘔気があり7回嘔吐した。間欠的に腹痛があるため，病院を受診した。

血液検査：WBC 13,000/μL，CRP 0.80 mg/dL

腹部所見：腹部は膨満し，下腹部を中心に圧痛を認めた。

腹部 X-P：軽度に拡張したガス像を腹部全体に認め，大腸内にもガスがあった。

腹部造影 CT：骨盤内正中部に腫大した虫垂とその内腔に2個の糞石があり，虫垂周囲の脂肪織濃度の上昇と free air を認めた（**図55**）。

虫垂穿孔性腹膜炎と診断し，緊急開腹手術を行った。

手術所見：虫垂穿孔性腹膜炎の所見で，腫大し一部が穿孔した虫垂が右の尿管に接して存在していた。

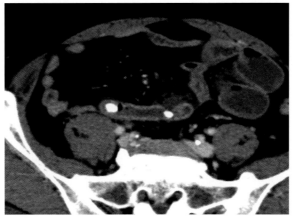

図 55　CT 所見
骨盤内の腫大した虫垂，2 個の糞石，虫垂周囲脂肪織濃度の上昇，虫垂周囲の free air を認める。

虫垂切除，腹腔内洗浄，ドレナージを行った。
術後経過：良好であった。
［考察］　骨盤内虫垂の穿孔性腹膜炎
■急性虫垂炎の肉眼分類：下記の 4 つに区分される[13]。
　●カタル性（catarrhal）：粘膜の浮腫性肥厚を認めるもの
　●化膿性（suppurative）：内腔に膿汁の貯留があるもの
　●壊疽性（gangrenous）：壁の全層性壊死の部分があるもの
　●穿孔性（perforated）：穿孔を認めるもので，下記の 4 つの臨床像が区別されている[13]。
　　　◆蜂窩織性（phlegmonous appendicitis）：限局性膿瘍に似ているが膿瘍形成はなく大網や近傍の腸管などによって虫垂周囲が炎症性に肥厚し一塊となっている。
　　　◆限局性膿瘍（localized abscess, localized peritonitis）：発症後 5 日から 1～2 週間経過しており，穿孔しているが周囲臓器や後腹膜によって囲まれて周囲に波及せず膿瘍を形成する。
　　　◆汎発性腹膜炎（generalized panperitonitis）：数日の経過後に穿孔した場合，一般的に腹痛は軽減し自発痛より腹部膨満などの腹部所見が著明となる。
　　　◆致死性敗血症性（catastrophic septic appendicitis）：穿孔性虫垂炎が重症化し敗血症の臨床像を呈している。
■本症例のように血液検査での炎症の存在と長い経過後の麻痺性イレウスの所見がある場合には，「炎症/感染」の中で一番頻度の多い急性虫垂炎，特に骨盤内の位置異常の穿孔性虫垂炎による汎発性腹膜炎を先ず考える。診断には CT が有用である。
■骨盤内や盲腸後部に虫垂が存在する場合には，本症例のように虫垂と近接した尿管に虫垂の炎症が波及して，尿潜血陽性となることがある。また，骨盤内の病変による腹膜炎では，腹壁筋は骨盤を神経支配している脊髄神経の分節に対応していないので，下腹部の筋硬直は起こらないとされている[1]。したがって，典型的な腹部所見，臨床症状を呈しないことに注意する。

PART 3　腹部救急診療［各論］

■穿孔性虫垂炎による汎発性腹膜炎は緊急手術の適応である。本症例は緊急開腹手術を行ったが，その利点を生かした腹腔鏡下虫垂切除術の良い適応と考えられる。また，ドレーン留置に関しては，それによって膿瘍形成や創感染が減少することはなく不要との報告[24]もある。

私はこうする　開腹虫垂切除術における留意点

(1) 創感染への配慮

□開腹手術と腹腔鏡下手術との比較検討[25]では，創感染が腹腔鏡下手術では有意に低率である。腹腔鏡下手術では，切除された虫垂は腹壁を貫通したポート内を通って腹腔外に取り出されるので，虫垂断端による創汚染の機会が少ないと考えられる。

□開腹手術では，結紮・切断した虫垂断端が開腹創，特に感染に弱い皮下脂肪織に触れることによる創感染のリスクが高い。したがって，開腹手術では下記のような創の汚染予防対策を講じている。

　　○開腹時に腹膜を4点ほどミクリッチ腹膜鉗子で把持し，腹膜を創外に挙上・伸展・牽引して開腹創を腹膜で被覆・保護する。

　　○適宜，創縁と虫垂近傍の腹腔内をガーゼで被覆・保護する。この際，術後のガーゼ遺残防止のために，創外のガーゼの端にペアン鉗子をかけておき，虫垂断端の盲腸内への埋没縫合終了後に，鉗子と一緒にガーゼを除去する。

　　○開腹創が大きくなる場合には，適当なサイズの wound protector を使用する。

(2) 的確な術中診断

□メッケル憩室炎：メッケル憩室炎と虫垂炎との術前の鑑別は，困難なことがある。手術時に術前診断に比べ虫垂炎の程度が予想外に軽い場合には，回腸末端から1メートルほど口側まで回腸を検索して，メッケル憩室炎の有無を調べる。

□盲腸癌：盲腸癌が虫垂開口部を閉塞して，急性虫垂炎の原因となることがある。盲腸壁が肥厚している場合には，盲腸を検索し盲腸癌の有無を確かめる[26]。

□虫垂憩室炎：明らかな原因が認められなかった汎発性腹膜炎で，念のために切除した虫垂を病理組織学的に検索したところ，虫垂憩室穿孔が判明した症例を経験した。虫垂憩室のほとんどは筋層を欠く仮性憩室で，虫垂動脈が機能的短動脈であるため，炎症所見が軽度でも穿孔をきたしやすいといわれている[27]。原因がよくわからない腹膜炎では，虫垂憩室炎のことがあるので，虫垂切除と虫垂の病理組織検査が必要と考えられる。

□虫垂腫瘍：虫垂切除後には粘膜面を観察し，腫瘍性病変の有無を調べる。腫瘍性病変が疑われる時には，病理組織学的検査に提出する（急性胆嚢炎に対し胆嚢摘出術を行った場合も同様である）。

(3) 虫垂断端の処理（図56）

□虫垂炎の波及による盲腸炎を合併し，盲腸壁が肥厚して虫垂断端の盲腸内への埋没が困難な場合には，下記の術式を行う。

　　①虫垂根部，あるいはその近傍の盲腸壁の漿膜・筋層をメスで全周性に切開する。

　　②粘膜を露出し，これを結紮切離して虫垂を切除する。

　　③壁の肥厚した虫垂根部，あるいは盲腸壁の漿膜・筋層に Lembert 結節縫合を数針かけて縫着する。

104

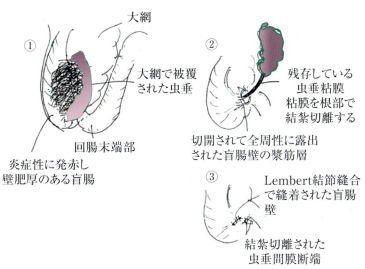

図 56　脆弱な虫垂断端の処理法

□この術式は回盲部切除を回避できる手技であり，結腸憩室炎にも応用できる場合もある。

ミニ知識　虫垂腫瘍と腹膜偽粘液腫

(1) 虫垂腫瘍
□手術例から見出される虫垂腫瘍の頻度は，0.9％[28]，1.1％[29]とする報告がある。
□比較的遭遇する機会が多く臨床的にも重要な腫瘍は，粘液囊腫，腺癌，カルチノイドである[30]。粘液囊腫（mucocele）は，粘液貯留によって虫垂の一部または全体が拡張したもので肉眼的な診断名である。

(2) 腹膜偽粘液腫
□腹膜偽粘液腫（pseudomyxoma peritonei：PMP）は多量のゼリー状の粘液が腹腔内に貯留する稀な疾患である[31]。
□2010年 WHO 分類[32]では，臨床的に進行性の PMP は悪性の性格を持つものとの位置付けから，虫垂の adenocarcinoma の進展様式の1つとして PMP が付記された。PMP の悪性度は，腹腔内病変に含まれる上皮細胞の異型度や構築によって，低悪性度粘液性腫瘍（low-grade appendiceal mucinous neoplasm：LAMN）の low-grade PMP と粘液腺癌の high-grade PMP に分類された[32]。
□腸閉塞の術前診断で開腹し，腸閉塞の原因が PMP と判明することがある。PMP は虫垂由来が大部分とされるが，虫垂の他に卵巣，膵臓，結腸などに粘液産生性腫瘍がないかを検索する。

症例 5　73歳・男性
現病歴：5日前から腹痛，3日前から右季肋部痛と嘔気がでてきた。腹痛がおさまらないので来院した。
既往歴：左下肢閉塞性動脈硬化症に対する人工血管バイパス術

バイタルサイン：体温 35.6℃，収縮期血圧 232 mmHg，不整脈はない。
腹部所見：上腹部に圧痛と腹膜刺激徴候を認めた。
血液検査：WBC 10,800/μL，AST 28 U/L，ALT 14 U/L，T-Bil 0.76 mg/dL
腹部エコー［入院時］：胆嚢内には結石や debris はなく，胆嚢壁は均一に描出された。
腹部エコー［第 2 病日］：胆嚢壁に同心円状に低エコー域，sonolucent layer が出現した。
点滴静注胆嚢胆管造影（DIC）：胆嚢，胆管ともに造影されたが，胆管は 16 mm に拡張していた。
　超音波所見と腹膜刺激徴候から，急性胆嚢炎の診断で緊急開腹手術を行った。
手術所見：胆嚢には明らかな穿孔を認めなかったが，壊疽性胆嚢炎，胆汁性腹膜炎の所見であった。
　胆嚢管から術中胆道造影を行った。
術中胆道造影：胆管と膵管が拡張して造影され，十二指腸への造影剤の流出は不良であった（図 57）。
術式：十二指腸を授動し乳頭部を触診すると，乳頭部はドーナツ状に隆起し硬く，乳頭炎と考えられた。胆道ドレナージとして経十二指腸乳頭形成術（「私はこうする：十二指腸乳頭部嵌頓結石に対する乳頭括約筋形成術」参照）を行い，乳頭部を生検した。胆嚢を摘出し，胆管に T チューブを留置した。摘出した胆嚢内に結石，胆泥はなく，胆汁は黄褐色，漿液性であった。また，胆汁の細菌学的検査と胆汁中アミラーゼ値の検査を行った。
胆汁の細菌学的検索：細菌は分離されなかった。
胆汁中のアミラーゼ値：2,160 U/L と高値を示した。
胆嚢の病理組織所見：漿膜下の浮腫が著明で，炎症性細胞浸潤，出血，小血管の増生があり，部位によって強い壊死性変化を認めた。胆嚢に付着していた胆嚢動脈の内膜は，細胞線維性に肥厚し，内腔は高度に狭窄していた（図 58）。
乳頭部の病理組織学所見：胆管固有腺は増生し，囊胞を形成したり乳頭状になっている所見も見られた。平滑筋線維も増生し，adenomyomatosis と診断された（図 59）。
術後経過：順調であった。

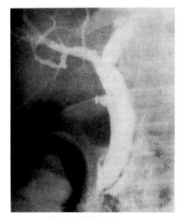 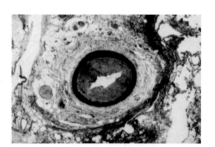

図 57　術中胆道造影
拡張した胆管と膵管が造影された。十二指腸の造影剤の流出は不良である。
（文献 33 より許諾を得て転載）

図 58　胆嚢動脈の病理組織所見
胆嚢動脈の内膜は，細胞線維性に肥厚し内腔は高度に狭窄している。
（文献 33 より許諾を得て転載）

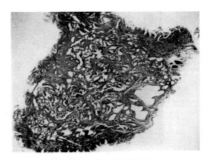

図 59 乳頭部の病理組織所見
Adenomyomatosis の所見である。
(文献 33 より許諾を得て転載)

[考察] 膵液の胆嚢内逆流による急性無石壊疽性胆嚢炎・胆汁性腹膜炎
(1) 本症例の成因と診断の留意点
■本症例[33]は下記の手術所見から，膵液の胆嚢内逆流により発症した急性無石胆嚢炎と考えられる。
- 胆嚢管の開存
- 無菌性胆汁
- 十二指腸乳頭炎による膵管の拡張
- 胆汁中のアミラーゼ高値

■膵液の逆流による急性無石胆嚢炎で，ある程度病変が進行するためには，膵液とともに胆管の閉塞が必要[34,35]で，更に胆嚢が壊死・穿孔にいたるには，炎症反応に伴う組織酸素消費量の増大に見合う十分な血流量を供給できない動脈硬化や糖尿病などの全身性の血管病変の合併が必要[36]とされている。

■本症例[33]も下記の手術所見から，膵液の逆流によって発症した急性無石胆嚢炎が胆管狭窄による胆道内圧の上昇によって病勢が進み，更に胆嚢壁では閉塞性動脈硬化症による胆嚢動脈の内腔狭小化によって，炎症反応に見合う十分な血流量が得られなくなり，急性虚血状態から更に壊死性胆嚢炎にまで病変が進行し，胆汁性腹膜炎を合併したと考えられる。
- 十二指腸乳頭炎による胆管の拡張
- 胆嚢動脈内腔の高度狭窄

■膵液の逆流によって発症した急性無石胆嚢炎では，肉眼的に明らかな穿孔を認めない漿液性胆嚢炎でも，組織学的には胆嚢壁深層にまで発達した Rokitansky-Aschoff sinus (RAS) があり，RAS の破綻によると考えられる透過性胆汁性腹膜炎を発症することがある[37]。

■DIC で胆嚢が造影され，胆汁うっ滞を示す胆管拡張を認める無石胆嚢炎の場合には，膵液の胆嚢内逆流が原因と考えられるため，胆汁中アミラーゼの測定や胆汁うっ滞の原因検索が必要である[37]。

(2) 急性無石胆嚢炎の成因
■本症例[33]のように胆嚢内に結石が認められない無石胆嚢炎は，その成因によって下記のような胆嚢炎の特殊型が知られている。
- 濃縮胆汁による胆嚢管の閉塞：術後無石胆嚢炎
- 血管閉塞：胆嚢捻転症，肝動脈化学塞栓後の壊疽性胆嚢炎

●細菌感染：ガス産生菌による感染で胆嚢壁や胆嚢内あるいは胆管内にガスが生じる気腫性胆嚢炎で基礎疾患に糖尿病が多く，死亡率が高いとされる。

●膵液の胆嚢内逆流：本症例や膵胆管合流異常に合併するもの。

●胆嚢出血：胆嚢癌，血管病変，開心術後抗凝固療法[38]などの原因による出血性胆嚢炎

私はこうする　開腹胆嚢摘出術のコツと注意点

□急性胆嚢炎は，早期の腹腔鏡下の胆嚢摘出術が推奨されているが，高度な炎症のために安全に腹腔鏡下胆嚢摘出術を行うことが困難で開腹胆嚢摘出術を行うことも多い。下記にその手順とポイント[39)40)]を列記する。

①皮膚切開：下記の利点がある右経腹直筋縦切開で開腹する。
　　　◇開腹鉤の右片が肝円索の右縁にかかるので，肝円索が左方に引かれて胆嚢が正中側・術野の中央に引き寄せられる
　　　◇胆管に手術操作が必要になった場合，腹直筋を損傷することなく開腹創の延長が容易である

②視野の確保：自由鉤やリトラクターなどを使用して良好な術野を得る。

③胆嚢穿刺：緊満した胆嚢底部に巾着縫合を置いて，その中央部で胆嚢を穿刺し，胆汁を吸引・排除して胆嚢を虚脱させる。吸引した胆汁を細菌学的検査に提出し，術後の抗菌薬選択の指標にする。

④胆嚢の挙上：結石が嵌頓した胆嚢頸部は，肝十二指腸間膜の後面に入り込んで癒着していることが多い。胆嚢頸部をアリス鉗子で把持し，上方に牽引する。胆管との合流部に近い胆嚢管には，炎症が波及していないことが案外に多い。

⑤胆嚢動脈の結紮・切離：胆嚢頸部近くでCalot三角表面を形成する肝十二指腸間膜の漿膜を切開し，索状に緊張した胆嚢動脈を露出する。胆嚢に入る構造物が胆嚢動脈と胆嚢管だけであることを確認（腹腔鏡下胆嚢摘出術でのcritical view of safety：CVSに相当）してから，胆嚢動脈を結紮・切離する。

⑥胆嚢管の仮結紮：胆嚢動脈の切離後は，胆嚢動脈による緊張が取れて胆嚢管，胆嚢頸部は十分に進展される。胆嚢頸部を仮結紮し，以後の操作で胆嚢内の小結石や汚染胆泥が胆管内に押し出されることを防止する。

⑦肝床からの胆嚢剥離：
　　　◇炎症の程度に応じて，胆嚢底部から胆嚢管，あるいは頸部から底部へ向かって，胆嚢を肝床から剥離する。胆嚢付着部の肝臓と胆嚢とにカウンター・トラクションをかけながら，炎症の程度に応じて電気メスあるいはクーパーを用いて，肝床の結合組織を鈍的・鋭的に剥離・切離する。肝床部切離面からの多少の出血は，その都度電気メスで凝固・止血，あるいはガーゼ圧迫後の刺通結紮で確実に止血する。
　　　◇肝床から胆嚢を剥離する際に剥離困難で肝床が裂けて出血するような場合には胆嚢壁を切りこむ，あるいは胆嚢壁を残して肝床部の操作を終える。胆嚢壁を残した場合には，電気メスで胆嚢粘膜を焼灼する。

⑧胆囊管の結紮切離・胆囊摘出：最後に胆囊管を結紮切離して胆囊を摘出する。胆囊頸部や胆囊管に嵌頓した結石が胆管を高度に圧迫したり炎症が胆管に波及している場合には，胆囊管の処置にこだわらず頸部に近い部位で処理して胆管損傷を防止する。

□摘出胆囊の病理学的検査で胆囊癌を認めることがあるので，腹膜播種による癌再発予防のためにも，胆囊摘出術の全過程において胆汁の漏出は意識して避けなければならない。胆囊癌の合併が判明した場合，術後は血液検査を1～2か月，超音波検査を6か月，CTを6か月毎に行う検査施行義務が指摘されている[41]。

一口メモ　腹腔鏡下胆囊摘出術でのCVS

□Calot三角内の結合組織を剥離して，胆囊に入る構造物が胆囊動脈と胆囊管だけであることを確認できる視野（図60）のことで，腹腔鏡下胆囊摘出術の際にこの術野を展開することが胆管損傷を防止できる安全策とされる[42]。

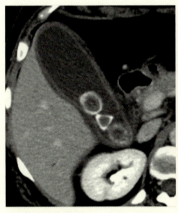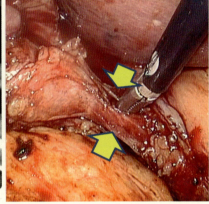

図60　腹腔鏡下胆囊摘出術におけるCVS
図右は，図左のCT所見を示した急性胆囊炎に対する緊急腹腔鏡下胆囊摘出術の術中写真である。
Calot三角の脂肪・結合組織が取り除かれて，胆囊に入っていく二つの構造物：胆囊管（上向き矢印）と胆囊動脈（下向き矢印）だけが残されている（CVS）。
鉗子は胆囊動脈と胆囊管との間を剥離している。
（磯谷正敏：胆石博士が教える胆石症の話　胆石で肝臓も膵臓もわるくなる．幻冬舎，p.68, 2018より許諾を得て転載）

症例6　46歳・男性

■28年前の症例であり現病歴，血液検査所見などは不詳となってしまったが，腹痛を主訴として来院した興味ある症例であるため，手術記事を基に提示する。

腹部所見：腹部全体に腹膜刺激徴候を認めた。

CT所見：肝左葉外側区にhigh densityを伴うlow density areaを認めた。

　以上の所見から，肝内結石，肝腫瘍，肝膿瘍を疑ったが，汎発性腹膜炎の所見のため緊急手術を行った。

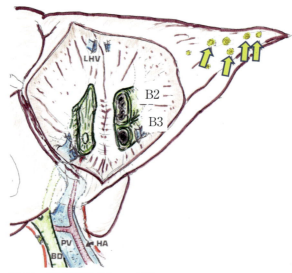

図 61　術中所見（シェーマ）
肝外側区の被膜下に多数の micro-abscess（矢印）があり，穿破していた．左肝管内には多数の黒色石が鋳型状に一塊となって存在していた（すでに摘出されている）．
B2，B3 の肝管内には，黒色石が残存している．
LHV：左肝静脈，HA：総肝動脈，PV：門脈，BD：総胆管

手術所見（手術記事）：
「‥‥肝切除を予定したため，両肋骨弓下切開で開腹した．腹腔内には膿を混じる汚染腹水があり，肝外側区には plaque が付着し，胃噴門部の肝胃間膜に発赤が認められた．肝胃間膜を胃小弯，肝付着部に接して切離し，胃に穿孔が無いことを確かめた．触診で外側区に硬い結石を触知，また肝表面には多数の micro-abscess と考えられる小結節があり，肝内結石と診断，外側区切除を行う方針とした．左三角靱帯を切離すると，micro-abscess と考えられる部より pus を混じる white bile，やや粘稠なものが流出，開腹時には明らかな穿孔は認められなかったが，これらの micro-abscess が腹腔内に穿破した汎発性腹膜炎と考えられた．‥‥肝鎌状間膜の外側で肝表面を切開しキューサーを用いて肝実質を切離，途中で露出した肝内胆管は著明に拡張し，中に結石を触知した．‥‥胆管を切開すると感染胆汁とともに多数の黒色石が鋳型状に一塊となって存在し，これを摘出した．左胆管を切離，左肝静脈を結紮切離し（図 61）‥‥」

手術術式：肝左葉外側区切除，胆嚢摘出，総胆管切開，術中胆道造影，胆管内 T チューブ留置，腹腔内洗浄，ドレナージ

摘出標本：結石を 160 個認めた．

術後経過：順調であった．

［考察］　肝内結石による肝外側区被膜下の micro-abscess 穿破による汎発性腹膜炎

■汎発性腹膜炎の腹部所見と CT で肝占拠病変を認めれば，肝膿瘍破裂が疑われる．肝膿瘍破裂の術前診断は，ガス産生性の場合には腹腔内遊離ガスや膿瘍内ガスによって可能となることも多いが，ガス産生のない場合には術前診断は困難となる[18]．

■本症例の CT での high density は肝内結石，low density area は鋳型状に左肝管に嵌まり込んだ肝

内結石より末梢の拡張胆管内に貯留した膿を混じる感染胆汁と考えられるが，術前の CT で肝膿瘍の破裂を疑う画像所見は得られていない。術中検索で胃穿孔は否定され，肝外側区被膜下の micro-abscess の穿破による汎発性腹膜炎と診断した。

■胆石は細菌性肝膿瘍の最多の原因であり，結石による胆管の閉塞機転が原因で複数の膿瘍を作る傾向がある[2]。本症例のように，肝内結石による肝被膜下の micro-abscess の穿破によって汎発性腹膜炎を発症することは，極めて稀と考えられる。

■尚，胆管癌[43]や肝内結石[44]などによる区域，あるいは亜区域の胆管枝の閉塞で併発する胆管炎は区域性胆管炎と呼称され[43]，組織学的にはグリソン鞘周囲の好中球浸潤や肝細胞壊死が認められる[43]。本症例の肝被膜下の micro-abscess は，この区域性胆管炎によるものと考えられるが，区域性胆管炎の初期の症状は軽度の発熱のみで重篤感に乏しく[43]，一般的な下部胆管閉塞による全胆道系の胆管炎（「CHAPTER 15 急性胆管炎」参照）の臨床症状が顕著であることと対照的である[45]。本症例の臨床像は，「急性胆管炎」と言えるものではないので，「炎症/感染」の病態に分類した。

■腹膜炎の原因の1つに，肝膿瘍や micro-abscess の破裂も念頭に置くことが重要と考えられた忘れられない症例である。

■総胆管結石嵌頓による胆道内圧の上昇によって，左葉外側区肝表面に近接する胆管にできた小孔と胆汁瘻による汎発性胆汁性腹膜炎の報告[46]もある。

症例 7　46 歳・男性

既往歴：約 10 年前に黄疸が出たことがある。

現病歴：来院前日の夕食後から心窩部痛があり，その後に下腹部痛となった。夜には 39.5℃の発熱があり，翌朝に救急外来を受診した。

腹部所見：右下腹部に腹膜刺激徴候を認めた。

検尿：ウロビリノーゲン陽性，潜血陰性

虫垂穿孔性腹膜炎の診断で緊急手術を行った。

手術所見：腹腔内には，多量の膿性腹水を認めた。小腸は拡張し発赤していたが穿孔はなく，虫垂も発赤を認める以外に異常はなかった。創を延長し胃腸管，胆嚢を検索したが，明らかな病変は認めなかった。虫垂切除，ドレナージを行い手術を終了した。

腹水の細菌学的検査：大腸菌が検出された。

術後経過：術後は意識障害，胃管チューブからの出血，黄疸を認め，術後第 3 病日に死亡し，急激な経過を辿った。

剖検所見：肝は肝硬変の所見で，胃内に多発性の微小潰瘍とびらん形成，回盲部に壁の肥厚と発赤，回腸末端は一部壊死となっていた（**図 62**）。以上の経過から，肝硬変に合併した特発性細菌性腹膜炎，いわゆる Conn 症候群と診断した。

[考察]　肝硬変に合併した Conn 症候群

■この症例[47]は，Conn 症候群という病態の認識がなかった頃の苦い経験である。肝硬変症の存在が不明な場合，本症例のように尿のウロビリノーゲン陽性や高熱，腹水の存在など，虫垂炎などの二次性腹膜炎としては異常な所見に注目する必要がある。

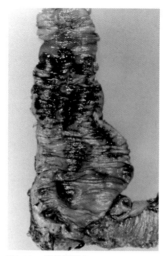

図 62 剖検標本
上行結腸の粘膜は発赤し，一部
は壊死になっている。
（文献 47 より許諾を得て転載）

(1) 特発性細菌性腹膜炎[2]

- 腹水貯留を伴う感染源が，肉眼的解剖レベルで不明な腹膜炎である。成人例では肝硬変に伴うものが大多数で，小児ではネフローゼ症候群にみられる。
- 腸管穿孔に伴う二次性の腹膜炎と異なり，特発性細菌性腹膜炎の起炎菌は 1 種類で，大腸菌，*Klebsiella* などの腸内細菌と肺炎球菌や腸球菌といった"連鎖球菌"などが主な原因菌となる。侵襲性溶連菌感染症による原発性腹膜炎の報告[48]もある。
- 年齢別の原発性腹膜炎の起炎菌は，
    - 小児：肺炎球菌，A 群 β 溶連菌＞黄色ブドウ球菌・グラム陰性桿菌
    - 成人：大腸菌＞*Klebsiella*＞＞＞黄色ブドウ球菌

と言われている。

1）Conn 症候群

- 肝硬変症で門脈圧亢進症のある患者における特発性細菌性腹膜炎である[49]。診断には，肝硬変患者における発熱，腹痛，腹膜刺激徴候などの臨床所見と，腹水の白血球数増加と菌の証明が重要である[50]。
- 感染源については，肝硬変患者においては門脈圧亢進による内臓の静脈やリンパ管のうっ滞による腸管壁の浮腫・炎症・変性や，腸内細菌の質的・量的な異常による腸管粘膜の感染抵抗性減弱などによる腸管病変であると言われている[49)50]。
- 手術は禁忌であり，適切な抗菌剤を投与する（「基礎知識：腹部救急疾患による感染症と抗菌薬」参照）。

2）原発性肺炎球菌性腹膜炎[2]

- 肺炎球菌の特徴：莢膜をもつグラム陽性双球菌で，肺炎球菌が引き起こす炎症反応は非常に強く，肺炎球菌自体は死滅しても炎症反応が長引くことがある。代表的な感染部位には，肺（肺炎），副鼻

腔（副鼻腔炎），中耳（中耳炎），気管支（気管支炎），中枢神経（髄膜炎），腹腔内（腹膜炎），心外膜腔（化膿性心外膜炎），皮膚（蜂巣炎），眼球（結膜炎）がある。

■肺炎球菌性腹膜炎：10歳未満の女児によくみられ，卵管や腸管からの感染によることが多いが，感染源が明らかでない菌血症からも起きる。突然の腹痛，嘔吐，40℃以上に及ぶこともある発熱で発症し，激しい下痢を伴うこともある。腹痛は腹部全体にみられるが，一般的に下腹部で著明で，腹部は通常軟らかく軽度の圧痛を認める。

■急性虫垂炎との鑑別：高熱，はっきりしない腹部所見，難治性下痢などがみられた場合には，肺炎球菌性腹膜炎を疑う。主として女児に発症し，卵管が感染経路となることが多いので，膣分泌液に肺炎球菌を同定すると診断に有用とされる。疑わしい場合には，腹腔鏡検査を考慮する。

ミニ知識 腸間膜脂肪織炎と脂肪垂炎

（1）腸間膜脂肪織炎[51]

□成因：原因不明の非特異的炎症性疾患で，細菌感染や腸間膜の外傷および手術との関連が考えられている。

□特徴：腹痛，発熱，腹膜刺激症状などから，汎発性腹膜炎として手術[51]されることがある。

□診断：白血球数の増加やCRP値の上昇以外には特異的なものはない。CTでは，初期の脂肪変性と炎症性変化による脂肪組織と同様のlow densityな腸間膜の肥厚，その後の線維性増殖によるhigh densityな腫瘤を認め，診断に有用とされる。

□治療：ステロイドが有効で，症状の改善に伴って腸間膜のdensityと肥厚も正常化する。腸間膜の肥厚によって腸管のうっ血や血行障害のために腸管壊死に進行する可能性も考えられる。

（2）脂肪垂炎[13]

□成因：結腸の脂肪垂が捻転し腫大肥厚した状態とされている。

□特徴：重症感は少ないが，右下腹部で急性虫垂炎や結腸憩室炎と鑑別を要することがある。

□診断：超音波検査では腫大した中心低エコー，周囲高エコーの卵巣様腫瘤（ovoid mass）が特有とされる。

□鎮痛薬などの対症療法で数日で軽快する。

文 献

1) 小関一英（監訳）：急性腹症の早期診断 病歴と身体所見による診断技能をみがく 第2版，メディカル・サイエンス・インターナショナル，2012.

2) 青木 眞：レジデントのための感染症診療マニュアル 第2版，医学書院，2008.

3) Alvarado A：How to improve the clinical diagnosis of acute appendicitis in resource limited settings. World J Emerg Surg 2016；11, 16.
［Pub Med］［Cross Ref］doi：10.1186/s13017-016-0071-8

4) 日本医学放射線学会，日本放射線科専門医会（編）：画像診断ガイドライン2016年版 第2版，金原出版，2016.

5) 森園亜理沙，原 義明，小林宏寿：妊娠26週の急性虫垂炎に対して腹腔鏡下虫垂切除術を施行した1例. 日腹部救急医会誌 2018；38：579-582.

6) 蜂須賀喜多男：急性虫垂炎. 蜂須賀喜多男，中野 哲（編），急性腹症の診断と治療，医学図書出版，1987：537-

558.

7) 角田昭夫：小児虫垂炎の特殊性．外科診療 1979；33：297-301.

8) 宮地正彦，蜂須賀喜多男，山口晃弘，ほか：小児急性虫垂症—5 歳以下の小児虫垂炎．小児外科 1986；18：1239-1244.

9) 中西泰造：やっぱり見逃しやすい虫垂炎．林　寛之（編），救急・ER ノート　あの手この手で攻める！腹痛の診断戦略　解剖学的アプローチから落とし穴回避のワザまで，羊土社，2013：142-147.

10) 宮地正彦，蜂須賀喜多男，山口晃弘，ほか：虫垂炎の臨床的検討．日消外会誌 1985；18：952-960.

11) 福長　徹：急性虫垂炎の保存的治療と手術．日本医事新報 2012；4580：90-92.

12) Poon SHT, Lee JWY, Ng KM, et al：The current management of acute uncomplicated appendicitis：should there be a change in paradigm? A systematic review of the literatures and analysis of treatment performance. World J Emerg Surg 2017；12：46.

13) 窪田忠夫：ブラッシュアップ　急性腹症 2 版，中外医学社，2018.

14) Zerem E, Salkic N, Imamovic G, et al：Comparison of therapeutic effectiveness of percutaneous drainage with antibiotics versus antibiotics alone in the treatment of periappendiceal abscess. Is appendectomy always necessary after perforation of appendix? Surg Endosc 2007；21：461-466.

15) 急性胆管炎・胆嚢炎診療ガイドライン改訂出版委員会ほか（編）：—TG13 新基準掲載—急性胆管炎・胆嚢炎診療ガイドライン 2013　第 2 版，医学図書出版，2013.

16) 急性胆管炎・胆嚢炎診療ガイドライン改訂出版委員会（主催）ほか：—TG18 新基準掲載—急性胆管炎・胆嚢炎診療ガイドライン 2018　第 3 版，医学図書出版，2018.

17) 笠井華子，伊藤康博，江川智久，ほか：下大静脈血栓症を合併したアメーバ肝膿瘍の 1 手術症例．日腹部救急医会誌 2017；37：947-951.

18) 近藤　哲，蜂須賀喜多男，山口晃弘，ほか：肝膿瘍穿通・破裂について—腹腔内破裂により汎発性腹膜炎をきたした 1 治験例ならびに本邦報告例の検討—．外科 1981；43：481-488.

19) 奥田勝裕，榊原堅式，辻　秀樹，ほか：肝膿瘍破裂による汎発性腹膜炎の 1 例．日臨外会誌 2004；65：2251-2254.

20) 島田長人，本田善子，杉本元信：画像診断の進歩と有用性　腹部感染症（感染性腸炎と Fitz-Hugh-Curtis 症候群）．日臨 2007；65 増刊 2：247-250.

21) Lopez-Zeno JA, Keith LG, Berger GS：The Fitz-Hugh-Curtis syndrome revisited. Changing perspectives after half a century. J Reprod Med 1985；30：567-582.

22) 谷浦隆仁，服部晋司，豊田暢彦：腹腔鏡手術が診断と治療に有用であった穿孔性子宮留嚢腫の 1 例．日腹部救急医会誌 2018；38：739-743.

23) 高沢亮治，北山沙知，内田裕将，ほか：閉塞性腎盂腎炎後の寝たきり患者の上部尿路結石に対する治療戦略．Jpn J Endourol 2016；29：42-49.

24) Mangram AJ, Horan TC, Pearson ML, et al：Guideline for prevention of surgical site infection, 1999. Infect Control Hosp Epidemiol 1999；20：247-280.

25) 小林照忠，中川国利，月館久勝，ほか：急性虫垂炎に対する腹腔鏡下手術と開腹手術の比較検討．日外科系連会誌 2013；38：197-202.

26) 磯谷正敏，山口晃弘，原田　徹，ほか：急性虫垂炎を合併した盲腸癌手術症例の検討．手術 2000；54：1293-1297.

27) 梅村将成，湯浅典博，竹内英司，ほか：急性虫垂炎と比較した虫垂憩室炎の臨床的特徴．日臨外会誌 2017；78：2391-2397.

28) Connor SJ, Hanna GB, Frizelle FA：Appendiceal tumors：retrospective clinicopathologic analysis of appendiceal tumors from 7,970 appendectomies. Dis Colon Rectum 1998；41：75-80.

29) Ma KW, Chia NH, Yeung HW, et al：If not appendicitis, then what else can it be? A retrospective review of 1492 appendectomies. Hong Kong Med J 2010；16：12-17.

30) 蜂須賀喜多男：虫垂腫瘍ならびに類似疾患．蜂須賀喜多男，中野　哲（編），急性腹症の診断と治療，医学図書出版，1987：559-565.

31) 惠島　将，瀧　玲子，土井将史，ほか：胸腔内進展をきたした虫垂原発と推定された腹膜偽粘液腫の 1 例．日呼吸誌 2016；5：264-268.

32) WHO Classification of Tumors of the Digestive System. 4th ed. 2010；122-124（文献 31 から引用）

33) 磯谷正敏，安井章裕，坂口昭五：壊疽性無石胆嚢炎の 2 例—その成因と診断—．胆と膵 1984；5：1567-1574.

34) Wagner DE, Elliott DW, Endahl GL, et al：Specific pancreatic enzymes in the etiology of acute cholecystitis. Surgery 1962；52：259-265.

35) Stephenson SE Jr, Nagel CB：Acute cholecystitis：An experimental study. Ann Surg 1963；157：687-694.

CHAPTER 10　❷炎症/感染

36）鈴木　彰，水沢広和，小林恒三郎：急性無石胆嚢炎による胆汁性腹膜炎の1例．外科 1982；44：437-439.

37）磯谷正敏，蜂須賀喜多男：急性無石胆嚢炎 34 手術症例の検討　急性無石胆嚢炎の経過と対策．太田康幸（編集代表），消化器病学の進歩　'85，日本医学館，1986：272-273.

38）寺西克仁，村瀬允也，前田正信，ほか：開心術後抗凝固療法中に発症した急性出血性壊疽性無石胆嚢炎，胆汁性腹膜炎の1例．日胸外会誌 1993；41：83-87.

39）磯谷正敏，山口晃弘：Mirizzi 症候群に対する手術．消外 2004；27：587-593.

40）磯谷正敏：胆嚢摘出術のコツ．幕内雅敏（監修），胆道外科の要点と盲点　第 2 版，文光堂，2009：86-87.

41）北澤龍也：判例に学ぶ医療トラブル回避術．腹腔鏡下胆摘で癌と判明　胆汁漏出から腹膜転移に．NIKKEI MEDI-CAL 2018；47：91-93.

42）Strasberg SM, Hertl M, Soper NJ：An analysis of the problem of biliary injury during laparoscopic cholecystectomy. J Am Coll Surg 1995；180：101-125.

43）堀　明洋，二村雄次，早川直和，ほか：区域性閉塞性化膿性胆管炎を併発した肝門部胆管癌の1治験例．日消外会誌 1988；21：2781-2784.

44）渡邉克隆，久世真悟，京兼隆典，ほか：肝内結石による区域性胆管炎に合併した肝炎症性偽腫瘍の1例．日消外会誌 2013；46：725-733.

45）金井道雄：胆管炎への対策のコツ．幕内雅敏（監修），胆道外科の要点と盲点 第 2 版，文光堂，2009：34-36.

46）満田雅人，渡邉信之，伊藤博士，ほか：肝内胆管破裂による胆汁性腹膜炎の1例．日臨外会誌 2018；79：395-398.

47）磯谷正敏，中神一人，木下　平，ほか：肝硬変症における，いわゆる特発性細菌性腹膜炎 5 手術症例の検討．外科 1980；42：247-253.

48）蓮井宣宏，清水篤志，麻生喜祥，ほか：A 群溶連菌による原発性腹膜炎の2例．日臨外会誌 2017；78：1904-1910.

49）Conn HO：Spontaneous peritonitis and bacteremia in Laennec's cirrhosis caused by enteric organisms：A relatively common but rarely recognized syndrome. Ann Intern Med 1964；60：568-580.

50）Conn HO, Fessel JM：Spontaneous bacterial peritonitis in cirrhosis：variations on a theme. Medicine（Baltimore）1971；50：161-197.

51）山口健太郎，勝部隆男，土屋　玲，ほか：腸間膜脂肪織炎の1例．日消外会誌 1998；31：1889-1892.

PART 3 腹部救急診療［各論］

CHAPTER 11

❸閉塞/捻転

「RUPTURE」｜ IN ｜ O(V) ｜ PE ｜ PA ｜ NI ｜ C！！

1 「閉塞」の病態の概要

■病態：「閉塞」（「O」bstruction）は腸閉塞である。腸閉塞では，腸管の閉塞によって閉塞部より肛門側への腸内容の輸送が中断され，entero-systemic cycle（「ミニ知識 entero-systemic cycle」参照）が破綻し，閉塞部より口側腸管内での吸収障害と分泌亢進によって，口側腸管内に液体が貯留する。嚥下とともに腸管内に流入したガスは，閉塞部より口側腸管内に貯留する。この液体とガスの貯留による閉塞部より口側腸管の拡張，拡張腸管内への液体貯留による internal fluid shift と脱水が腸閉塞の基本的病態である。

■臨床像：閉塞部より口側腸管内のガスと液体の貯留による下記の腸閉塞の三徴と，腹部単純 X 線検査での特徴的な所見が特異的である。

  ●臨床症状

  ◆腸閉塞の三徴である腹痛，嘔気・嘔吐，排ガス・排便の停止が典型的である。

  ◆大腸閉塞で回盲弁が機能している場合には，小腸への腸内容とガスの逆流がないため嘔気，嘔吐がでにくく，盲腸の拡張による右下腹部痛を訴えることが多い。

  ●腹部単純 X 線所見

  ◆拡張腸管内ガス：閉塞部より口側腸管の拡張と肛門側腸管の虚脱による腸管の口径差が腸閉塞に特異的な所見である。したがって，小腸閉塞の場合には，小腸内にガスがあり拡張しているが，大腸内にはガスがみられない。大腸閉塞では，大腸内にガスがあり大腸が拡張する（前掲**表 7** 参照）。

  ◆立位での鏡面像（niveau：ニボー像）：閉塞部より口側の拡張した腸管内に貯留したガスと液体は，立位で上方の逆 U 字形に貯留したガス像と下方の液体との境界部で水平液面像（air fluid level）を形成する（前掲**図 7**）。この境界線は，コップに水が貯まったときに水の表面が鏡のように滑らかで水平になることから，鏡面像と呼ばれる。

  ◆無ガス領域と軟部組織陰影：両端閉塞の closed loop 内にはガスを含まない。絞扼性腸閉塞に進展した場合には，closed loop の壊死腸管は軟部組織陰影を呈する（「CHAPTER 7 腹部救急診療の盲点」参照）。

■腸閉塞の原因と代表的疾患：原因には腸管外（extrinsic：外因性），腸管壁（intrinsic：内因性），腸管内腔（intraluminal bodies：管腔内異物）のものがある。代表的疾患を**表 11** に示す。

■外ヘルニア嵌頓の注意点

  ●臨床症状は，sudden onset の嵌頓部の痛みと膨隆で来院する場合と，腸閉塞症状が前面に出ている場合とがある。

116

CHAPTER 11 ❸閉塞/捻転

表 11 腸閉塞の原因による分類と主な疾患

①腸管外の原因： （Extrinsic）	・癒着/索状物 ・癌性腹膜炎，癌浸潤 ・外ヘルニア嵌頓 ・内ヘルニア嵌頓 ・腸重積 ・結節形成 ・被包性腹膜炎 ・被嚢性腹膜硬化症
②腸管壁の原因： （Intrinsic）	・大腸腫瘍（大部分が癌） ・小腸腫瘍 ・放射線腸炎 ・アニサキス症 ・クローン病
③腸管内腔の原因： （Intraluminal bodies）	・異物 ・胆石 ・食餌 ・糞便

●痛みを訴えられない乳幼児や自身からは痛みを訴えない高齢者や脊髄損傷後などの腸閉塞では，オムツや下着を取って鼠径部，大腿部，手術瘢痕部，傍ストーマ部などの外ヘルニア嵌頓の有無を確認する。

■腸閉塞の分類：閉塞部位と閉塞の型による分類がある。腸閉塞の分類は，治療との関連で重要である。

●閉塞部位による分類：大腸に閉塞がある大腸閉塞と，小腸に閉塞がある小腸閉塞とに分類される。

◆大腸閉塞：原因はほとんどが大腸癌，その他に腸重積，癌性腹膜炎，癌浸潤，糞便性などがある。

◆小腸閉塞：小腸外，小腸壁，小腸内腔に多くの原因疾患がある。

●閉塞の型による分類：単純性，両端閉塞性，絞扼性に分類される。

◆単純性：閉塞部位が通常一か所で閉塞部より口側腸管は open tube となっているもので，小腸閉塞では口側腸管の減圧が容易である。小腸単純性閉塞の原因には，小腸外，小腸壁，小腸内腔に多くの原因疾患がある。大腸閉塞では，回盲弁の逆流防止機能が不全の場合には口側腸管のチューブ減圧が可能である。

◆両端閉塞性：腸管の両端が閉塞されて closed loop を形成するもの。単純性と違って closed loop のドレナージは一般的に困難である。下記のような原因がある。

・索状物や先天性・後天性裂孔：これらによる間隙内や裂孔内に小腸が嵌入し典型的な closed loop を形成する。

・Billroth Ⅱ法再建による胃切除後の輸入脚閉塞：十二指腸断端と輸入脚閉塞部で両端閉塞する。

・回盲弁が機能している大腸閉塞：閉塞部と回盲弁の間で両端閉塞を形成する。

◆絞扼性：腸間膜が絞めつけられて腸管の血行障害が生じているもの。絞扼性腸閉塞の

117

主な原因の両端閉塞では，腸管内腔の閉塞機転に続発して腸間膜が絞扼されたり内圧の上昇によって血行障害が生じ腸管壊死へと進展する。

2 「閉塞」の病態の代表的な疾患の留意点

(1) 大腸閉塞 ［症例 8 参照］

■腹部単純 X 線撮影で閉塞部より口側大腸の拡張を認める。大腸，特に盲腸内ガス像の有無に注目し，少なくとも盲腸が拡張している場合には，大腸閉塞による腸閉塞を考える（「CHAPTER 7 腹部救急診療の盲点」参照）。

■特徴
- 大腸癌の場合，回盲弁が機能し回腸へのガスや腸管内容物の逆流がないと，回盲弁と大腸癌の閉塞部とに closed loop が形成される。
- Closed loop 内圧が上昇し，癌部やその近傍の結腸，あるいは著明に拡張した遠位部の盲腸が穿孔する場合がある。盲腸の拡大が 14 cm 以上[1]では穿孔の危険性が高いと言われている。発熱や白血球数上昇や腹膜刺激徴候がある場合は，閉塞性大腸炎や穿孔の合併を考慮する。

■診断：CT，注腸検査を行う。重複癌の有無にも留意する。

■治療：大腸癌による閉塞では閉塞性大腸炎の発症を予測することは困難であり，緊急処置を要する病態である。
- 緊急外科治療
  - ◆閉塞性右側結腸癌：一期的切除・再建
  - ◆閉塞性左側結腸癌，上部直腸癌：術中腸管減圧＋一期的切除・吻合
  - ◆下部の閉塞性直腸癌：人工肛門造設＋二期的切除・吻合
- ステント留置

  2012 年に自己拡張型金属ステント（self-expandable metallic stent：SEMS）が保険収載され，bridge to surgery としての術前一次的 SEMS 留置報告例が増加しているが[2]，穿孔の合併症[3]や長期予後を悪化させる可能性が指摘[4]されている。

(2) 絞扼性小腸閉塞 ［症例 9 参照］

■「Never let the sun set or rise on an obstructed bowel」：腸閉塞の患者が日中にきた時には日没を待たず，一方，夜間に受診した場合には日の出前に手術を勧めているこの old paradigm[5]は，絞扼性小腸閉塞の診断の困難さと同時に，その病態の重篤性を反映したものであろう。

■小腸閉塞では，見逃してはならない絞扼性小腸閉塞を先ず鑑別する必要があるが，以下のような腸閉塞の場合には，絞扼性小腸閉塞を念頭に置く。
- 開腹術の既往がない：索状物[6]や内ヘルニアによることが多い。
- 開腹術から腸閉塞の発症までの期間が長い：索状物が原因のことが多い。
- 胃切除・食道空腸 Roux-en Y 吻合術や直腸癌に対する腹会陰式直腸切断術や Hartmann 手術の既往がある腸閉塞：
  - ◆Roux-en Y 再建後の挙上空腸の間膜縫合部や直腸切断後の骨盤縫合部にできた異常間隙部に小腸が嵌入していることが多い。

CHAPTER 11 ❸閉塞/捻転

◆胃切除・Roux-en Y 再建後の発症では，挙上空腸と横行結腸間膜にできる間隙（Petersen's defect）への内ヘルニア（Petersen's hernia）を起こしていることもある。

■診断：臨床症状，腹部理学的所見，画像所見，血液ガス分析などから，総合的に診断する。画像診断では，両端閉塞となった closed loop や絞扼腸管を捉えることが重要である[7]。腹部単純 X 線検査では，無ガス像を呈することが約半数あることに留意する。

●臨床症状
◆突然の発症，急激な経過，発熱，頻脈，ショック状態
◆激しい持続的腹痛

●腹部所見
◆著明な圧痛，腹膜刺激徴候
◆腫瘤触知（絞扼腸管）
◆腸雑音の減弱・消失

●腹部単純 X 線所見：壊死腸管による軟部組織陰影に注目
◆無ガス像
◆Pseudotumor sign

●超音波所見
◆腸管蠕動運動の消失
◆腸管壁の肥厚または菲薄化，ケルクリング皺襞の破壊
◆混濁腹水の貯留

●CT 所見：前掲表6参照

●血液ガス分析：pH，BE の低値（「臨床研究絞扼性腸閉塞の鑑別診断：CHAPTER 4　血液ガス分析」参照）

■治療：両端閉塞，絞扼性閉塞は緊急手術。両端閉塞や絞扼を解除しても腸管壊死が疑われれば切除。

(3) 単純性小腸閉塞

■絞扼性小腸閉塞の所見が無い場合に，単純性小腸閉塞と診断する。

■吸引療法：単純性小腸閉塞は，絶飲絶食，胃腸管の減圧・内容の吸引療法によって，腸閉塞の解除が期待できる。吸引療法には，ショートチューブの nasogastric tube（NGT）とロングチューブの nasointestinal tube（LT）を用いる方法がある。

●NGT による吸引療法
胃管を経鼻的に胃内に留置して，胃内容と胃内に逆流した腸管内容を吸引排除する。

●LT による吸引療法
小腸に届く LT を経鼻的に胃内に挿入し，幽門を越えて十二指腸，更に空腸内に進ませ，拡張した小腸内容を直接に吸引排除する。

■閉塞解除の判断：下記の所見があれば，閉塞は解除したと考えられる。これらの所見が認められなければ，開腹術の適応である。

●症状の改善と排ガス・排便の出現
●腹部単純 X 線撮影による小腸ガスの減少・消失と，大腸ガスの出現・増加
●吸引量の減少

119

●LT や NGT からの造影での造影剤の結腸への移行

3 「捻転」の病態の概要

■特徴と疾患：「捻転」（「Ｖ」olvulus）は，sudden onset の腹痛で発症することが特徴である。消化
　管の捻転を起こす疾患には，小腸軸捻と結腸軸捻がある。これらの軸捻症（volvulus）では，腸閉
　塞の症状を呈することが多く，特徴的な画像を呈する。消化管の捻転ではないが，sudden onset の
　腹痛で発症する卵巣腫瘍捻転，，脾捻転，大網捻転などもこの範疇に入れて，疾患の漏れがないよう
　に記憶する。

■治療：軸捻・捻転は手術が原則。S 状結腸軸捻は，内視鏡処置による整復が可能なことがある。

4 「捻転」の病態の代表的な疾患の留意点

（1）胃軸捻
■腹部単純 X 線検査で上腹部の巨大ガス像（前掲図 6）

（2）小腸軸捻 ［症例 10 参照］
■CT で腸間膜の whirl sign（前掲図 32）

（3）虫垂粘液囊腫捻転
■虫垂の管状囊胞性病変，虫垂根部の嘴状集積と二重螺旋構造[8]

（4）結腸軸捻
■S 状結腸，盲腸，横行結腸などの軸捻がある。
　　　　　●慢性便秘や認知，行動が低下した高齢者
　　　　　●高度の腹部膨満と，腹部単純 X 線検査で腹部全体を占居するような巨大な大腸ガス像（前掲
　　　　　図 8 左）が特異的

（5）胆囊捻転
■CT での捻転部の円錐状構造・遊走胆囊・胆囊壁の造影不良・胆囊の腫大（前掲図 33）

（6）脾捻転
■左肩痛（Kehr's sign）と，CT での脾臓の腫大・右側への偏位・脾血管茎の捻れ（前掲図 34）

（7）副脾茎捻
■極めて稀に，急性腹症で発症した報告[9]がある。

（8）大網捻転[10]
■男女比は 2：1 で 40〜50 歳代の発症が多い。右側に多く，急性虫垂炎や結腸憩室炎との鑑別が必要
　となることがある。捻転部の壊死の有無に関係なく自然に軽快する self limited disease とされる。

（9）卵巣腫瘍捻転
■多くは生殖年齢の女性で，sudden〜acute onset の下腹部痛や背部痛で発症することが多い。捻転
　が可逆的な場合，一時的に疼痛が軽快することがある。

■下腹部痛と超音波検査で骨盤内腫瘤を認める場合には疑う。

■一般的に良性で周囲との癒着を生じにくい腫瘍で腫瘍径が 5 cm 以上（ただし，10 cm を超えると骨

盤内でのスペースの関係で捻転の危険は低くなる）の場合に捻転を起こしやすく[11]，若年女性では皮様嚢腫（dermoid cyst）や奇形腫（teratoma）が多い[10]。

■虚血の痛みであり，基本的に腹部所見がでにくい。強い痛みのわりに腹部所見が軽い点，背部痛がある点で尿管結石に類似するので，女性の尿管結石を診断する際には卵巣捻転の可能性も考える[10]。

(10) 精巣捻転

■発生から解除までの時間が6時間を超える場合，捻転の程度と経過時間によって精巣救命率が低下する[12]。下記の特徴に留意する。

- ●思春期に好発する下腹部に放散する突然発症の激痛
- ●精索が右側より長い左側の精巣に2～3倍好発
- ●患側の精巣全体の腫大と挙上
- ●精巣挙筋反射の消失（立位で患側大腿内側をこすっても精巣が5mm以上挙上しない）
- ●精巣が陰嚢に固定されていない停留精巣は精巣捻転のリスク
- ●ドプラ超音波での精巣内血流の減少・消失

症例8　76歳・女性

現病歴：貧血の精査のため，大腸内視鏡検査の前処置の下剤を内服して寝た翌朝に腹痛を訴え，搬送された。

バイタルサイン：収縮期血圧60mmHg，体温35.1℃，ショック状態であった。

腹部所見：著明に膨満していた。

血液検査：WBC 15,580/μL，CRP 2.27mg/dL，Hb 10.1g/dL，Alb 3.4g/dL，BUN 41.5mg/dL，CRE 1.5mg/dL

血液ガス：pH 7.182，BE-11.9mEq/L

腹部X-P：盲腸からS状結腸まで著明に拡張した大腸ガス像を認めた（**図63**）。

直腸診：腫瘤を触知しなかった。

腹部CT：直腸壁の肥厚とこれより口側大腸の著明な拡張を認めた。

注腸検査：上部直腸にapple core signと完全閉塞を認めた（**図64**）。

　全身状態が極めて悪かったことから，閉塞性大腸炎を合併した直腸癌による大腸閉塞と診断し，緊急手術を行った。

手術所見：上部直腸に直腸癌があり，口側腸管は著明に拡張していた。全大腸と小腸におよぶ広範な壊死腸管を認め，大腸亜全摘，小腸大量切除，回腸人工肛門造設を行った。

切除標本：直腸に2型の癌があり，これより口側5cmの正常粘膜を介して口側結腸に壊死・虚血性病変が認められた（**図65左**）。この閉塞性大腸炎の病変は，小腸まで広範囲に広がっていた（**図65右**）。

術後経過：ショックから離脱できず，術後20時間で死亡した。死亡時の腹壁には，発赤と一部に壊死を認めた（**図66**）。血液培養で *Aeromonas hydrophila* が検出された。

[考察]　大腸癌による大腸閉塞に合併し，劇的な経過を辿った閉塞性大腸炎

■本症例は，大腸内視鏡検査の前処置の下剤内服を契機に直腸癌による大腸閉塞を発症し，急激に閉塞性大腸炎と *Aeromonas hydrophila* 敗血症を合併し，劇的な経過を辿った症例である。前処置を

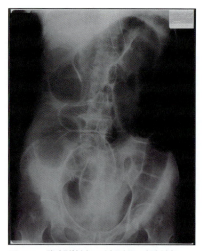

図63　腹部単純X線所見（臥位）
盲腸からS状結腸まで著明に拡張した大腸ガス像を認める。

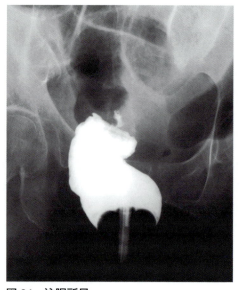

図64　注腸所見
上部直腸にapple core signと完全閉塞を認め，これより口側の大腸内にガスの貯留を認める。

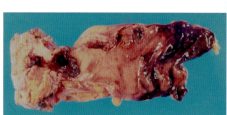
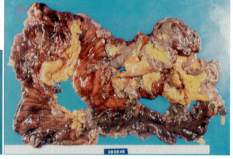

図65　切除標本
図左：直腸に2型の癌があり，これより口側5cmまでの正常粘膜を介して結腸に閉塞性腸炎の病変がある。
図右：追加切除した全結腸から小腸には，広範囲に閉塞性腸炎の病変が認められる。

行う前の閉塞症状の程度は不詳であるが，大腸内視鏡の前処置の下剤投与には慎重でなければならない。

(1) 腸閉塞をきたす大腸癌

■大腸癌による大腸閉塞の診断根拠には，下記の4パターンがある[13]。

- 注腸型：本症例のように腹部単純X線撮影により大腸閉塞が疑われ注腸検査で診断されるもの
- 消化管透視型：上部消化管透視が行われた数日後の腹部単純X線撮影で造影剤の大腸での中断とそれより口側の大腸拡張から診断されたもの
- 既診断型：大腸癌の診断がなされておりながら経過中に腸閉塞を発症したもの

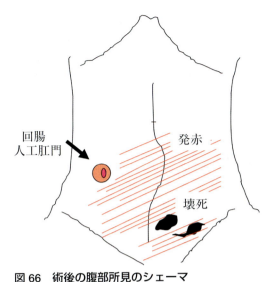

図66　術後の腹部所見のシェーマ
下腹部の腹壁は発赤し，皮膚の一部は壊死している。

　　　　●誤診型：他の診断で手術がなされ術中に大腸癌による腸閉塞が判明したもの
■右側大腸癌では，腫瘍は肉眼的に2型で病悩期間が長く慢性に経過し症状もはっきりしないことが多く，既診断型，誤診型が多い．腹部愁訴を訴える患者に上部消化管透視を行った場合には，便秘のepisodeをもつ排便習慣の変化の有無に注意して，翌日に腹部単純X線撮影を行い腸閉塞の有無を確認する慎重さが必要である[13]．一方，左側大腸癌では，3型や小さい輪状発育を示すannular constricting typeが多い[13]．
■組織学的にはss以上の進行癌が多いが，肉眼所見で局所浸潤を認めた多くは組織学的に浸潤を証明し得たsi症例は少ない．また炎症性癒着が多く，炎症性癒着と癌浸潤や腹膜播種との鑑別は困難である．したがって，根治性ありと判断された場合には積極的に合併切除することが望ましい[13]．

(2) 閉塞性大腸炎

■閉塞性大腸炎は，大腸癌などによる閉塞部や狭窄部より口側の正常粘膜部を介して，拡張した口側大腸粘膜に潰瘍性病変を認める疾患である．腸管の拡張による腸管壁の血行障害が一因と考えられている．
■私が勤務していた大垣市民病院外科での連続した5年間の大腸癌手術1,309件の内，大腸閉塞で手術を行った症例は147例（11%）で，この内10例（6.8%）に閉塞性大腸炎の合併を認めた．
　　●本邦での大腸癌の大腸閉塞合併頻度は平均10%前後[14]，大腸癌による大腸閉塞における閉塞性大腸炎の合併頻度は7%[15]と報告されており，ほぼ同様の発生頻度であった．
　　●この閉塞性大腸炎を合併した10例の大腸癌の占居部位は，横行結腸1例，S状結腸2例，直腸7例であった．小腸にまで閉塞性大腸炎の病変が広範に認められた症例は，本症例を含めた直腸癌の2例であった．
　　●本症例が死亡し，閉塞性大腸炎10例の死亡率は10%であった．
■大腸癌による大腸閉塞で発熱や高度の白血球数異常，腹壁強直，バイタルサインの異常を認める場合は，閉塞性大腸炎や穿孔の合併を考える．

PART 3 腹部救急診療［各論］

■閉塞性大腸炎や穿孔を合併した場合には，予後は不良である。閉塞性大腸炎や穿孔の合併を予測することは困難であることから，大腸癌による大腸閉塞は緊急対応が必要な oncologic emergency な病態である。

（3）*Aeromonas hydrophila* 感染症

■*Aeromonas hydrophila* 感染症は，下記の特徴がある。

● *Aeromonas hydrophila* は，グラム陰性桿菌で軟部組織感染症の主な起炎菌である（「CHAPTER 6 ミニ知識　急速に進行する軟部組織感染症」参照）。化膿性病変は極めて短時間で生じ，速度的には A 群 β 溶連菌や *Clostridium perfringens* などに近い。周囲に壊死を起こし，筋膜炎や骨髄炎を起こすこともある[16]。

●原発性腹膜炎の原因となることもあり[16]，急性腹症で発症した症例報告[17]もある。

●肝硬変や悪性腫瘍などの免疫不全状態では菌血症や敗血症を起こし，死亡率は 30〜50％に上る[16]。

●抗菌薬はアミノグリコシド系，キノロン系が有効とされる[16]。

一口メモ **Oncologic emergency**

□一般社団法人日本癌治療学会用語・ICD-11 委員会用語集（2013 年版）[18]によると，oncologic emergency とは「癌自体あるいは癌治療に関連した原因により生命の危機が切迫している状態を示すもので，救急処置が必要となり，癌救急とも訳される病態のことである。」と定義されている。腹部救急疾患には，肝癌破裂，大腸癌による大腸閉塞，各種癌の癌性腹膜炎や小腸癌による小腸閉塞，胃癌穿孔，大腸癌穿孔など oncologic emergency が多い。

症例 9 **57 歳・女性**

現病歴：腹痛と嘔気・嘔吐，排ガス・排便の停止で来院した。疼痛が強く，持続的であった。

腹部 X-P：立位での撮影はできず，臥位で腹部単純 X 線検査を行うと，上腹部と左側腹部には拡張のないガス像を認めたが，全体にガスは少なく，いわゆる無ガス像（**図 67**）と考えられた。

腹部エコー：腸蠕動とケルクリング皺襞が保たれた拡張腸管（**図 68 左**）が認められ，更にこの所見とは異なって，蠕動が消失しケルクリング皺襞が破壊された拡張腸管と腹水の貯留（**図 68 右**）が認められた。

　以上の所見から絞扼性小腸閉塞と診断し，緊急開腹手術を行った。

手術所見：索状物で絞扼された拡張壊死腸管と，その口側の open tube obstruction である単純性小腸閉塞部の血行障害のない著明に拡張した腸管を認めた（**図 69**）。索状物を切離して絞扼を解除し，壊死腸管を切除した。口側の著明に拡張した小腸を術中に減圧し，肛門側断端と端々に吻合し消化管を再建した。

術後経過：順調であった。

［考察］　無ガス像を呈した絞扼性小腸閉塞

■腸閉塞の三徴を認め，腹痛は高度で腹部単純 X 線検査で無ガス像の所見であることから，絞扼性小腸閉塞に典型的な症例である。

■積極的に超音波検査や CT による画像検査を行い，絞扼性小腸閉塞の有無を診断することが重要で

124

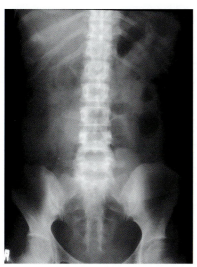

図67 腹部単純X線所見（臥位）

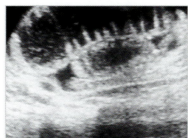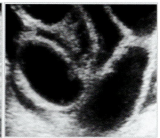

図68　超音波所見
（文献8より許諾を得て転載）

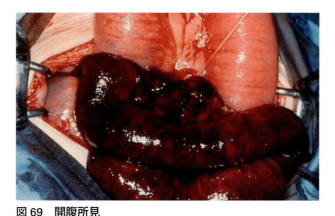

図69　開腹所見
索状物で絞扼された拡張壊死腸管（図下方）とその口側のopen tube obstructionである単純性小腸閉塞部の血行障害のない著明に拡張した腸管（図上方）を認める。
（文献8より許諾を得て転載）

ある．本症例は，絞扼部の壊死となったclosed loopと，それより口側のopen tubeである単純閉塞部を超音波検査で描出された．

■壊死腸管切除後の消化管再建では，絞扼部より口側の拡張腸管を術中に減圧すると，吻合が容易となり縫合不全の防止にもなり得る（「私はこうする：腸閉塞の壊死腸管切除手技2．拡張腸管の術中減圧法」参照）．

臨床研究　絞扼性小腸閉塞における拡張腸管内貯留液のCT値[19]

□背景：絞扼性小腸閉塞の初期変化は，絞扼腸管粘膜の虚血・壊死であり，これは絞扼腸管内の貯留液に性状変化をきたすと考えられる．拡張腸管内貯留液のCT値によって，客観的な絞扼性小腸閉塞の判定が可能と推測される．

PART 3 腹部救急診療［各論］

□対象と方法：大垣市民病院外科における 2004 年 3 月～12 月までの絞扼性小腸閉塞群 11 例と非絞扼群 23 例を対象とし，絞扼性小腸閉塞群では絞扼部と考えられる腸管内の貯留液とその周囲の腹水の CT 値，単純性腸閉塞群では腸管内貯留液と腹水の CT 値を測定し，両者を比較検討した。

□結果：腸管内貯留液の CT 値は，前者 28.5±8.5 HU，後者 18.3±6.5 HU で有意差があったが，腹水の CT 値には差はなかった。ROC 曲線による検討から，絞扼性小腸閉塞の CT 値の cut off 値は 22 HU と考えられた。

□結論：拡張腸管内貯留液の CT 値測定は，絞扼性小腸閉塞の診断に有用であると考えられた。

ミニ知識 結節形成による腸閉塞[20]

□結節形成による腸閉塞は，移動性に富む 2 つの遊離腸管係蹄がお互いに結ばれるように巻きついて結節を形成し，腸管はお互いに，または一方が他の腸管を絞扼して，腸管の血行障害をきたすものである。

□胃切除などによる腸間膜脂肪織の減少[21)22]，腸間膜が長いこと，腸間膜基部が狭いことなどの解剖学的要因や，一度に大量の食餌を摂取するなどの食事性要因が考えられている。

□関与する腸管は，小腸と S 状結腸，小腸相互，小腸と盲腸の 3 つがある。

□臨床診断は困難であるが，発症は急激で腹痛は強く持続性で，絞扼性腸閉塞の症状を呈する。腹部 CT で closed loop を 2 つ認めた報告[22]があり，結節形成の特徴的所見と考えられる。

□ほとんどの症例で腸管は壊死になっている[22]ので，結節を解除することなく結節形成の口側と肛門側を確認し，その間を切除し端々吻合を行う。

私はこうする 腸閉塞の壊死腸管切除手技

（1）壊死腸管切除時の腸間膜処理

□全身状態が不良な患者では，壊死腸管の切除のための腸間膜処理は迅速に行う。

□この腸間膜の結紮・切離には，先端は細いが横幅は最大 8 mm ほどあり，中央部が陥凹している Schmieden 消息子と，先端部が半円状に大きく弯曲しているので，Schmieden 消息子中央部の陥凹に沿わせた手首の回転操作で容易に結紮糸を通すことができる Deschamps 動脈瘤針，とを使用すると便利である[23]（**図 70 右**）。

□切除腸管が広範な場合には，腸間膜を扇状に切除する（**図 70 左上**）。吻合用の鉗子は腸間膜反対側腸管の血行が悪いことを考慮して，腸間膜付着部より反対側にやや斜め（10° 以内）にかける[23]（**図 70 左下**）。

□腸管吻合部は，壊死境界部から少なくとも 1～2 cm 離して viability のある部位で行う。

（2）拡張腸管の術中減圧法

□腸閉塞で閉塞部より口側腸管が著明に拡張している場合には，術中に拡張腸管を減圧するとよい。胃管からの減圧法とイレウスバッグを用いた方法とがある。

□胃管からの減圧法

126

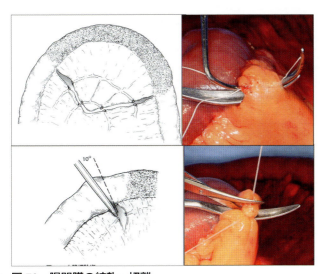

図70　腸間膜の結紮・切離
（文献20，23より許諾を得て転載）

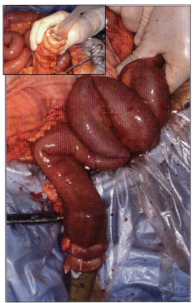

図71　イレウスバッグを用いた術中
　　　減圧・洗浄法
イレウスバッグに繋がれた口側断端の小腸は，開腹創の外に誘導されている。拡張腸管を愛護的にしごいて，腸管内容物を少しづつイレウスバッグの中に回収している。
（文献23より許諾を得て転載）

　　○拡張腸管の肛門側に腸鉗子をかけ，腸管を示指と中指の間に挟んで，口側に腸管を愛護的にしごいて，少しづつ腸内容物を口側に移動させる。
　　○腸鉗子を逐次，減圧された口側腸管にかけ直し，同様の操作を繰り返して腸内容を胃内に送り入れ，胃管で吸引・排除する。
　□イレウスバッグを用いる減圧法（腸管を切除する場合）
　　○切除した腸管の口側断端にイレウスバッグを挿入・固定し（**図71左上**），胃管からの減圧法と同様な操作で，拡張の少ない上部空腸から肛門側に愛護的に腸内容を移動させて，腸内容をイレウスバッグ内に回収する（**図71**）。
　　○大腸閉塞で大腸を減圧する場合には，切除した大腸の口側断端にイレウスバッグを挿入・固定した後，虫垂を切除しその断端から洗浄用のチューブを挿入固定して，生食水を大腸内に流して洗浄する。この腸管減圧と腸管内洗浄によって，大腸癌による大腸閉塞も予定手術と同様に一期的腸管切除・吻合が安全に行える[24]。

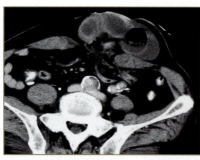
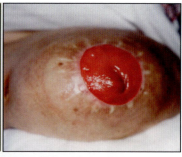

図72　傍ストーマヘルニアの造影CT横断面（左）と外観（右）
脱出腸管（図左）によって，ストーマ部は著明に膨隆している（図右）。

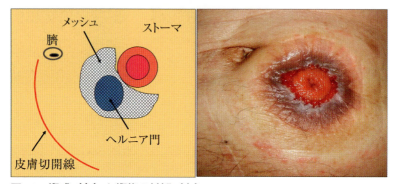

図73　術式（左）と術後の外観（右）
術後は，ストーマ部の膨隆は認めない（図右）。

私はこうする　外ヘルニア嵌頓手術のコツ

(1) 還納困難な外ヘルニア嵌頓

□通常よりやや大きめの皮膚切開を置き，ヘルニア嚢に達してヘルニア門を露出する。
□通常，ヘルニア嚢内には滲出液が貯留して緊満していることが多い。この場合，ヘルニア嚢の透見部を穿刺して，貯留液を排除してヘルニア嚢の緊満を取る。
□ヘルニア門とヘルニア嚢との間に，ペアン鉗子を鈍的に挿入する。ペアン鉗子を少し広げ，鼠径ヘルニアの場合は鼠径靱帯を，大腿ヘルニアの場合は恥骨の方向に裂孔靱帯を，それぞれ開いたペアン鉗子の間で，メスあるいはクーパーを用いて切開してヘルニア門を開大して絞扼を解除してヘルニア嚢を引き出す。

(2) 傍ストーマヘルニア嵌頓

□図72のような傍ストーマヘルニアに対し，ストーマからの術中汚染を回避するために下記の術式（図73左）を行った。
　① ストーマ内腔にガーゼを挿入し，便の漏出による術中の術野汚染を防止する。
　② 消毒後，術野以外を広く被覆する。
　③ 汚染防止のためにストーマから距離を置き，1/4周程の弧状の皮膚切開を加える。
　④ ストーマ方向に皮弁を形成し，ヘルニア嚢を露出する。

CHAPTER 11　❸閉塞/捻転

⑤　ヘルニア囊を切除し，全周性にヘルニア門を露出する。

⑥　ヘルニア門を広くメッシュで覆うように数針縫合固定して修復する。

⑦　皮膚を縫合・閉鎖する。

□**図 73 右**は術後の外観で，ストーマ周囲の膨隆は認めない。

基礎知識 癒着・索状物の成因と小腸閉塞の発生機序

1　癒着・索状物の成因

(1) 癒着の成因

□一般に癒着は，腹膜欠損部にできる。従来，この腹膜欠損部への腸管の付着とその後の線維性瘢痕によって，癒着が生じるとされていた。一方，Ellis[25]は，①腹膜の欠損部は数日で漿膜化され癒着を生じないが，腹膜欠損部を縫合するとかえって癒着を起こすこと，②この癒着部には肉眼的ならびに造影剤注入による実験で周囲組織から血管が入っていること，を確かめている。このことから，癒着が生じるのは腹膜欠損自体ではなく devascularized tissue の存在であり，縫合部などの緊張がかかった ischemic tissue の部位には十分な血流を確保するために周囲組織から新生血管が入って血流が供給され，ischemic crisis が終わると血管は吸収され，その後に線維性の癒着が残るとしている。

□この癒着の新しい考え方を応用して，閉腹時は腹膜には縫合糸がかからないように留意している。これは，腹膜縫合による腹膜虚血を作らないことで，血流を確保するための腸管癒着を防止し得ると考えるためである。大網が利用できる場合には，閉腹創の直下に大網を配置し，大網が使えない時には癒着防止シートを利用することもある。

(2) 索状物の成因

□開腹術後からの歳月が長く経過したあとに発症する腸閉塞では，索状物が原因であることが多い。このことから，開腹術によって形成された腹膜欠損部への線維性癒着は，長期にわたる腸蠕動によって引き伸ばされ，癒着部から離れて索状物になると推測される。

□開腹術の既往がなくても，腹膜垂炎[26]や腸間膜脂肪織炎[27]，大網[28]，mesodiverticular band[29]による索状物によって，腸閉塞が発症した報告がある。

2　癒着・索状物による小腸閉塞の発生機序

(1) 索状物による絞扼性小腸閉塞

□索状物による絞扼性小腸閉塞の発生機序については，gas trap mechanism[30]で下記のように説明されている。

①索状物によって形成された間隙に腸管が入り込み，腸管内に急に大量のガスなどの内容物が流入すると，輸出脚の内腔は閉塞され内容物は腸管 loop 内に trap される。輸入脚を通って流入する内容物によって，益々腸管 loop は拡張し更に腸管は深く嵌入する。

②ついには輸入脚も閉塞され closed loop を形成し，腸間膜も絞めつけられると腸間膜内を走行

129

PART 3　腹部救急診療［各論］

する静脈の閉塞，更に動脈も閉塞され，腸管はうっ血，虚血から最終的には壊死に陥る。

（2）単純性小腸閉塞

□単純性腸閉塞の発生機序は，下記のように考えられている[31]。

　①腸管の癒着部には軽度の捻れや屈曲を生じているが，通常は小腸内容の通過障害はない。しかし，癒着への負荷の増大や消化不良の食物塊の流入などによって通過障害が生じると，癒着部より口側の腸管が拡張する。

　②この口側腸管の拡張によって，癒着部の捻れや屈曲は増大し，腸管内腔が狭窄する。この狭窄した癒着部が支点となって，腸の無差別的移動は回転運動に変えられ，癒着部の腸管は更に捻られる。

　③その捻れはそのまま別の場所に移動して癒着部にしわ寄せが及び，全体の捻れが癒着部1か所に集中して強い閉塞をきたし，単純性の小腸閉塞を発症する。

□単純性小腸閉塞の保存的治療における腸管の減圧の目的は，腸管の拡張をとることによって腸管の捻れを戻し，閉塞を解除することである。

解説
単純性小腸閉塞の重症度診断：胃管からのガストログラフィンによる消化管造影

1　背景

□単純性小腸閉塞では，NGTやLTによる保存的腸管減圧によって症状は軽快し，腹部単純X線検査での小腸ガス像や腸管の拡張像も減少する。しかし，単純性小腸閉塞の原因である癒着・屈曲部局所の重症度判定—完全閉塞か不完全閉塞か—を行わず，漫然と保存的治療を継続するだけでは，減圧治療をいたずらに遷延させることになりかねない。保存的治療の限界を早期に判断し，重症例では手術によって閉塞の原因を解除し，早期に患者の苦痛を取り除くことも重要である。

□従来，LTによる減圧とそれを用いた選択的小腸造影は，単純性小腸閉塞に対する保存的治療法のスタンダードとなっており，その造影所見から完全閉塞群（Ⅰ型）と不完全閉塞群でcaliber changeを示している狭窄型（Ⅱ型）が手術適応，不完全閉塞群で屈曲像を認めるがcaliber changeのない屈曲型（Ⅲ型）と非狭窄群（Ⅳ型）が保存的治療とされている[32]。しかし，LTによる保存的治療では，LTの幽門通過が困難で挿入にX線透視を必要としたり減圧吸引管理に手間がかかることが多く，稀にLT留置による腸重積を合併することがある。

□一般に，NGTによる保存的治療は減圧効果が劣ると考えられているが，RCTではNGTとLTの治療成績に差は認められていない[33]。減圧チューブの選択は医師の裁量や医療機関の方針に委ねられている。

□大垣市民病院では，単純性小腸閉塞と考えられる場合には原則としてNGTを用いた腸管減圧を行い，重症度診断の手段として水溶性造影剤のガストログラフィンを用いた小腸造影[20)34)35)]を行っている。ただし，開腹手術後早期の場合やpoly surgeryの症例で高度の癒着が予想され非手術療法を積極的に期待する状況下などでは，LTを用いることが多い。

□NGTからのガストログラフィンによる消化管造影を行うのは，下記のような理由からである。

130

○ショートチューブは，挿入が簡単で保存的治療中の管理も容易である。
○ショートチューブからの造影は閉塞部に到着するまでに希釈されて正確な閉塞部の状況が得られないが，完全閉塞か不完全閉塞かを知ることが目的である。
○ガストログラフィンによる蠕動亢進作用によって比較的短時間にその判定が可能である。

以下，大垣市民病院における胃管からのガストログラフィンを用いた消化管造影による単純性小腸閉塞の重症度診断法，その利点と注意点，および小腸閉塞の治療成績を紹介する。

2 胃管からのガストログラフィンによる消化管造影

(1) 方法

□輸液による保存的治療の効果が現れるまでに1日もかからないことから，半日から1日の胃管による保存的減圧治療を行い，その後にガストログラフィンによる造影を行う。

□ガストログラフィンは，正常人では経口投与後平均45分で盲腸に移行し，3時間以上の遅れは小腸閉塞を示す[36]とされる。このことから，100 mLのガストログラフィンを胃管から注入して胃管をクランプし，その後，経時的（1時間後，3時間後，5時間後）に腹部単純X線撮影を行う。ただし，夜間にずれ込んだ場合には翌早朝に撮影を行ったり，造影剤の進行状況によっては撮影回数を増やす。

(2) 造影所見の分類

□造影剤の進行状況が前回のX線所見に比べて著変がみられなくなった時点の造影所見を下記の3型に分類している。

○Ⅰ型（小腸閉塞型）：拡張小腸の肛門側端に閉塞部を認める（**図74左**）
○Ⅱ型（小腸停滞型）：小腸の閉塞部は確認できないが，造影剤は拡張小腸内で停滞し，結腸への移行が認められない（**図74中央**）
○Ⅲ型（結腸移行型）：造影剤が結腸に移行している
　◇Ⅲa型：小腸の拡張像が残っている
　◇Ⅲb型：小腸の拡張像が消失している（**図74右**）

(3) 造影所見と重症度判定

□造影分類と重症度判定・治療方針
○Ⅰ型，Ⅱ型：高度閉塞と判定，手術で閉塞解除

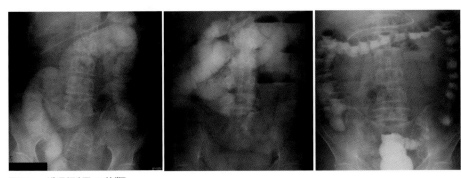

図74　造影所見の分類

PART 3　腹部救急診療［各論］

　　○Ⅲa 型：軽度～中等度閉塞と診断，減圧治療を継続

　　○Ⅲb 型：腸閉塞解除・治癒と判定，経口摂取を開始

　Ⅲa では稀に絞扼性小腸閉塞のことがあり，慎重な経過観察が必要である。

3　ガストログラフィンによる消化管造影の利点と注意点

□ガストログラフィンを用いた造影は，先ず胃管による減圧によって腸管の捻れを軽減した後，ガストログラフィンの腸管蠕動亢進作用と腸管浮腫軽減作用[37]とによって，腸管内容物の肛門側への先送りを促進する。

□完全閉塞あるいは高度閉塞例では，過重負荷によってかえって閉塞は増強し，造影所見はⅠ型やⅡ型を呈し，保存的治療の限界を早期に判定できると考えられる。一方，閉塞が不完全あるいは軽度な場合には，前述の腸管内容物の先送りによって，単純な腸管減圧のみの場合よりも有効に閉塞を解除できると考えられる。

□ガストログラフィンによる消化管造影は，単純性小腸閉塞の重症度診断を "視覚に訴えて"，客観的に判定できる利点がある。ガストログラフィンの結腸移行による腸閉塞解除率は，最新の成績[38]では感度 100％，特異度 91.2％，陽性的中率 98.3％，陰性的中率 100％であった。この造影分類に基づく重症度分類は，単純性小腸閉塞の簡便で有益な治療戦略と言える[39]。

□臨床所見や各種画像検査によっても診断しえなかった絞扼性小腸閉塞が，Ⅰ型やⅡ型の造影所見から緊急手術の対象となる場合もある。この意味では，ガストログラフィンによる消化管造影は，種々の診断法の網の目を通り抜けた絞扼性小腸閉塞の早期拾い上げ診断にも有用である[40]。
　急性腹症診療ガイドライン[41]でも，水溶性造影剤を用いた小腸造影は，癒着性小腸閉塞症に対する手術の必要性の判定に有用とされている。

□胃管からのガストログラフィンによる造影の問題点としては稀に，ガストログラフィンによる消化管造影検査施行後に誤嚥性肺炎の発生がある[37]。造影剤投与前にはルーチーンに胃管から胃内を十分に減圧して，誤嚥性肺炎の合併症を予防すべきである[38]。

4　小腸閉塞の治療成績

□**図 75** に大垣市民病院における小腸閉塞の診断・治療のアルゴリズムを示す。

□私が勤務していた大垣市民病院外科での連続する小腸閉塞 543 例の検討では，絞扼性小腸閉塞は 65 例（12％），単純性小腸閉塞は 478 例（88％）であった。後者の 393 例（82.2％）で NGT を用いた保存的治療が奏効し，減圧期間が 3 日以内で閉塞が解除されたものは 329 例（83.7％）であった。ガストログラフィンによる消化管造影は，早期に単純性小腸閉塞の重症度を判定し，保存的治療の限界を見極める上で有用であることが示されている。

ミニ知識 **アニサキス症**

□アニサキスが寄生したサバ，イワシ，サケ，マグロなどの魚介類を生で食べて，長さ 2～3 cm，幅

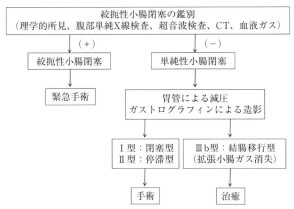

図75　小腸閉塞における診断・治療のアルゴリズム

0.5〜1 mm ほどの白い糸状のアニサキス幼虫が胃壁などの消化管に刺入した場合，激しい腹痛を生じる[42]。

□胃アニサキス症では，食後数時間で発症する[10]。強い上腹部痛で胃アニサキス症が疑われたら緊急胃内視鏡を施行し，虫体を認めれば摘出する。

□腸アニサキス症は，生鮮魚介類を生で食べてから1〜2日後に発症する[10]。幼虫が小腸壁に刺入し，腸管の攣縮と粘膜層における好酸球浸潤を伴う浮腫性変化による壁肥厚によって小腸閉塞がおきることがある[42]。アニサキス症による腸閉塞では，腹部造影CTで造影効果を伴う限局性・全周性の小腸壁の肥厚と内腔の狭小化と，これより口側小腸の拡張，腹水貯留が認められる[43]。小腸アニサキス症の早期診断には，下記のような基準[44]がある。

　　○発症前数日間に鮮魚を生食している。
　　○腹部単純X線撮影で，臥位像にて小腸loopを，立位像で鏡面像を認める。
　　○腹部超音波検査で腹水の貯留を認める。
　　○腹水が多い割には，全身状態が良好で，腹部の理学的所見も軽度である。

□腸アニサキスによる腸管狭窄は，一過性で単純性小腸閉塞であることから，保存的治療，ないし開腹術を行っても腸切除はしないとする方針が一般的である。しかし，稀に虫体の腸管壁穿孔による腹膜炎や，肉芽腫に伴う索状物による絞扼性小腸閉塞の報告もあるので，注意深い経過観察が必要である[42]。

症例10　65歳・女性

現病歴：3日前から下腹部痛があったが，昨夜，突然に激烈な左下腹部痛となった。今朝には疼痛は軽快し気分も良好となったが，昼頃に再び腹痛が出現したため，救急外来を受診した。

既往歴：開腹歴なし。

腹部所見：膨満し著明な圧痛を認めた。

腹部X-P：立位で，拡張した小腸にニボーを認めた。

　腹痛が強く開腹術の既往のない腸閉塞であることから，絞扼性小腸閉塞と診断し，緊急手術を行った。

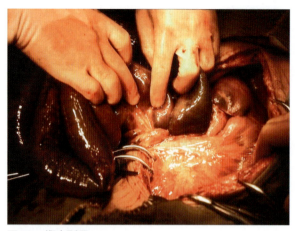

図76 術中所見
（文献45より許諾を得て転載）

手術所見：回腸と子宮とが癒着し，この癒着部を固定点として約1mの回腸が腸間膜の長軸を中心として患者の尾側より眺めて反時計方向に180°捻転し，腸管の色調は不良であった（**図76**）。癒着を剝離し捻転腸管を整復すると，腸管の血流は回復し，腸管切除は回避できた。

術後経過：順調であった。

[考察]　小腸軸捻による小腸閉塞

■腹部単純X線検査で腸閉塞に典型的な立位でのニボー像から，腸閉塞の診断は容易である。腹痛が再燃性で強度であったので，緊急手術が行われた。

■小腸軸捻には，下記のような特徴が知られている。
　　　●突然の激痛発作
　　　●腸管が"twist"と"untwist"を繰り返したためと推測される症状の軽快・増悪
　　　●CTでのwhirl sign（前掲図32）

本症例[45]は，まだCTがなかった時代の症例であるが，突然の激痛と症状の軽快・増悪のキーワードから，小腸軸捻の術前診断も可能であったかと思われる。

■静脈血流は遮断されるが動脈血行が保たれている場合には，腸管内滲出液の増大と著明な腸管攣縮によって，腹部単純X線検査で無ガス像[46]を呈することがある。また，開腹手術後早期に発症[45]することもある。

■絞扼性小腸閉塞や小腸軸捻での絞扼や軸捻解除後の腸管のviabilityが問題となる。一般的に，下記の所見があればviabilityがあると判定される。
　　　●腸管の色調や蠕動が回復する。
　　　●腸間膜の腸管付着部の終末動脈拍動がみられる。
　　　●腸管漿膜の光沢がある。

文献
1）幸田圭史：イレウスの治療と予防．2010年（平成22年）度後期日本消化器外科学会教育集会2010：65-75.
2）福田明輝：閉塞性大腸癌に対するステント留置と手術成績．日腹部救急医会誌2017；37：455-460.

3）杉下敏哉，阪井　守：大腸ステント挿入の2週間後に穿孔をきたした直腸癌の1例．日腹部救急医会誌 2018；38：711-715.

4）Sabbagh C, Browet F, Diouf M, et al：Is stenting as "a bridge to surgery" an oncologically safe strategy for the management of acute, left-sided, malignant, colonic obstruction? A comparative study with a propensity score analysis. Ann Surg 2013；258：107-115.

5）Silen W, Hein MF, Goldman L：Strangulation obstruction of the small intestine. Arch Surg 1962；85：121-129.

6）木戸川秀生，森口智江，野々村遼，ほか：開腹歴のない小腸閉塞に対する腹腔鏡手術の検討．日腹部救急医会誌 2018；38：603-607.

7）磯谷正敏，山口晃弘，原田　徹，ほか：イレウスの画像診断．外科 2002；64：135-140.

8）野々村遼，木戸川秀生，上原智仁，ほか：捻転を機に診断された低異型度虫垂粘液性腫瘍の1例．日腹部救急医会誌 2017；37：667-671.

9）竹元伸之，山本　宏，佐藤敏昭：急性腹症で発症した副脾茎捻転の1例．日臨外会誌 2009；70：3141-3145.

10）窪田忠夫：ブラッシュアップ　急性腹症．中外医学社，2014.

11）上原麻理子：対象臓器別にみた超音波診断へのアプローチ　14　産婦人科領域．森　秀明（編著）：救急・当直の現場で役立つ腹部超音波診断ファーストステップ，診断と治療社，2016：168-175.

12）中井秀郎：停留精巣，精巣回転症（精巣捻転症）．山口　徹，北原光夫，福井次矢（総編集），今日の治療指針　私はこうしている，医学書院，2010：925.

13）磯谷正敏，蜂須賀喜多男，山口晃弘，ほか：大腸癌イレウス手術症例の検討．外科 1981；43：927-935.

14）牛谷義秀，望月英隆，山本哲久，ほか：閉塞性大腸炎の臨床的検討．日本大腸肛門病会誌 1992；45：238-243.

15）坂口敏夫，小西文雄，腰塚史朗，ほか：閉塞性大腸炎症例の臨床的検討．日本大腸肛門病会誌 1989；42：1153-1157.

16）青木　眞：レジデントのための感染症診療マニュアル　第2版，医学書院，2008.

17）藤村　至，下沖　収，八重樫瑞典，ほか：Aeromonas hydrophila による敗血症を発症した急性腹症の1例．日腹部救急医会誌 2015；35：929-933.

18）一般社団法人日本癌治療学会用語・ICD-11 委員会用語集（2013年版）［online］http://www.jsco.or.jp/jpn/user_data/upload/File/yougo13.pdf（2018-03-05）

19）宮木祐一郎，山口晃弘，磯谷正敏，ほか：拡張腸管内の貯留液 CT 値からみた絞扼性イレウス診断．日消外会誌 2008；41：464-468.

20）蜂須賀喜多男，磯谷正敏：臨床外科クリニック　イレウス治療，東京，医学書院，1991.

21）近藤真治，蜂須賀喜多男，山口晃弘，ほか：結節形成によるイレウス7例の検討．臨外 1993；48：117-120.

22）松岡信成，藤田晃司，菊永裕行，ほか：腸管結節形成症により絞扼性腸閉塞をきたした1例．日腹部救急医会誌 2017；37：819-822.

23）磯谷正敏：小腸絞扼性イレウスの開腹手術手技．手術 2013；67：161-166.

24）吉川晃士朗，金岡祐次，亀井桂太郎，ほか：左側結腸癌イレウスに対する術中腸管減圧洗浄を併施した一期的切除吻合の手術成績．日腹部救急医会誌 2018；38：324.

25）Ellis H：Adhisiona and bands. In：Intestinal Obstruction, New York, Appleton-Century-Crofts, 1982：197.

26）中川元道，兒玉利勝，野田普平，ほか：横行結腸の絞扼性イレウスの1例．日臨外会誌 2017；78：776-779.

27）浅田由樹，神田和亮，小関一幸，ほか：腸間膜脂肪織炎の2例．日消誌 2006；103：1372-1376.

28）中村哲子，小林悟史，鈴木仁史：大網によるバンドで絞扼性イレウスを呈した症例の検討．埼玉放射線 2013；61：201.

29）安田香織，松井康司，種村廣巳，ほか：腹部 CT 検査が術前診断に有用であった Meckel 憩室 mesodiverticular vascular band による絞扼性イレウスの1例．日臨外会誌 2009；70：98-103.

30）Gatch WD, Trusler HM, Ayers KD：Effects of gaseous distention on obstructed bowel. Incarceration of intestine by gas traps. Arch Surg 1927；14：1215-1221.

31）前谷俊三，柏原貞夫，倉本信二，ほか：癒着性腸閉塞の成立機序．とくにイレウスになりやすい腸管の位置について．手術 1977；31：697-704.

32）三重野寛治，網野賢次郎，奥島伸治郎，ほか：癒着性イレウスの保存療法の限界と手術適応について．腹部救急診療の進歩 1988；8：409-412.

33）Fleshner PR, Siegman MG, Slater GI, et al：A prospective, randomized trial of short versus long tubes in adhesive small-bowel obstruction. Am J Surg 1995；170：366-370.

34）小田高司，蜂須賀喜多男，山口晃弘，ほか：イレウス症例における消化管透視の有用性について．腹部救急診療の進歩 1990；10：665-669.

PART 3 腹部救急診療［各論］

35）磯谷正敏，蜂須賀喜多男，山口晃弘，ほか：小腸機械的イレウス症例の手術適応と時期．腹部救急診療の進歩 1992；12：363-368.

36）Zer M, Kaznelson D, Feigenberg Z, et al：The value of Gastrografin in the differential diagnosis of paralytic ileus versus mechanical intestinal obstruction：A critical review and report of two cases. Dis Colon Rectum 1977；20：573-579.

37）Thompson JS：Contrast radiography and intestinal obstruction. Ann Surg 2002；236：7-8.

38）高山祐一，金岡祐次，前田敦行，ほか：小腸閉塞症の診断と治療方針決定のための水溶性造影剤（ガストログラフィン®）を用いた経口造影検査の有用性．日腹部救急医会誌 2017；37：565-570.

39）Mori H, Kaneoka Y, Maeda A, et al：Determination of therapeutic strategy for adhesive small bowel obstruction using water-soluble contrast agents：An audit of 776 cases in a single center. Surgery 2017；162：139-146.

40）赤川高志，山口晃弘，磯谷正敏，ほか：小腸機械的イレウスの手術適応と術後成績．日腹部救急医会誌 1999；19：849-855.

41）急性腹症診療ガイドライン出版委員会（編）：急性腹症診療ガイドライン 2015，医学書院，2015.

42）山口晃弘：腸アニサキス症．蜂須賀喜多男，中野　哲（編），急性腹症の診断と治療，医学図書出版，1987：484-498.

43）松倉史朗，橋口和義：高気圧酸素治療が奏効した小腸アニサキス症による腸閉塞の 1 例．日腹部救急医会誌 2017；37：631-635.

44）加納宣康，山田直樹，原　　聡，ほか：小腸アニサキス症例の臨床的検討—早期診断基準の提唱—．日臨外会誌 1990；51：1883-1889.

45）磯谷正敏，北島正是，田近徹也，ほか：小腸捻転イレウス 23 例の検討．外科 1979；41：557-562.

46）Matsukura S, Shirota A：Diagnosis and treatment of acute abdominal conditions with special reference to roentgenographic findings. Am J Surg 1968；115：804-811.

PART 3　腹部救急診療［各論］

CHAPTER
12

❹穿孔/穿通

「RUPTURE」| IN | O(V) | PE | PA | NI | C!!

1 「穿孔」の病態の概要

■特徴：「穿孔」（「PE」rforation）は消化管穿孔である。消化管穿孔では，下記の所見が特異的である。

　　　　●Sudden onset の腹痛
　　　　●板状硬や腹膜刺激徴候を示す腹部所見
　　　　●画像所見での腹腔内遊離ガス（free air）

■腹腔内遊離ガス：検出率は，腹部単純 X 線検査では全体で 30〜50％で，上部消化管穿孔で 3 分の 2，下部消化管穿孔で 3 分の 1 に留まり，腹部手術の既往があると更に下がるとされている[1]。CT での検出率は高く，CT は free air の他にも腹腔内の液体貯留や胃内容物の貯留の程度の検索にも有用である。

■原疾患
　　　●穿孔の原因として，癌も多いことに注意する。
　　　　◆十二指腸：ほとんどが消化性潰瘍
　　　　◆胃：約 60％が癌で，残りが消化性潰瘍
　　　　◆小腸：ほとんどが非特異的潰瘍，稀に癌，放射線腸炎，クローン病，ベーチェット病など。腸液の酸度は高くなく細菌量も多くないので，一般に穿孔しても症状の発現に時間を要し腹膜刺激徴候も軽度[2]
　　　　◆大腸：約 20％が癌で，その他に憩室，糞便性，内視鏡検査などの医原性，薬剤性（分子標的治療のベバシズマブなど），潰瘍性大腸炎など多彩。直腸では異物挿入も念頭に置き，プライバシーに配慮した問診が必要[3]

■治療：一部の胃・十二指腸の消化性潰瘍穿孔では保存的治療も可能であるが，一般的に経過とともに汎発性腹膜炎に進行するので，緊急手術が原則である。特に大腸穿孔は，発症当初から細菌性腹膜炎による敗血症から DIC や多臓器不全を引き起こし予後不良であり，適切な術式の選択が重要である。

2 「穿孔」の代表的な疾患の留意点

（1）胃・十二指腸穿孔［症例 11 参照］

■胃穿孔では約半数が癌の穿孔であり，潰瘍穿孔がほとんどである十二指腸とは異なっている。

■胃・十二指腸潰瘍（消化性潰瘍）穿孔は，ストレスや酸に対する胃・十二指腸粘膜の防御機構を減

137

弱させるステロイドや NSAIDs などの薬剤，*H. pylori* 陽性[4]などが危険因子である。

■典型的な発症の仕方，画像所見を示すので，診断は一般に容易である。

■診断・治療が 12 時間遅れると回復は疑わしく，24 時間以上経過すると予後は不良となる。下記のような胃・十二指腸穿孔の病期分類[5]，あるいは基本的な進展様式（natural course）[6]を理解しておく。

- ●早期・第一相（2 時間以内)/「汚染[6]」
    - ◆突然の上腹部激痛で発症し，胃液などによる化学的刺激によって顔面蒼白，冷汗，苦悶状となる。
    - ◆通常，打診で肝濁音境界は消失し，立位での腹部単純 X 線検査で横隔膜下の鎌状の腹腔内遊離ガス（前掲**図 9**），あるいは左側臥位での肝上面のガス像を認める。
    - ◆穿孔部が小さい時には，大網や肝臓などの周囲臓器によって被覆され，激しい反応や症状がでないことがある。稀に遊離ガスが多量で，臨床的には気腹という著明な腹部膨満が前面に出ることがある。
- ●中期・第二相（2〜12 時間)/「拡散[6]」
    - ◆穿孔初期の激しい腹痛は，その後軽快し自覚症状も改善する。
    - ◆しかし，生理的に存在している少量の腹水は循環しており，穿孔部から漏れた消化液は急速に下方に進展して，腹部全体に広がる[6]。
    - ◆腹膜刺激徴候が出現し，腹部はいわゆる板状硬を呈し，腹部全体に圧痛を認める。
- ●後期・第三相（12 時間以降)/「炎症[5]」
    - ◆発症 12 時間以降には，細菌性腹膜炎となる[7]。
    - ◆嘔吐が頻回となり，腸管麻痺のための腹部膨満が出現する[7]。
    - ◆マクロファージなどの種々の炎症性細胞が放出するさまざまなサイトカインが血中に入り[6]，全身的な敗血症性ショックや循環血液量減少性ショックに移行する[7]。苦しみと不安で目は虚ろになり，目の周囲は落ち窪んだいわゆるヒポクラテス顔貌となる[5]。

■保存的治療の適応基準：消化性潰瘍診療ガイドライン[8]によると，以下の適応基準を満たした場合には，保存的治療の適応となる。

- ●発症 24 時間以内
- ●重篤な合併症が無く，全身状態が安定している
- ●腹膜刺激症状が上腹部に限局している
- ●腹水が少量である
- ●年齢 70 歳以下

■外科治療：開腹や腹腔鏡下に，腹腔洗浄ドレナージ＋穿孔部閉鎖＋大網被覆が一般的に行われる。

■胃穿孔では，癌の穿孔を絶えず念頭に置く必要がある。穿孔部の部分切除や生検，術中の肉眼所見と術後の検索から胃癌穿孔を確診した場合には，適応があれば再手術を行う。

(2) 大腸穿孔

■原因は癌，特発性，糞便・宿便，憩室などがある。

■憩室穿孔は内圧の上昇や糞石によって先行するる憩室炎の症状がなく突発的に穿孔を起こすもので，臨床的には糞便性・宿便性大腸穿孔と同様である[9]。

CHAPTER 12 ❹穿孔/穿通

■遊離ガス像の描出は CT でも困難なことがあり，臨床症状から診断せざるを得ない場合もある。
■治療：大腸穿孔の本態は敗血症であり，治療の基本は①蘇生，②抗菌薬，③原因除去である。

●蘇生（resuscitation）：呼吸不全やショックに対する集中治療
●抗菌薬投与（antibiotics）：腸内細菌，嫌気性菌をカバーする抗菌薬を投与（「基礎知識：腹部救急疾患による感染症と抗菌剤」参照）
●緊急手術（source control）：前処置が行われている大腸内視鏡検査による医原性の穿孔は穿孔部単純閉鎖や穿孔部切除・吻合も可能であるが，一般的に大腸穿孔では腸管の再建がなく縫合不全の心配のない下記の術式を全身状態に応じて選択する。

◆穿孔部腸管切除＋単孔式人工肛門（Hartmann 手術）：穿孔部を含めて腸管を切除し，肛門側断端を縫合・閉鎖して口側断端を人工肛門として腹腔外に出す。
◆穿孔部腸管切除＋単孔式人工肛門＋粘液瘻：腸管を切除し，口側断端を単孔式人工肛門，肛門側断端を粘液瘻とする。
◆Exteriorization：穿孔部を人工肛門とする術式で，手術時間が短く低侵襲で，全身状態が極めて不良な場合に行われる。

■Damage control surgery：外傷の damage control surgery の概念の応用として，初回手術は最低限の source control として穿孔部腸管を切除してその両端はステープラーで閉鎖したまま腹腔内に残し，一次的腹壁閉鎖を行って48〜72時間後に planned relaparotomy で吻合やストーマ造設などを行う術式も紹介されている[9]。人工肛門を造設する手間と時間の節約になるが，救命できた場合には1回で済んだはずの手術を2回行う必要があるなどの問題点が残る[9]。
■エンドトキシン吸着療法も全身状態によって考慮される。

3 「穿通」の病態の概要［症例12参照］

■語呂合わせの「PE」では，穿孔の特殊形態である穿通の病態も忘れてはならない。
■特徴：「穿通」（「PE」netration）が疑われるのは，原因不明の腹壁や大腿部，陰嚢部，直腸肛門周囲の化膿性病変や腸腰筋膿瘍，軟部組織内や後腹膜腔にガスを認める場合などである。憩室炎や大腸癌の周囲臓器への穿通が多く，大腸の検索が必要なことが多い。直腸肛門周囲膿瘍では，クローン病や潰瘍性大腸炎が原因のことがある。
■胃・十二指腸潰瘍の後腹膜・膵臓・腎などの後腹膜臓器への穿通は，一般に腹部救急疾患としての意義は少ない。
■治療：穿通によって惹起された病変と穿通を引き起こす原疾患の治療を要する。

症例 11 5歳・男児

現病歴：10日前から咳と痰があり，近医で風邪薬の投薬を受けていた。9日前に口唇裂の二期手術のため某病院に入院したが，入院中から時々軽い腹痛があり，また咳や痰も軽快しないので手術は延期となり退院した。発症当日の朝食後に，急に激烈な腹痛が出現した。腹痛が軽快しないので，午後6時に救急外来を受診した。
既往歴：生後2日目に先天性口唇裂形成術

139

PART 3 腹部救急診療［各論］

入院時バイタルサイン：顔面苦悶状，意識清明，呼吸脈拍整，血圧 120/90 mmHg，体温 37.2℃。

腹部所見：やや膨隆し，全体に圧痛，反跳痛があり腸雑音は聴取しなかった。

血液検査所見：WBC 13,400/μL，RBC 469×10^4/μL，Ht 38.3%

腹部単純X線検査：横隔膜下に free air を認めた。

　以上の所見から，消化管穿孔と診断し緊急開腹手術を行った。

手術所見：腹部正中切開で開腹すると，腹腔内には少量の淡黄色の腹水があり，十二指腸球部に膿苔を認め胆嚢が同部を被覆していた。癒着を剝離すると球部前壁に 7×7 mm 大の円形の穿孔と穿孔周囲の硬結を認め，十二指腸潰瘍穿孔と診断した。

術式：穿孔部を含めた Heineke-Mikulicz 法による幽門形成術，幹迷走神経切断，腹腔洗浄・ドレナージ術を施行した。

術後経過：術後経過良好で，術後第 19 病日に退院した。

［考察］：幼児の十二指腸潰瘍穿孔

■本症例[10]は，今から約 40 年前の症例である。当時は，超音波検査が臨床に応用され始めた頃で，本症例には超音波検査は行っていないし，CT もなかった時代である。典型的な突然の腹部激痛と腹部単純 X 線検査での腹腔内遊離ガス像から，上部消化管穿孔の診断は容易である。緊急手術が行われたが，当時の医療水準から標準的な治療法である。

■現在では，どのように治療されるであろうか？　①十二指腸潰瘍の成因，②保存的治療の適応基準，③手術を行うとしたら，どのような術式を選択するか，を考えてみよう。

（1）小児消化性潰瘍の成因[10][11]

■小児消化性潰瘍には，その原因が不明で潰瘍再発のリスクが高く外科手術が必要となる割合が高いとされる[11]原発性潰瘍と，ステロイドや NSAIDs などの薬剤，ピロリ菌感染などの十二指腸潰瘍の誘因が比較的明らかな続発性潰瘍とが知られている。

■本症例[10]は，かぜ薬の内服と口唇裂の手術入院による環境の変化とが十二指腸潰瘍の誘因となった可能性がある。しかし，かぜ薬の投与期間も数日と短いし，患児の検査入院への環境適応も良かったことから，これらは十二指腸潰瘍の十分な誘因とは考え難く，原発性潰瘍と推測される。また，手術所見で潰瘍の穿孔径は 7 mm と大きく，穿孔部周囲組織に硬結を触れていることから，慢性潰瘍で難治性の可能性がある。

（2）保存的治療の適応基準

■江角ら[12]は，消化性潰瘍診療ガイドライン[8]に準じて，小児の十二指腸潰瘍穿孔の保存的治療の適応基準を，下記のように示している。

　　　　●全身状態が安定している

　　　　●CT で腹水が少量である

　　　　●発症してから 24 時間以内に治療を開始できる

　　　　●小児外科医が経過を注意深く観察できる環境にある

■本症例は，発症後 6 時間程度が経過しているが，発症してから 24 時間以内に治療を開始できること，また顔面苦悶状ではあるが意識清明，血圧の低下もなく，全身状態が安定している。術中所見から，腹水は少量で穿孔部は胆嚢で被覆されていた。したがって，経過を小児外科医により注意深く観察できる環境にあれば，小児の十二指腸潰瘍穿孔の保存的治療の適応基準を満たしている。

■以上のことから，現在であればCTで腹水貯留の程度を確認したうえで，鎮痛剤を投与して腹痛をコントロールしながら，小児外科医とともに注意深い観察のもとで，絶食・輸液・抗潰瘍薬（H_2ブロッカー，PPI），抗菌薬投与などによる保存的治療を行い，穿孔の持続や再穿孔による腹痛や腹部所見の増悪，全身状態の悪化の際には速やかに手術治療を行うであろう．

(3) 小児の十二指腸潰瘍穿孔に対する手術法

■一般的に，下記のような術式とともに，腹腔洗浄・ドレナージが行われる．
- 穿孔部閉鎖＋大網被覆
- 迷走神経切離＋幽門形成
- 迷走神経切離＋胃前庭部切除
- 幽門側胃切除

■消化性潰瘍診療ガイドライン[8]では腹腔洗浄・ドレナージ＋穿孔部閉鎖＋大網被覆が推奨され，腹腔鏡下での手術例も報告[13]されているが，開腹術と腹腔鏡下手術との比較試験での症例は全身状態のよい患者であり，緊急に腹腔鏡下手術が行える施設や技術も施設間に差があるこのことから，その後のガイドライン改訂版[14]では，腹腔鏡下手術は推奨されていない．

■本症例に保存的治療を選択し，その後に手術治療が必要となった場合には，確実な術式で発育上も問題がない「迷走神経切離＋幽門形成」（実際に行った術式）をやはり選択したい．術後は，ピロリ菌陽性の場合の除菌，抗潰瘍薬投与など，再発の可能性を念頭に置いて，慎重にフォローアップを行う[12]．

> **私はこうする** 十二指腸潰瘍穿孔に対する幽門形成術

□幽門形成術は，穿孔部を含めて十二指腸の縦軸方向に紡錘形にtrimmingし，切開を胃内に延長（図77左）して，胃壁は層々，十二指腸壁はAlbert-Lembertの結節縫合で横縫し，幽門形成術（Heineke-Mikulicz法）を行う．更に，幽門形成部に大網を縫着し，幹迷走神経切離を追加する場

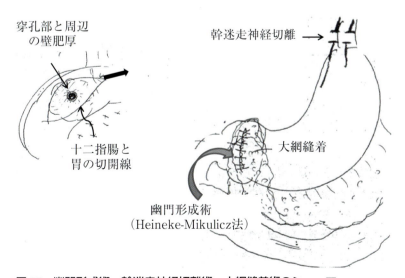

図77　幽門形成術，幹迷走神経切離術，大網縫着術のシェーマ

合もある（**図77右**）。

□本術式は，十二指腸潰瘍が再発性で幽門狭窄気味となっている症例には，術後狭窄の心配がなく安心して行える。過大な侵襲となる幽門側胃切除を避けることができる意義は大きい。

一口メモ　　消化管穿孔と鑑別を要する疾患

□急性胃粘膜病変（acute gastric mucosal lesion：AGML），胃アニサキス症，破傷風などでは，強い上腹部痛や反跳痛，筋性防御などの腹部所見から消化管穿孔と鑑別を要する場合がある。

□前2者では，板状硬といった腹膜刺激徴候に乏しく，胃アニサキス（「ミニ知識：アニサキス症」参照）では生鮮魚介類の摂取の既往がある。破傷風では，腹直筋の強い攣縮による腹痛[15]と腹部板状硬様の腹部所見を呈することがあり，稀に急性腹症と診断され開腹手術を受けた報告例[15)16]もあるが，外傷の既往や嚥下障害，開口障害などの破傷風を想起させる症状や筋攣縮による筋組織の崩壊によるCPKの上昇[16]に留意する。

症例12　65歳・女性

現病歴：2週間前から，誘因や外傷の既往がないのに，右大腿部の腫脹と疼痛が出現し，近医で神経痛として加療されたが，軽快せず歩行困難となったので来院した。

理学的所見：右下腹部に抵抗を触知し，右大腿部に熱感，赤発，びまん性の腫脹を認めた。

血液検査所見：RBC 378×10^4/μL，Hb 8.7 g/dL，WBC 10,000/μL，TP 6.3 g/dL，CRE 1.1 mg/dL，BUN 41.1 mg/dL

入院後の経過の概要：

　　　　●右大腿部の所見は増強し，圧迫で握雪感を触知した。

　　　　●38.7℃の発熱とともにショック状態となった。

　　　　●大腿部の単純X線検査で，皮下および筋層内に大小多数のガス像を認めた（**図78**）。

　以上の所見から，右大腿部ガス壊疽，敗血症性ショックと診断し緊急に筋膜切開排膿，壊死組織切除，ドレナージを施行した。

術後経過：内科的集中治療で敗血症性ショックからは回復していたが，術後第15病日からドレーンからの排膿が増加し，発熱，右大腿部皮膚の黒色壊死など局所所見が増悪した。

細菌学的検査：筋膜切開時とこの時の細菌学的検索で，2回とも *Bacteroides fragilis* が分離され，この他にも嫌気性菌と大腸菌が検出された。

　下記の所見から，右大腿部の感染源として大腸病変が疑われた。

　　　　●入院来，右下腹部に抵抗を触知している。

　　　　●貧血があり，便潜血陽性である。

　　　　●下部消化管に優勢な腸管内常在菌である多種類の嫌気性菌が検出されている。

　腹腔内検索も同時に行う方針のもとで，右大腿切断術を施行した。

2回目の手術所見と術式：右下肢切断，断端部皮膚を部分縫合閉鎖した後に，右下腹部傍腹直筋切開で開腹すると，腹膜および腸管漿膜に米粒大の結節を多数認めた。上行結腸下部に硬結部を触知し，これは側腹壁と強固に癒着していた。小結節を生検し，後腹膜をドレナージして手術を終了した。結節は，組織学的に転移性腺癌（腹膜播種）と診断された。

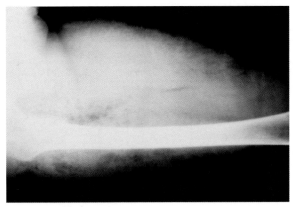

図78 大腿部X線写真
皮下および筋層内に大小多数のガス像を認める。
（文献18より許諾を得て転載）

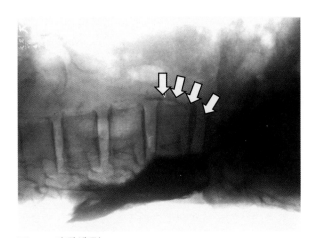

図79 瘻孔造影
造影剤は一旦，後腹膜腔に貯留した後，糸状に腹腔内へと向かい，腸管内に漏出している。
（文献18より許諾を得て転載，一部改変）

術後経過：後腹膜腔に留置したドレーンから造影すると，造影剤は一旦，後腹膜腔に貯留した後，糸状に腹腔内へと向かい，腸管内に漏出した（**図79矢印**）。その後の経過は，癌性腹膜炎にDICを合併し，術後第99病日に死亡した。

剖検所見：右側結腸は右側腹壁に強固に癒着し，これを癒着部壁側腹膜とともに一塊として腸管を摘出した。上行結腸下部に潰瘍形成のある腫瘍を認め，後腹膜に穿通（**図80矢印**）していた。腫瘍は，病理組織学的に腺癌の所見であった。

［考察］：上行結腸癌の後腹膜穿通によって発症した右大腿部ガス形成性フレグモーネ

■右大腿部の病変は当初，ガス壊疽と診断したが，ガス壊疽の診断には下記の基準[17]がある。

- 壊死組織および膿性滲出液を伴うこと
- 創部にガスを証明するか，捻髪音を認めること

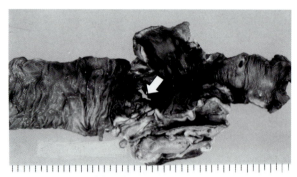

図80　剖検での切除標本
上行結腸下部に潰瘍形成のある腫瘍を認め，後腹膜に穿通（図矢印）している。
（文献18より許諾を得て転載）

- ●傷から Clostridium perfringens の証明，あるいはグラム陽性桿菌が証明されること
- ■本症例[18]では，細菌学的検索で Clostridium perfringens は検出されず，偏性嫌気性グラム陰性桿菌の Bacteroides fragilis が分離された。Bacteroides fragilis はガスを産生するので，最終的に本症例は，上行結腸癌の後腹膜穿通によって発症した右大腿部ガス形成性フレグモーネと診断した。
- ■Bacteroides fragilis は糞便内正常細菌叢中の約99％を占める[19]。Bacteroides fragilis が病原性をもつのは，容易に細菌が増殖拡大する可能性がある広範な組織損傷と循環障害があり，基礎疾患として悪性腫瘍，抗生剤投与，糖尿病などがある場合とされる[19]。本症例[18]では，上行結腸癌を基礎疾患にもち，その後腹膜腔への穿通により Bacteroides fragilis が病的に増殖し，後腹膜腔から大腿部へ感染が進展したと考えられる。
- ■右大腿部ガス形成性フレグモーネに対し広範な筋膜切開，ドレナージを行ったが，病勢は悪化し大腿切断を余儀なくさせられた。今から35年以上も前の症例である。今日の強力で適正な抗菌薬使用（「基礎知識：腹部救急疾患による感染症と抗菌剤」参照）と早期に原発病巣への処置が行われていたならば，過大な侵襲は回避できた可能性がある。
- ■直腸癌の前立腺穿通から，会陰部・陰囊・下腹部の壊死性筋膜炎（Fournier's gangrene）を発症した症例（前掲図41）も経験している。同様な報告[20]や，S状結腸憩室の腹壁への穿通による腹壁の壊死性筋膜炎の報告[21]，虫垂憩室穿通による後腹膜膿瘍と大腿部皮下までガス形成性フレグモーネが波及した症例の報告[22]などが散見される。原因不明の大腿部，腹部，後腹膜，陰囊の化膿性病変を見た場合には，大腸病変の有無の検索が必要である。

基礎知識　腹部救急疾患による感染症と抗菌剤

□腹部救急疾患による感染症では下記の点に留意して抗菌剤を投与する。
　　○嫌気性菌は嫌気培養しない限り培養されず，空気に触れると死滅するので，下記のような感染症では嫌気性菌が原因微生物と臨床診断される[23]。
　　　　◇腹腔内感染症：消化管，特に下部消化管，胆道系など
　　　　◇骨盤内感染：子宮内など

◇種々の部位の膿瘍

◇瘻孔を形成した皮膚軟部組織感染症

○腹腔内感染症では，主としてグラム陰性桿菌（*E. coli, Klebsiella* など）と嫌気性菌（ほとんどが *Bacteroides fragilis*）が関与している。エンピリカルな治療として，グラム陰性桿菌と嫌気性菌をカバーする抗菌薬を投与する[6]。

○院内・医療関連感染，糖尿病，免疫不全状態，敗血症の場合には，最初から緑膿菌をスペクトラムに入れる抗菌薬を選択する[6)23]。この際，最も広域で最も活性度の高いカルバペネム系はできるだけ避け，最期の切り札として温存する[23]。

□原因微生物として重要で治療薬が限られている腸球菌，緑膿菌，*Bacteroides fragilis group* をカバーできる代表的な抗菌薬と，抗菌薬治療における注意点（注）を下記に示す[23]。

○腸球菌（グラム陽性球菌）：

◇ペニシリン系

（注1）セフェム系で腸球菌は治療できない。腸球菌以外のグラム陽性菌へのセフェム系の感受性は，第1世代＞第2世代＞第3世代の順

（注2）A群溶連菌によるトキシンショック症候群および壊死性筋膜炎の際に，毒素産生抑制性効果などからリンコマイシン系のクリンダマイシンがペニシリン系より有効とされる[6)23]。

○緑膿菌（グラム陰性桿菌）：

◇ペニシリン系：ピペラシリン・タゾバクタム

◇セフェム系：セフェピム（第4世代）

（注）緑膿菌以外のグラム陰性菌へのセフェム系の感受性は，第3世代＞第2世代＞第1世代の順

◇アミノグルコシド系

◇ニューキノロン系：シプロフロキサシン（第1世代），レボフロキサシン（第2世代）

◇カルバペネム系

○*Bacteroides fragilis group*（嫌気性菌）：

◇メトロニダゾール：Bacteroides への第一選択薬

◇ペニシリン系：アンピシリン・スルバクタム，ピペラシリン・タゾバクタム

◇ニューキノロン系：モキシフロキサシン（第3世代）

◇カルバペネム系

文 献

1) 山﨑高宏：腹部全体の痛みだったら．林　寛之（編），救急・ER ノート　あの手この手で攻める！腹痛の診断戦略　解剖学的アプローチから落とし穴回避のワザまで，羊土社，2013：95-102.

2) 原　真也，谷田信行，大西一央，ほか：小腸穿孔40例の臨床的検討．日臨外会誌 2009；70：12-17.

3) 水村直人，奥村　哲，豊田　翔，ほか：十二指腸潰瘍穿孔に似た外傷性直腸穿孔：伏せられた受傷機転．日腹部救急医会誌 2018；38：783-785.

4) Huang JQ, Sridhar S, Hunt RH：Role of Helicobacter pylori infection and non-steroidal anti-inflammatory drugs

in peptic-ulcer disease：a meta-analysis. Lancet 2002；359：14-22.

5) 小関一英（監訳）：急性腹症の早期診断　病歴と身体所見による診断技能をみがく　第2版，メディカル・サイエンス・インターナショナル，2012.

6) 青木　眞：レジデントのための感染症診療マニュアル　第2版，医学書院，2008.

7) 山口晃弘：胃・十二指腸潰瘍穿孔．蜂須賀喜多男，中野　哲（編），急性腹症の診断と治療，医学図書出版，1987：252-271.

8) 日本消化器病学会（編）：消化性潰瘍診療ガイドライン，南江堂，2009.

9) 窪田忠夫：ブラッシュアップ　急性腹症，中外医学社，2014.

10) 太田博郷，中神一人，磯谷正敏，ほか：幼児の十二指腸潰瘍穿孔の1例．外科 1980；42：870-872.

11) Tam YH, Lee KH, To KF, et al：Helicobacter pylori-positive versus Helicobacter pylori-nagative idiopathic peptic ulcers in children with their long-term outcomes. J Pediatr Gastroenterol Nutr 2009；48：299-305.

12) 江角元史郎，高橋由紀子，福田篤久，ほか：保存的療法にて治癒した小児十二指腸潰瘍穿孔の1例．日小外会誌 2014；50：217-222.

13) 大津一弘，横山　隆，市川　徹，ほか：小児十二指腸潰瘍穿孔に対し腹腔鏡下大網被覆術を施行した1例　本邦初小児報告例．日小外会誌 1995；31：1043-1047.

14) 日本消化器病学会（編）：消化性潰瘍診療ガイドライン 2015 改訂第2版，南江堂，2015.

15) Chan ST, Kang CH：A case of tetanus mimicking acute abdomen. Singapore Med J 1994；35：641-642.

16) 鈴村　潔，山口晃弘，磯谷正敏，ほか：急性腹症と診断し緊急開腹術を施行した破傷風の2例．日腹部救急医会誌 2001；21：1375-1379.

17) 田頭　勲，古川清憲，山本保博，ほか：綜説ガス壊疽　診断と治療．ICU と CCU 1979；3：1-6.

18) 磯谷正敏，中神一人，木下　平，ほか：結腸癌に合併した右大腿部ガス形成性フレグモーネの1例．外科 1980；42：428-432.

19) 上野一恵：嫌気性菌感染症─基礎の立場から─．感染症 1975；5：1-8.

20) 鳥谷建一郎，渡邉一輝，髙山真秀，ほか：Fournier 壊疽で発見された直腸癌の1例．日臨外会誌 2017；78：2503-2507.

21) 小林大悟，野村尚弘，田邊　裕，ほか：S状結腸憩室穿通に起因した壊死性筋膜炎の1例．日臨外会誌 2016；77：3000-3005.

22) 三木明寛，大谷　剛，石川順英：単孔式腹腔鏡下に切除した後腹膜膿瘍を伴う虫垂憩室穿通の1例．日腹部救急医会誌 2017；37：593-597.

23) 矢野晴美：絶対わかる　抗菌薬はじめの一歩，羊土社，2010.

PART 3　腹部救急診療［各論］

CHAPTER
13

❺急性膵炎

［RUPTURE］ IN O(V) PE **PA** NI C！！

1　「急性膵炎」の病態の概要

■特徴：「急性膵炎」（「PA」ncreatitis）では，下記の所見が特異的で診断基準[1]ともなっている。
- ●Acute onset の上腹部痛
- ●血中リパーゼやアミラーゼの膵酵素の上昇
- ●胆石膵炎では，血中リパーゼやアミラーゼの膵酵素の上昇に加えて肝胆道系酵素，特にトランスアミナーゼの上昇
- ●超音波，CT または MRI での膵腫大，膵周囲や後腹膜腔，結腸間膜などの脂肪織濃度の上昇，液体貯留，仮性嚢胞形成，膵実質 density の不均一，膵壊死などの所見

■原因疾患：アルコールと胆石が2大原因である。その他に，診断的 ERCP，内視鏡的乳頭処置，膵・胆管合流異常症，高脂血症（中性脂肪＞1,000 mg/dL），副甲状腺機能亢進症，妊娠後期に発症することがある。本章では，胆石に起因する胆石膵炎を中心に記述する。

■病態：重症例では，種々の原因で活性化された膵消化酵素が膵組織を自己消化し，二次的に産生されたサイトカインなどの生理活性物質が膵周囲に流入し，発症初期から SIRS をきたす[2]。血管透過性亢進，組織浮腫から腹部コンパートメント（区画）症候群[3]や血管内脱水・臓器の微小循環不全，膵壊死巣への感染などから MOF に進行する。

■臨床的特徴
- ●一般に膵炎による圧痛の最強点は膵臓の部位にあるが，活性化膵酵素を含む滲出液は後腹膜や腸間膜を伝わってさまざまな部位に圧痛を認める。膵体部から尾部の炎症が強ければ Toldt の fusion fascia の背部を伝わって左側腹部痛を訴え，膵鉤部の場合には，右下腹部に圧痛を認める。後腹膜出血による血液が組織間を伝わって，片側，あるいは両側腰部の出血斑（Grey Turner 徴候）や臍周囲の出血斑（Cullen 徴候）を認めることがある[3]（前掲図 42-2左）。
- ●十二指腸乳頭部に結石が嵌頓して発症する胆石膵炎では，その初期の臨床像は急性胆管炎と同様である。胆石膵炎では，急性胆管閉塞に起因する胆石肝炎（「CHAPTER15 急性胆管炎」参照）を合併しており，トランスアミナーゼの上昇が膵炎の成因診断に有用である。胆石膵炎では，膵管閉塞によるアミラーゼやリパーゼの上昇に反映された膵病変だけに目を奪われずに，トランスアミナーゼの上昇に反映された肝・胆道病変にも注目することが重要である（肝胆膵臓器相関）。
  - ◆保存的治療に抵抗する "重症" の胆石膵炎は，ハイブリッド型の疾患（hybrid type disease）である。先ず，緊急に胆道減圧を要する胆道閉塞の合併の有無を検索し，次

147

PART 3　腹部救急診療 [各論]

に膵炎自体の重症を判定する。下記の鑑別診断が重要である。

　　・胆管結石の胆管嵌頓状態の持続による胆管炎の持続・増悪（重症胆道型）

　　・膵病変の進行（重症膵型）

■**重症度診断**：原則として診断後，直ちに重症度判定を行い，軽症と判定されてもその後に増悪することもあり，入院後は経時的（特に 48 時間以内）に重症度判定を繰り返すことが重要である。一般に急性膵炎の重症度診断は，下記の厚生労働省難治性膵疾患に関する調査研究斑 2008 年の予後因子，または造影 CT Grade による判定基準[1]から行われる。

　●**予後因子からの判定**：以下の 9 項目の予後因子各 1 点とし，3 点以上で重症とする。

　　　◆Base Excess≦−3 mEq/L，またはショック（収縮期血圧≦80 mmHg）

　　　◆PaO_2≦60 mmHg（room air），または呼吸不全（人工呼吸管理が必要）

　　　◆BUN≧40 mg/dL（or Cr≧2 mg/dL，または乏尿（輸液後も 1 日尿量が 400 mL 以下）

　　　◆LDH≧基準値上限の 2 倍

　　　◆血小板数≦10 万/mm^3

　　　◆総 Ca≦7.5 mg/dL

　　　◆CRP≧15 mg/dL

　　　◆SIRS 診断基準における陽性項目数≧3

　　　◆年齢≧70 歳

　●**造影 CT Grade からの判定**：以下の①と②の合計スコアが，1 点以下を Grade 1，2 点を Grade 2，3 点以上を Grade 3 とし，造影 CT Grade 2 以上を重症とする。

　　①炎症の膵外進展度

　　　◆前腎傍腔　　　：0 点

　　　◆結腸間膜根部：1 点

　　　◆腎下極以遠　：2 点

　　②膵の造影不良域（膵頭部，膵体部，膵尾部）に分け判定

　　　◆各区域に限局している場合，または膵の周辺のみの場合：0 点

　　　◆2 つの区域にかかる場合　　　　　　　　　　　　　：1 点

　　　◆2 つの区域全体を占める，またはそれ以上　　　　　：2 点

■**胆石膵炎に合併する胆管炎の診断**：緊急胆道減圧を要する胆管炎の診断には，胆管炎スコア（cholangitis score，**表 14**）[4]が有用である。

表 14　胆石膵炎における胆管炎スコア

項目	点数
① 体温≧38℃	1
② T. Bil≧2.2 mg/dL	1
③ 超音波検査での最大胆管径≧11 mm	1
④ 超音波検査での胆管結石の描出	1
緊急胆道減圧の適応	≧3 点

■治療

●膵炎に対する十分な補液，膵酵素阻害薬などの内科的治療と原疾患の治療が原則である。

●胆石膵炎で中等症から重症の急性胆管炎（「CHAPTER 15 急性胆管炎」参照）の合併を伴う場合には，早期の胆道減圧術を行う。

2 急性膵炎バンドル

■急性膵炎診療ガイドライン 2015（第4版）[1]では，急性膵炎の患者の予後が改善するように，バンドルとして望ましい診療内容がまとめられている（**表15**）。

表15 Pancreatitis Bundles 2015 チェックリスト

急性膵炎診断時
- □ 厚生労働省重症度判定基準の予後因子スコアを用いて重症度を繰り返し評価する。
- □ （～48時間以内）十分な輸液とモニタリングを行い，平均血圧*65 mmHg 以上，尿量 0.5 mL/kg/h 以上を維持する。
- □ （～適切な期間）急性膵炎では，疼痛のコントロールを行う。

診断から3時間以内
- □ 病歴，血液検査，画像検査などにより，膵炎の成因を鑑別する。
- □ 重症急性膵炎では，適切な施設への転送を検討する。
- □ 重症急性膵炎の治療を行う施設では，造影可能な重症急性膵炎症例では，造影 CT を行い，膵造影不良域や病変の広がりなどを検討し，CT Grade による重症度判定を行う。

診断から24時間以内
- □ 厚生労働省重症度判定基準の予後因子スコアを用いて重症度を評価する。
- □ 胆石性膵炎のうち，胆管炎合併例，黄疸の出現または増悪などの胆道通過障害の遷延を疑う症例には，早期の ERCP＋ES の施行を検討する。
- □ 重症急性膵炎では，発症後72時間以内に広域スペクトラム抗菌薬の予防的投与の可否を検討する。

診断から48時間以内
- □ 腸蠕動がなくても診断後48時間以内に経腸栄養（経空腸が望ましい）を少量から開始する。

診断後24〜48時間以内
- □ 厚生労働省重症度判定基準の予後因子スコアを用いて重症度を評価する。

急性膵炎沈静後
- □ 胆石性膵炎で胆嚢結石を有する場合には，胆嚢摘出術を行う。

＊：平均血圧＝拡張期血圧＋（収縮期血圧－拡張期血圧）/3
（急性膵炎診療ガイドライン 2015 改訂出版委員会（編）：急性膵炎診療ガイドライン 2015　第4版，金原出版，2015，p.53 より許諾を得て転載，一部改変）

症例 13　72歳・女性

現病歴：今朝から心窩部痛があり，軽快しないので来院した。

既往歴：胃癌に対する胃切除術

腹部所見：平坦で上腹部に圧痛があったが，腹膜刺激徴候はなかった。

血液検査所見：WBC 13,800/μL，CRP 3.2 mg/dL，AST 1,663 U/L，ALT 795 U/L，ALP 1,272 U/L，

T-Bil 2.2 mg/dL，アミラーゼ 1,214 U/L

腹部 CT 所見：胆嚢内に結石を認め，胆嚢は軽度に腫大していた。胆管の拡張はなく，膵臓の腫大は軽度であった。

胆石膵炎と診断し，ERCP を行った。

ERCP 所見：胆管内に結石を認めなかった。

入院後の経過：腹痛は軽快し，アミラーゼ・トランスアミナーゼも急速に正常化した。入院中に待機的腹腔鏡下胆嚢摘出術を行い退院した。

［考察］：落下結石により軽快した胆石膵炎

■腹痛，胆石，炎症所見とアミラーゼの高値，肝・胆道系酵素，特に著明なトランスアミナーゼの上昇から胆石膵炎と診断する。

■入院後の臨床経過と ERCP 所見から，胆石膵炎発症の原因となった十二指腸乳頭部の嵌頓結石は，十二指腸に落下（passed stone）したと考えられる。入院中に胆石膵炎の再発予防のために，腹腔鏡下胆嚢摘出術を行った。

基礎知識 **軽症の胆石膵炎の成因と特徴**

（1）膵管閉塞・過分泌説：Obstruction-hypersecretion theory

□胆管と膵管とが合流する扇の要とも言える十二指腸乳頭部に胆石が嵌頓して発症する胆石膵炎では，十二指腸乳頭部に嵌頓した結石によって膵管と胆管が閉塞される。膵管閉塞によって十二指腸への胆汁の流入が障害され，胆汁による CCK の分泌抑制がかからない状態になり，膵腺房細胞から消化酵素の分泌を刺激する CCK の血中濃度は著明な高値を示すとされる[5]。

□高濃度の CCK によって膵外分泌は更に刺激され，膵液の過分泌が起こり膵管閉塞による膵管内圧はますます上昇し，これは膵液の流れの源流である腺房腔内に波及する[5]。その結果，膵管内に貯留した消化酵素を含んだ膵液は，腺房細胞間隙を通過して腺房周囲腔から間質の毛細血管やリンパ管に逆流し，アミラーゼやリパーゼが上昇する[5]（膵管閉塞・過分泌説：obstruction-hypersecretion theory）。

（2）胆石膵炎の血液生化学所見の特徴

□胆石膵炎では，膵管閉塞による血清アミラーゼの上昇に反映された膵病変のみでなく，急性胆管閉塞による血清トランスアミナーゼの上昇に反映された胆石肝炎による肝胆道病変も併せ持つ病態（図 81）である[6]。この胆石発作時の肝酵素の上昇は，胆石膵炎の成因である十二指腸乳頭部胆管閉塞に起因する肝病変（胆石肝炎）の生化学的反映[7]であり，膵炎の成因が胆石であることを示唆するが，重症度を反映するものではない。

□急性膵炎診療ガイドライン 2015[1]（第 4 版）にも，血中 ALT が 150 U/L 以上であるか，あるいは血液検査でビリルビン，ALP，γGTP，ALT，ALT/AST 比の 5 項目のうち，3 項目以上に異常がある場合には，胆石膵炎である可能性が高いとしている。

□胆石膵炎の頻度は，胆石症の約 3%[8][9]と少ない。これは，胆嚢内から胆嚢管を通過して胆管内に落下し，更に Oddi 括約筋に取り囲まれた生理的狭窄部である乳頭部に結石が嵌頓することは少ないためと考えられる。最小の結石の径が 5 mm 以下の場合には，胆石膵炎の発症率が高くなる[8]。

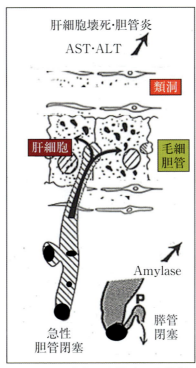

図81 胆石膵炎の病態（肝胆膵臓器相関）

□この乳頭部に嵌頓した小結石が，膵管や胆管の内圧の上昇によって十二指腸内に押し出されてpassed stoneになると，閉塞されていた膵管，胆管は開通する。乳頭部嵌頓結石が十二指腸に落下すると，一部の症例（後述する重症膵型の胆石膵炎）を除き，本症例のように症状は軽快し，アミラーゼやトランスアミナーゼなどの検査値も急速に正常化する。軽症の胆石膵炎の臨床的特徴である。

症例14　55歳・女性

現病歴：突然，腹痛が起こり軽快しない。
既往歴：胆管結石に対するEPT
バイタルサイン：体温 37.5℃
腹部所見：上腹部に著明な圧痛と腹膜刺激徴候を認めた。
血液検査所見：WBC 10,600/μL，AST 982 U/L，ALT 801 U/L，T-Bil 2.6 mg/dL，アミラーゼ 3,220 U/L
腹部超音波検査：総胆管径は16 mmと著明に拡張（図82）し，拡張胆管内に結石を認めた。
以上の所見から，胆石膵炎と診断した。
胆管炎スコア[4]：総ビリルビン値≧2.2 mg/dL，最大胆管径≧11 mm，胆管結石の描出，から胆管炎スコアは3点である。
胆管結石が嵌頓状態であると考えられ，緊急にENBDチューブを胆管内に留置した。

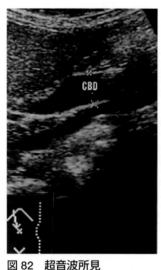

図82 超音波所見
門脈より太く拡張した総胆管（CBD）は門脈とともに二連銃のように描出されている。
（文献10より許諾を得て転載）

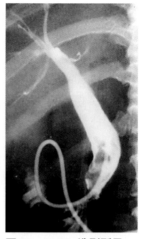

図83 ENBD造影所見
拡張した胆管内に結石を認める。
（文献10より許諾を得て転載）

ENBD所見：ENBDチューブから造影すると拡張胆管内に結石を認めた（**図83**）。チューブの挿入とともに多量の膿性胆汁が排出した。

その後の経過：順調で，胆管炎と膵炎の消退後に胆管結石を内視鏡的に除去した。

［考察］：重症胆道型の胆石膵炎

■胆管結石の存在とアミラーゼ・トランスアミナーゼの上昇から，本症例[10]は胆石膵炎と診断される。

■腹膜刺激徴候を伴っており，また胆管炎スコアは3点であることから，緊急に胆道減圧を要する胆管炎を合併していると判断し，ENBDチューブを留置した。

(1) 胆石膵炎における胆管炎スコア

■胆石膵炎では，トランスアミナーゼの上昇に反映された胆石肝炎の肝胆道病変に注目する必要がある。この胆石膵炎における「肝胆膵臓器相関」を理解しないと，発症早期の乳頭部胆管閉塞に起因する胆石肝炎のASTやALT，LDHの高値や，結石嵌頓状態が持続した重症急性胆管炎によるショックを，膵炎自体の重症度診断基準に誤って組み込み，重症膵炎と"誤診"して内科的集中治療を行い，胆道減圧を行う時期を逸する危険性がある[10]。

■胆石膵炎では，先ず緊急に胆道減圧を行う必要がある胆管結石嵌頓状態の有無を鑑別する必要がある。この鑑別には，来院時の臨床症状，血液検査，および腹部超音波検査所見からなる胆管炎スコア[4]（**表14**）がある。胆管炎スコアが3点以上の場合には，緊急胆道減圧が必要である。

症例15 37歳・女性

現病歴：突然の激しい腹痛が生じて深夜，救急外来を受診した。

腹部所見：著明に膨隆し，広範に腹膜刺激徴候を認めた。

血液検査所見：WBC 22,300/μL，AST 299 U/L，ALT 260 U/L，T-Bil 0.9 mg/dL，アミラーゼ2,521

U/L

超音波検査所見：胆嚢結石と多量の腹水を認めた。胆管の拡張はなく，胆管結石も描出されなかった。

入院後の経過：血液生化学検査所見でトランスアミナーゼとアミラーゼの上昇があり，超音波検査で胆石を認めることから，胆石膵炎と診断し緊急手術を行った。

（注：胆石膵炎には緊急手術を治療方針としていた約30年前の症例である）

手術所見：腹腔内には多量の褐色腹水を認め，膵臓は壊死性膵炎の所見であった（**図84**）。浮腫性で軽度に腫大していた胆嚢を摘出した。摘出胆嚢内には，最大径4 mm大の黒色石を3個認めた。

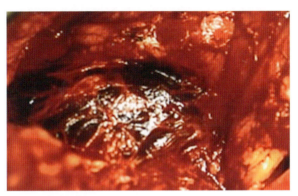

図84　術中所見
（文献11より許諾を得て転載改変）

術中胆道鏡検査所見：胆管を切開し術中胆道鏡検査を行うと，胆管内には結石を認めなかったが，総胆管末端部の発赤と十二指腸乳頭部の破壊（**図85左**）が観察された。

術式：胆管内にTチューブを留置し，壊死性膵炎に対して壊死巣切除（necrosectomy），後腹腔ドレナージ，経腸栄養用のチューブを空腸内に留置した。

術後経過：術中所見から壊死性膵炎の原因は落下結石であると確信し，入院中に患者の便を採取して慎重にガーゼで濾して，胆嚢内と同様の径4 mm大の黒色石（**図85右**）を回収した。術後経過は順調であった。

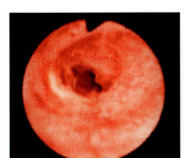 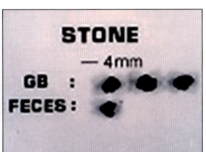

図85　術中の胆道鏡所見（左）と胆嚢内と便から回収された胆石（右）
GB：胆嚢内の結石，FECES：便から回収された結石
（文献11より許諾を得て転載改変）

PART 3 腹部救急診療［各論］

［考察］：十二指腸液の膵管内逆流によると考えられる重症膵型の胆石膵炎

■臨床症状や腹部所見が強い胆石膵炎では，その原因が合併する胆管炎によるものか，膵自体の炎症の進行によるものかの鑑別が必要である。本症例[11]では，当時は胆管炎スコアを考案していなかったし，胆石膵炎には緊急手術を治療方針としていたので，緊急手術を行った。

■この症例では，
- ●胆管内に結石はなかった。
- ●総胆管末端部の発赤と十二指腸乳頭部の破壊が観察された。
- ●患者の便の中から胆嚢内と同様の径4mm大の黒色石を回収した。

以上の所見から，胆石膵炎の発症の原因となった乳頭部嵌頓結石が十二指腸に落下した際に乳頭部が破壊され，十二指腸液が膵管内に逆流して膵病変が出血・壊死性膵炎にまで進展したと推測される。術後に便を濾して，落下結石を探し当てた忘れられない症例である。

■Retrospective に考えると，本症例の胆管炎スコアは体温不詳であるが，T-Bil 0.9 mg/dL：0点，胆管拡張なし：0点，胆管結石の描出なし：0点，から，体温が38℃以上であったとしても1点である。緊急胆道減圧の必要はないと判断され，現在なら保存的治療を行う症例である。

症例 16 68歳・男性

現病歴：深夜，激しい腹痛があり，軽快しないため救急外来を受診した。

腹部所見：高度の腹満と広範な腹膜刺激徴候を認めた。

血液生化学所見：WBC 15,800/μL，AST 299 U/L，ALT 88 U/L，T-Bil 1.1 mg/dL，アミラーゼ 2,213 U/L

腹部超音波検査：胆嚢結石と腹水貯留を認めたが，胆管拡張や胆管結石は描出されなかった。

腹部CT：膵の腫大，膵周囲・腹腔内の液体貯留を認めた。

入院後の経過：血液生化学検査所見でトランスアミナーゼとアミラーゼの上昇があり，超音波検査で胆石を認めることから，胆石膵炎と診断し緊急手術を行った（注：本症例も胆石膵炎には緊急手術を治療方針としていた約30年前の症例である）。

手術所見：腹腔内には多量の褐色腹水を認め，膵臓は壊死性膵炎の所見であった。浮腫性で軽度に腫大していた胆嚢を摘出した。摘出胆嚢内には，最大径20mm大の結石を1個認めた。胆嚢管からの術中胆道造影では，膵管と十二指腸が造影され，胆管結石は認めなかった（**図86**）。

術式：胆嚢摘出，総胆管切開，胆管内Tチューブ留置，膵床ドレナージ，腹腔内ドレナージ，膵生検

膵生検の病理組織所見：下記の所見を認めた。
- ●小葉内導管の拡大と胆汁様内容物の貯留（**図87 矢印**）
- ●導管周囲の好中球浸潤，導管周囲腺房細胞の壊死，小葉内間質の広範な出血（**図87**）
- ●小葉間導管内の胆汁栓（**図88 矢印**）

術後経過：良好であった。

［考察］：胆汁の膵管内逆流によると考えられる重症膵型の胆石膵炎

■胆石，肝・膵酵素の上昇および膵の肉眼・生検所見から，壊死性の胆石膵炎である。本症例も，胆石膵炎には緊急手術を基本方針としていた約30年前の症例[11]である。

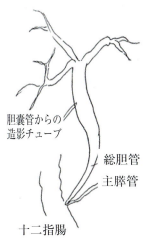

図86 術中胆道造影所見のシェーマ

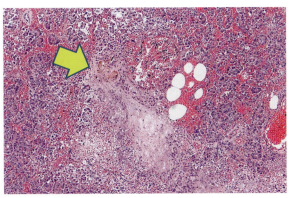

図87 膵生検所見
（文献11より許諾を得て転載）

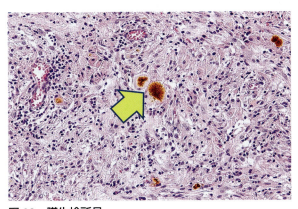

図88 膵生検所見
（文献11より許諾を得て転載）

PART 3　腹部救急診療［各論］

■この症例では，
　　　　●術中胆道造影で胆管結石はなく，造影剤が膵管内に流入している。
　　　　●膵生検の病理組織検査で，小葉間導管内に胆汁栓が認められている。
以上の所見から，十二指腸乳頭部の嵌頓結石（その後，十二指腸に落下したと考えられる）によって
形成された共通管あるいは落下結石後の十二指腸乳頭部の浮腫によって，胆汁が膵管内に流入し重症
膵炎となったと推測される。術中に生検した膵組織の病理組織検査から，胆汁の膵管内逆流を確認し
得た忘れられない症例である。

■Retrospective に考えると，本症例の胆管炎スコアは体温不詳であるが，T-Bil 1.1 mg/dL：0点，
　胆管拡張なし：0点，胆管結石の描出なし：0点，から，仮に体温が38℃以上あったとしてもスコ
　アは1点で，緊急胆道減圧の必要はないと判断される。現在なら，症例15と同様に内科的集中治療
　を行い，膵炎消褪後の入院期間中に胆石膵炎再発予防のための胆嚢摘出術を行う。

一口メモ　**膵胆管合流異常症と急性膵炎**[12)]

□膵胆管合流異常症は，膵管と胆管が十二指腸壁外で合流する先天奇形である。
□Oddi括約筋機能の及ばない共通管を介した膵液と胆汁の相互逆流による胆道や膵に，さまざまな
　病変を引き起こすとともに，胆道癌の発生頻度を増加させる。
□胆汁の膵管内逆流による急性膵炎は，膵胆管合流異常症の最も頻度が高い合併症である。

解説

"重症"の胆石膵炎の分類と膵病変の重症化機序

1　"重症"の胆石膵炎の分類

□通常の内科的治療に反応しない"重症"の胆石膵炎の病態には，十二指腸乳頭部での結石嵌頓状態
　の持続によって肝胆道病変である急性胆管炎が重症化するものと，結石は落下結石（passed stone）
　となって肝胆道病変は消退するが，膵病変自体は壊死性膵炎へと病勢が重症化するものとがある。
　前者を重症胆道型（**図89左**），後者を重症膵型（**図89右**）に分類している[6)13)]。症例14は重症胆
　道型，症例15，16は重症膵型の重症胆石膵炎である。

□**表16**は，私が以前勤務していた大垣市民病院外科での1976年から2007年までの32年間の胆石膵
　炎202例における病型分類と手術時，あるいは画像診断時における結石の存在部位との関係を示し
　ている。病型では，軽症型が102例（51％）と最も多く，次いで重症胆道型83例（41％），重症膵
　型17例（8％）であった。病型分類と結石の存在部位との関係をみると，重症胆道型では十二指腸
　乳頭部嵌頓結石や胆管結石が多い一方，重症膵型では胆嚢結石のみの症例が多く，両者にP値が
　0.0003で有意差が認められる[14)]。

2　膵病変の重症化機序

□非活性型の膵蛋白分解酵素は，十二指腸から分泌されるエンテロキナーゼによってトリプシノーゲ
　ンがトリプシンに活性化され，この活性化されたトリプシンが不活性型の消化酵素を活性型に変

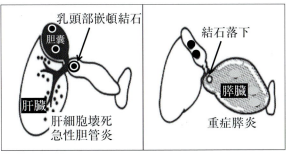

図89 重症型胆石膵炎の分類
図左の重症胆道型は，胆石膵炎とはいうものの膵自体の炎症は軽度で，その病態の主体は十二指腸乳頭部嵌頓結石に起因する肝胆道病変である急性胆管炎である。
図右の重症膵型では，胆石膵炎発症の原因となった十二指腸乳頭部嵌頓結石はその後，十二指腸に落下・排石され，肝胆道病変は軽快するが膵病変は進行する。
（文献11より許諾を得て転載）

表16 胆石膵炎202例の病型分類と胆石の存在部位との関係
（大垣市民病院外科 1976年～2007年）

	乳頭部嵌頓結石 50（25%）	胆管内浮遊結石 59（29%）	胆嚢結石のみ 93（46%）
重症胆道型 （83）	49（59%）	18（22%）	16（19%）
重症膵型 （17）	1（6%）	2（12%）	14（82%）
軽症型 （102）	0	39（38%）	63（62%）

え，連鎖的・爆発的に消化酵素が全部活性化される。感染胆汁にもエンテロキナーゼ様の作用があり，非活性型膵消化酵素を活性化することが知られている。膵炎での膵病変の重症化には，十二指腸液や感染胆汁が膵管内に逆流し，膵内で膵酵素が活性化されて膵組織を自己消化すると考えられる[5]。

□重症膵型では，結石は落下結石（passed stone）となっていることが大部分であり[9)14)]，重症膵型における膵病変の重症化機序を前述の膵管閉塞・過分泌説（obstruction-hypersecretion theory）で説明することは困難である。この膵病変の重症化を説明するものに，共通管説と十二指腸液膵管内逆流説とがある。

(1) 共通管説：Common channel theory

□共通管説[15)]では，胆石が乳頭部開口部の共通管部に嵌頓し，この共通管と胆管，膵管とが1本の連結した共通の閉鎖路を形成し，胆嚢の収縮によって膵管内圧より胆管内圧が上昇した場合には，胆管と連結した膵管中に刺激性が強い感染胆汁が流入して，壊死性膵炎が生じると説明されている。

□共通管を形成するような乳頭部嵌頓結石は小結石であり，胆管と膵管の内圧上昇などの軽微な刺激によって嵌頓結石は十二指腸に落下し，結局，乳頭部嵌頓結石は認められないことが多いと考えられる。著者も，十二指腸腔内に一部が飛び出していた乳頭部に嵌頓した小結石が，鉗子で軽く触れただけで容易に落下結石になったことを目撃している（図90）。

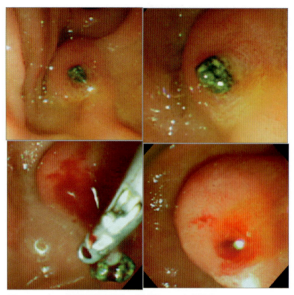

図 90　十二指腸乳頭部に嵌頓した小結石
乳頭部に顔を出していた小結石（図上段）は，鉗子で軽く触れただけで容易に落下した（図左下）。結石が落下した後，乳頭開口部から胆汁が流れ出した（図右下）。

(2) 十二指腸液膵管内逆流説：Duodenal reflux theory

□十二指腸液の膵管内逆流を防止している Oddi 括約筋が，嵌頓結石が十二指腸内に押し出され落下する際に損傷されて逆流防止機能が破綻すれば，嘔吐などによる十二指腸内圧の上昇によって，十二指腸内に流入した感染胆汁や十二指腸で活性化された膵酵素を含む膵液が膵管内に逆流し，膵自体が自己消化されると考えられる。共通管説を提唱したとされる Opie[15]は，逆流防止機能の弱い副乳頭から十二指腸液が膵管の中に逆流し，膵酵素を活性化して出血性膵炎を引き起こしたと考えられる症例も報告[16]している。

(3) その他

□膵病変の進展機序については，十二指腸液膵管内逆流説か共通管説か，「鶏が先か，卵が先か」の議論のようによくわかっていないのが現状である[17]。胆石膵炎の重症膵炎への進展は，発症直後に運命づけられている[18]とか，一旦，膵炎が発症すれば，その後の経過は膵炎の成因に影響されない[19),20)]とも言われている。

3　胆石膵炎の重症型はハイブリッド型

□胆石膵炎の重症型は，肝胆道病変と膵病変とが混じり合ったハイブリッド病（hybrid type disease[21]，図 89）であり，胆石膵炎の重症化の病態の相違を明確にして，病態に応じた治療を行うことが重要である。胆石膵炎における診断・治療のアルゴリズムを図 91 に示す。

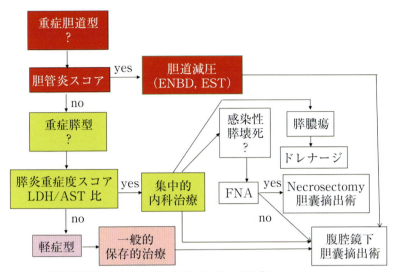

図 91　胆石膵炎における診断・治療のアルゴリズム
(文献 11 より許諾を得て転載)

臨床研究　胆石膵炎における膵壊死性病勢の判定―経時的 LDH/AST 比[22]

□背景：胆石膵炎の壊死性病勢は，発症後数日間は変化する．したがって，CT を用いた重症度判定は経時的に行う必要があるが，被曝の問題がある．血清 LDH の上昇は，膵炎における膵壊死の指標になるが，胆石膵炎の発作時には，その膵病変自体の重症度とは関係のない胆石膵炎に併存する胆石肝炎による血清 LDH，AST，ALT の上昇が認められる．LDH/AST 比は，膵炎の重症度・膵壊死性病勢とは直接関係のない胆石膵炎発症早期の胆石肝炎による LDH の上昇分を打ち消し，胆石膵炎における膵病変の重症度と病勢判定に，経時的血液検査のみによる簡便な方法になると考えた．

□方法：1989 年 1 月～1997 年 12 月までに大垣市民病院に入院した胆石膵炎患者で，経時的に LDH/AST 比の測定および CT が撮影された壊死性膵炎（NP）5 例と，非壊死性膵炎（non-NP）17 例で，LDH/AST 比の推移を比較検討した．

□結果：

　○LDH の推移（**図 92 上段**）：

　　◇NP（■）：発症当初に高値であったが，その後も上昇し続け，第 5 病日に最高値を示し，以後減少した．

　　◇non-NP（□）：発症当初に高値であったが，以後は急速に低下し，第 3 病日には正常化した．

　○AST の推移（**図 92 下段**）：NP（■），non-NP（□）ともに同様の経過を示し，発症当初に高値であったが，以後は急速に低下し，第 3 病日には正常化した．

　○LDH/AST 比（**図 93**）：

　　◇NP（■）：急性肝障害を示すとされる 6 以下の低値から急速に上昇し，3 日で正常域（図の斜線域）に入り，7 日で最高値に達した．以後は減少し，約 2 週間で正常域に近値する上昇型の曲線を描いた．LDH/AST 値は，非壊死性膵炎とは発症後 3，5，7 日

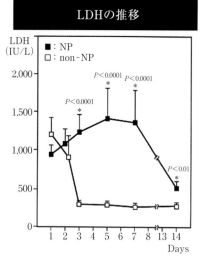
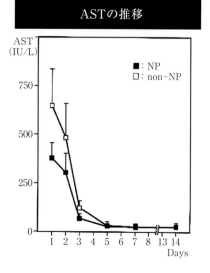

図 92　LDH と AST の経時的推移
（文献 22 より転載，一部改変）

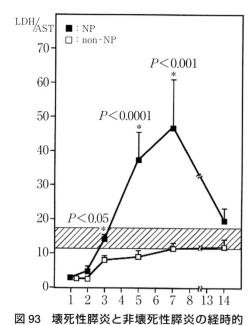

図 93　壊死性膵炎と非壊死性膵炎の経時的 LDH/AST 比
（文献 22 より転載，一部改変）

目に有意差を認めた。

◇non-NP（□）：6 以下の低値から，徐々に正常域（12〜18）に近づく平坦型の直線を描いた。

○経時的 LDH/AST 比と膵壊死病変との関係：

◇LDH/AST 比の最高値と膵壊死の程度（％）は，98 と約 100％，64 と約 60％，43 と

約 40％ など LDH/AST 比の最高値が膵壊死の程度（％）を反映していた。

□結論：

　　○経時的に行う LDH/AST 比は，胆石膵炎での膵の壊死性病勢の判定—壊死性か，非壊死性か—に有用である。

　　○上昇型の壊死性膵炎で，LDH/AST が一峰性曲線を描き正常化した場合には，膵の壊死性病勢は鎮静化した，と考えられる。

　　○上昇型の壊死性膵炎では，LDH/AST の最高値から膵壊死病変の程度を推測できると考えられる。

症例17　76歳・男性

現病歴：来院前日の午後 7 時頃から上腹部痛が出現し，軽快しないため翌日の午前 1 時 55 分に救急外来を受診した。

バイタルサイン：血圧 150/90 mmHg，脈拍数 78/分

現症：眼瞼結膜に黄疸なく，眼球結膜に貧血なし。上腹部に圧痛と抵抗を認めた。

血液生化学検査：AST 450 U/L，ALT 186 U/L，LDH 1,110 U/L，T-Bil 2.1 mg/dL，アミラーゼ 2,095 U/L

血液ガス分析：BE － 4.1 mEq/L

腹部超音波検査：胆囊内に結石を認め，胆管は径 9 mm と軽度に拡張していた。胆管内には結石らしい所見があったが，ガスのため断定はできなかった。

入院時の血液生化学所見，および胆囊内に結石があることから，胆石膵炎と診断した。

内視鏡的逆行性胆道造影：胆管内に結石を認めなかった。

胆管内に結石がないことから，絶食，補液，蛋白分解酵素阻害剤，抗菌薬からなる保存的治療を行った。

入院後の経過：内科的治療によって腹痛と全身状態は改善したが，入院後から発熱が持続し，腹部には広範な抵抗と圧痛を認めた。

第 23 病日の腹部 CT：小網内と横行結腸間膜根部に多量の液体貯留があり，液体貯留は腎下極にまで及んでいた。膵造影不良域は軽度であるが膵体部と尾部にかかっているようであった（**図 94**）。CT Grade 3 の重症膵炎と判定した。

第 28 病日の白血球数は，23,000/μL であった。この時点で，

　　●入院後からの発熱の持続
　　●腹部の広範な抵抗と圧痛
　　●CT Grade 3
　　●著明な白血球数増加

から，感染性膵壊死を合併していると考えられ，手術適応と判断した。

膵壊死性病勢の判定：膵の壊死の程度と壊死性病勢の判断のために，入院後の LDH/AST 比の推移を検討した。経時的 LDH/AST 比は，第 5 病日に最高値（19.2）を示す緩やかな上昇型の一峰性曲線を描き，正常化していた（**図 95**）。以上の所見から，膵壊死の程度は軽度で，壊死性病勢もすでに鎮静化していると判断した。したがって，壊死巣切除後には，壊死物質の再貯留の可能性は低いと考えら

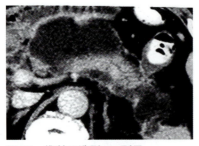

図 94　術前の造影 CT 所見
小網内と横行結腸間膜根部の液体貯留と軽度の膵周造影不良域を認める。
（文献 23 より許諾を得て転載）

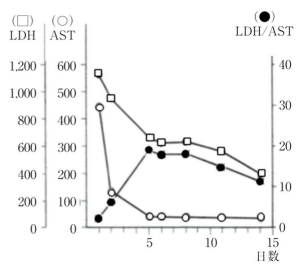

図 95　入院後の AST，LDH，LDH/AST 比の推移
AST（○）は入院時の 450 U/L から急速に低下，第 5 病日には正常化している。LDH も 1,110 U/L の高値から徐々に減少し，2 週間で正常化している。LDH/AST 比（●）は，最高値 19.2 の緩やかな上昇型の一峰性曲線を描いて正常化している。
（文献 23 より許諾を得て転載，一部改変）

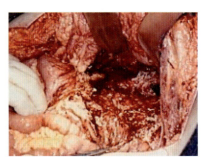

図 96　壊死巣切除後の所見
2 本の自由鉤で挙上された胃の後面に，壊死巣切除後の死腔と後腹膜がみられる。
（文献 23 より許諾を得て転載）

れることから，necrosectomy 後には開腹創を一期的に閉鎖して，closed drainage を行う方針とした。
手術所見と術式：上腹部皮膚には発赤，肥厚，熱感があった。両肋骨弓下切開で開腹すると，大網は，炎症性に腫大し上腹部を被覆し，腹腔内には中等量の腹水が貯留していた。横行結腸間膜は炎症性に肥厚・短縮していた。

　術前の CT を参考に，胃後壁と膵とを剝離し，結腸脾彎曲部と下行結腸を授動し，貯留した腹水を排除し，壊死物質を切除した（**図 96**）。委縮した胆嚢を摘出したが，胆嚢内には最大径 18 mm 大の混合石を 5 個認めた。

　壊死巣切除後の小網と結腸間膜根部，および左腎前傍腔の死腔を大網で充填した（**図 97 左**）。経腸栄養用のチューブを Witzel 式に空腸に挿入固定し，小網内，左腎前傍腔，左横隔膜下，およびウィン

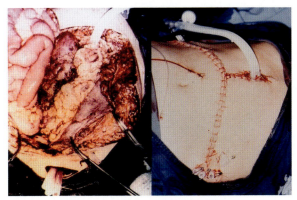

図97　閉腹前（左）と閉腹後（右）の所見
図左：死腔は大網で充填されている（図左中央部）。
図右：開腹創は一期的に閉鎖され，正中創にドレナージチューブと臍上部に空腸内に留置された栄養チューブがみられる。
（文献23より許諾を得て転載）

スロー孔にドレーンを留置し，開腹創を一期的に縫合閉鎖した（図97右）。

術後経過：6日間持続洗浄を行い，経腸栄養と中心静脈栄養を併用した栄養管理を行った。術後経過は良好で，LDH，AST，およびLDH/AST比も正常値を維持し，壊死物質の再貯留や腹腔内膿瘍の形成もなく，術後第48病日に退院した。

[考察]：術前の経時的LDH/AST比を指標として壊死巣切除・大網充填・closed drainageを行った感染性膵壊死

■壊死性膵炎の重篤な合併症に感染性膵壊死がある。一般に感染性膵壊死は手術適応であり，開腹による壊死巣切除（necrosectomy）が行われる。問題は，壊死巣切除後のドレナージ法である。ドレナージ法には，開腹創を一期的に閉鎖するclosed drainage[24]と，創を開放のままにしたopen drainage[25]とがあるが，どちらを選択するかについては定説がない。

■その選択は，膵壊死性病勢の判断に依存し，各ドレナージ法には下記のようなポイントが置かれると考えられる。

　●open drainage：膵壊死性病勢がいまだ進行中で，壊死巣切除後にも新たに生じた壊死病変を，開放創から繰り返しnecrosectomyを行うことが必要になる，と考えられる場合
　●closed drainage：壊死巣切除時に壊死性病勢はすでに鎮静化しており，術後の壊死物質の再貯留の可能性が低い，と考えられる場合

問題は，膵壊死性病勢の判定である。その判定に経時的LDH/AST比[22]（「臨床研究：胆石膵炎における膵壊死性病勢の判定—経時的LDH/AST比」参照）が有用である。

■本症例[23]では，感染性膵壊死を合併したため，necrosectomyを予定した。本症例の術前の経時的LDH/AST比は，緩やかな上昇型の一峰性曲線を描いて正常化していた。この経緯から，膵壊死の程度は軽度で，壊死性病勢もすでに鎮静化しており，術後の壊死物質の再貯留の可能性が低いと考えられた。このことから，壊死巣切除・壊死巣切除後に，死腔を局所浄化作用と創傷治癒促進能に優れている[26]とされる大網で充填し，closed drainageを行った。術後経過は良好で，壊死物質の再

貯留や腹腔内膿瘍の形成もなく，術前の経時的 LDH/AST 比が壊死巣切除後のドレナージ法の選択に有用であった。

■膵壊死に対する necrosectomy の実施時期と方法に関しては，被包化壊死（walled-off necrosis：WON)[27]になる発症後 4 週以降に壊死巣切除を行えば，壊死病変は融解して除去が容易になることから，最近は開腹術ではなく各種のドレナージ法やドレナージのみで改善を認めない場合には内視鏡的 necrosectomy が考慮されている[28]。

基礎知識 急性膵炎の改訂版アトランタ分類

□2012 年に，急性膵炎のアトランタ分類が改訂[27]された。以下は改訂版アトランタ分類の概要を示す。

(1) 形態分類
□間質性浮腫性膵炎（interstitial oedematous pancreatitis）
□壊死性膵炎（necrotizing pancreatitis）

(2) 局所合併症
□急性膵周囲液体貯留（acute peripancreatic fluid collection：APFC）
　　○間質性浮腫性膵炎の発症後 4 週間までに生じる膵周囲の液体貯留
□膵仮性嚢胞（pancreatic pseudocyst）
　　○間質性浮腫性膵炎の発症後 4 週間以降に形成される周囲との境界明瞭な嚢胞
□急性壊死性貯留（acute necrotic collection：ANC）
　　○壊死性膵炎の発症後 4 週までに生じる液体状と固体状の壊死の両方を含む貯留
□被包化壊死（walled-off necrosis：WON）
　　○壊死性膵炎の発症後 4 週以降に生じる，画像で認められる炎症性被膜を有する壊死

(3) 重症急性膵炎
□膵病変は，間質性浮腫性膵炎か壊死性膵炎かを問わない。
□SIRD 状態を引き起こすサイトカイン・カスケイドの活性化によって生じる呼吸器，循環器，腎臓の各機能障害をスコア化して定義される臓器障害が，48 時間以上遷延するもの。

(4) 注目点
□膵膿瘍という用語は廃止された。
□感染性膵壊死は，ANC と WON に感染が加わったもの。
□局所合併症評価のための発症早期の造影 CT は，下記の理由から通常，発症後 1 週間は行う必要はない。
　　○発症後数日間は，画像で壊死の所見を捉え難い。
　　○形態的変化や壊死の程度と臓器障害の重症度とは，直接関係がない。
　　○画像検査で APFC や ANC が認められても，特に治療を必要としない。

文　献

1) 急性膵炎診療ガイドライン 2015 改訂出版委員会（編）：急性膵炎診療ガイドライン 2015　第 4 版，金原出版，2015.
2) 竹山宜典：膵炎各論 [1] 急性膵炎　臨床像と診断基準．大槻　眞（監修），臨床医のための膵炎，現代医療社，

2002：78-83.

3) 窪田忠夫：ブラッシュアップ　急性腹症，中外医学社，2014.

4) Isogai M, Yamaguchi A, Harada T, et al：Cholangitis score：a scoring system to predict severe cholangitis in gallstone pancreatitis. J Hepatobiliary Pancreat Surg 2002；9：98-104.

5) 竹山宜典：膵炎各論［1］急性膵炎　病因と病態生理．大槻　眞（監修），臨床医のための膵炎，現代医療社，2002：71-78.

6) 磯谷正敏，山口晃弘，堀　明洋，ほか：胆石膵炎の診断と治療—胆石膵炎における肝胆膵臓器相関の立場から　胆と膵 1997；18：853-860.

7) Isogai M, Yamaguchi A, Hori A, et al：Hepatic histopathological changes in biliary pancreatitis. Am J Gastroenterol 1995；90：449-454.

8) Moreau JA, Zinsmeister AR, Melton LJ 3rd, et al：Gallstone pancreatitis and the effect of cholecystectomy：a population-based cohort study. Mayo Clin Proc 1988；63：466-473.

9) Isogai M, Yamaguchi A, Harada T, et al：Gallstone pancreatitis：positive correlation between severe pancreatitis and passed stone. J Hepatobiliary Pancreat Surg 2005；12：116-122.

10) 磯谷正敏，山口晃弘：重症急性膵炎—重症胆石膵炎の病態と今日的対応—．肝胆膵 2002；45：275-280.

11) 磯谷正敏：胆石博士が教える胆石症の話　胆石で肝臓も膵臓もわるくなる，幻冬舎，2018.

12) 森根裕二，森　大樹，宇都宮　徹，ほか：膵・胆管合流異常の特徴．胆道 2011；25：133-140.

13) Isogai M, Hachisuka K, Yamaguchi A, et al：Clinical diversity in biliary pancreatitis-Classification of two types. HPB Surg 1993；6：263-276.

14) 大内　晶，磯谷正敏，原田　徹，ほか：過去32年間における胆石膵炎202例の手術成績．日腹部救急医会誌 2009；29：384.

15) Opie EL：The etiology of acute hemorrhagic pancreatitis. Johns Hopkins Hospital Bulletin 1901；12：182-188.

16) Opie EL, Meakins JC：Data concerning the etiology and pathology of hemorrhagic necrosis of the pancreas（acute hemorrhagic pancreatitis）. J Exp Med 1909；11：561-578.

17) Obstruction or reflux in gallstone-associated acute pancreatitis？　Lancet 1988；331：915-917.

18) Kelly TR, Wagner DS：Gallstone pancreatitis：a prospective randomized trial of the timing of surgery. Surgery 1988；104：600-605.

19) Uhl W, Isenmann R, Curti G, et al：Influence of etiology on the course and outcome of acute pancreatitis. Pancreas 1996；13：335-343.

20) Gloor B, Müller CA, Worni M, et al：Late mortality in patients with severe acute pancreatitis. Br J Surg 2001；88：975-979.

21) Isogai M, Kaneoka Y, Maeda A：Is early cholecystectomy within 48 hours of admission for mild gallstone pancreatitis classified by Ranson score appropriate？　Ann Surg 2011；253：1052-1053.

22) Isogai M, Yamaguchi A, Hori A, et al：LDH to AST ratio in biliary pancreatitis-A possible indicator of pancreatic necrosis：Preliminary results. Am J Gastroenterol 1998；93：363-367.

23) 磯谷正敏，山口晃弘，堀　明洋，ほか：術前の経時的 LDH/AST 比測定を指標として壊死巣切除，大網充填, closed drainage を行った重症膵炎の1例．手術 1997；51：271-275.

24) Beger HG, Büchler M, Bittner R, et al：Necrosectomy and postoperative local lavage in necrotizing pancreatitis. Br J Surg 1988；75：207-212.

25) Bradley EL 3rd：Management of infected pancreatic necrosis by open drainage. Ann Surg 1987；206：542-550.

26) McHenry CR, Fedele GM, Malangoni MA：A refinement in the technique of perihepatic packing. Am J Surg 1994；168：280-282.

27) Banks PA, Bollen TL, Dervenis C, et al：Classification of acute pancreatitis- 2012：revision of the Atlanta classification and definitions by international consensus. Gut 2013；62：102-111.

28) 厚生労働省科学研究費補助金難治性疾患克服研究事業難治性膵疾患に関する調査研究班：膵炎局所合併症（膵仮性嚢胞，感染性被包化壊死等）に対する診断・治療コンセンサス．膵臓 2014；29：775-818.

PART 3　腹部救急診療［各論］

CHAPTER
14

❻壊死/虚血

「RUPTURE」　IN　O(V)　PE　PA　NI　C！！

1　「壊死/虚血」の病態の概要

■特徴：「壊死/虚血」（「N」ecrosis/「I」schemia）では，特に下記の所見が特異的である。

●脳心血管疾患などの基礎疾患のある中・高齢者の sudden onset の腹痛

●激しい腹痛の割には，腹膜刺激徴候に乏しい腹部所見

●CPK，LDH，乳酸の高値，血液ガス分析でのアシドーシスなどの検査所見

■疾患：「壊死/虚血」の病態では，診断・治療の遅れが急性腸管壊死に進展し致命的となる急性壊死型虚血性腸疾患[1]が代表的である。急性壊死型虚血性腸疾患には下記の疾患がある。

◆SMA 閉塞症

・SMA 塞栓症

・SMA 血栓症

◆SMV 血栓症

◆NOMI

◆壊死型虚血性腸炎

■急性壊死型虚血性腸疾患は，腸管の虚血・壊死範囲から，①拡大型：SMA 塞栓症，SMA 血栓症，SMV 血栓症，NOMI と，②限局型：壊死型虚血性腸炎とに分類[2]される。

■拡大型の急性壊死型虚血性腸疾患では，下記のような発生頻度[3][4]が知られている。

◆SMA 塞栓症：50%

◆SMA 血栓症：15〜25%

◆SMV 血栓症：5%

◆NOMI：20〜30%

■診断：下記のような疾患特異的な画像所見と CT での腸管壊死所見が有用である。

●疾患特異的画像所見

◆単純 CT

・SMA 内の high density, smaller SMV（前掲**図 43**）：SMA 閉塞症[5]

・SMV 内の high density：SMV 血栓症

◆造影 CT

・SMA の途絶：SMA 閉塞症（前掲**図 43**）

◆血管造影：下記の所見が NOMI に特徴的[6]とされるが，全身状態不良なことが多く血管造影検査の施行率は 15%[7]と低率である。

・分枝根部の狭小化

CHAPTER 14　❻壊死/虚血

- ・攣縮と拡張が交互に発生しソーセージのような形態を呈する string-of-sausage sign
- ・分枝の不正狭小化
- ・辺縁動脈などの末梢動脈の造影不良

●壊死腸管の CT 所見[3]

◆単純 CT で壁が高濃度（出血壊死）

◆造影 CT で壁が造影されない，または造影が弱い

◆壁内気腫

◆SMV 内ガス，または門脈内ガス

◆腹腔内遊離ガス

◆壁肥厚

◆大量の腹水

◆接する腹膜，腸間膜や後腹膜筋膜の充血・肥厚

■治療[8]：腸管壊死が疑われる場合には，緊急外科治療。腸管壊死の可能性が低く迅速に血管造影が行える場合には，確定診断に引き続き病態に応じた血管内治療（endo-vascular treatment：EVT）が行われる。EVT の目的は，SMA の血流再開による虚血腸管の壊死防止と，壊死に進行した場合でも可及的に腸管の切除範囲を少なくして短腸症候群の発生を減らすことである。

●外科治療

◆壊死腸管切除

◆血行再建術：SMA 血栓症

- ・血栓吸引除去
- ・バイパス術

●EVT

◆ウロキナーゼの血栓溶解療法：SMA 閉塞症，SMV 血栓症

◆血栓吸引療法

◆経皮的血管形成術（percutaneous transluminal angioplasty：PTA）：SMA 閉塞症

- ・バルーン血管拡張術
- ・ステント留置術

◆塩酸パパベリンの動注療法：NOMI

■腸管の壊死/虚血ではないが，腎梗塞や脾梗塞，腎静脈血栓症，大網梗塞なども「壊死/虚血」の病態分類に入れて，疾患を見逃さないようにする。

2　代表的な疾患の留意点

（1）急性腸間膜血管閉塞症［症例 18 参照］

■肉眼的に腸間膜の主幹血管に閉塞を認める急性腸間膜血管閉塞症は，ほとんどが SMA や SMV に発生し，臨床的に遭遇する機会が多いのは SMA 塞栓症と SMA 血栓症である。SMA は径が太く腹部大動脈からの分岐角度が小さいため，塞栓も入り込みやすいと言われている[3]。

167

■SMA 塞栓症

- ●心房細動などの心疾患で形成された血栓が SMA を閉塞する。腹部救急疾患で心房細動がある場合には，先ず SMA 塞栓症を疑うことが重要である。
- ●SMA 塞栓症の閉塞部位は，起始部から 3〜10 cm 遠位部[4]であることが多い。
- ●基本は SMA の血栓除去術と壊死腸管の切除で，不安がある場合は 24〜48 時間後に second look operation を行う[9]。
- ●発症が 8 時間以内，腸管壊死の証拠がない，血栓溶解治療の禁忌がなければ，カテーテルによる血栓溶解療法が行われることがある[9]。

■SMA 血栓症

- ●動脈硬化による SMA の狭窄部に血栓が形成されて閉塞する。
- ●慢性便秘，浣腸・下剤の使用や，基礎疾患に糖尿病，高血圧，心筋梗塞や脳梗塞などの動脈硬化性疾患，食後の慢性的な腹痛 abdominal angina や体重減少，便通異常などの既往があれば SMA 血栓症を念頭に置く。
- ●一般に閉塞部位は動脈硬化と狭窄がベースにある SMA 起始部から 3 cm 以内に多い[4]。
- ●壊死腸管切除，血行再建術が基本で，腸管壊死がなければ PTA も行われる。

■SMV 血栓症

- ●プロテイン C 欠損症・プロテイン S 欠損症などの先天性血栓性素因，抗リン脂質抗体症候群などの後天性血栓性素因，真正赤血球増多症，避妊薬の使用，膠原病，悪性腫瘍などによる凝固機能亢進状態がある場合には，SMV 血栓症を考える。
- ●病態の本質はうっ血であり，一般に発症も突発的でなく症状も軽く腹膜炎症状が出現するまで時間的経過が長い[9]。腸間膜静脈血栓症（mesenteric vein thrombosis：MVT）の発症様式には，急性腹症で発症し腸管壊死を有する急性 MVT，1 週間程度の期間をおいて症状が完成する亜急性 MVT，側副血行路の発達によって症状を呈さない慢性 MVT の 3 つの病態がある[10]。
- ●腸管壊死がなければ，ウロキナーゼや t-PA による血栓溶解療法と血栓形成予防のためのヘパリンによる抗凝固療法が基本[10]。

(2) NOMI［症例 19 参照］

■NOMI は，低心拍出状態や循環血漿量の減少，脱水，血管収縮剤，低血圧などに反応して代償性に起きる腸間膜血管の攣縮に起因する低灌流症候群とされる。

■下記のような危険因子が知られている[11]。

- ●50 歳以上
- ●心臓弁膜症や動脈硬化性心疾患
- ●不十分なジギタリス治療や長期間の利尿剤投与下のうっ血性心不全
- ●不整脈
- ●熱傷，膵炎，消化管出血などによる循環血漿量の減少や低血圧
- ●最近の心筋梗塞の既往

■腸管壊死がなければ保存的治療が基本。塩酸パパベリンの動注療法が推奨されている。

CHAPTER 14　❻壊死/虚血

(3) 虚血性腸炎と壊死型虚血性腸炎

■虚血性腸炎は，肉眼的所見で主幹動脈に閉塞がなく，確立した疾患概念に合致しない虚血性病変である[12]。原因が明らかな虚血性病変は続発性腸炎と呼ばれ[13]，大腸癌に合併する閉塞性大腸炎や放射線腸炎などがある。

■虚血性腸炎の発症には，心血管疾患や糖尿病などの全身的要因や動脈硬化などの血管因子，便秘，浣腸，下剤などによる腸管内圧の上昇，腸管蠕動などの腸管因子，といった多くの要因が複雑に関与している。

■虚血性腸炎の好発部位は，辺縁動脈の吻合枝の発達が良くない SMA と下腸間膜動脈との結合点である脾弯曲部の Griffith 点と，下腸間膜動脈と内腸骨動脈との結合点の Sudeck 点であり，虚血性腸炎では，左上腹部や左下腹部に圧痛を認めることが多い。

■虚血性腸炎は，一過性型，狭窄型，壊死型に分類される。腸管壁の虚血が可逆的な一過性型と狭窄型は，狭義の虚血性腸炎と呼ばれている[12]。壊死型虚血性腸炎は腸管壁の虚血性変化が不可逆的となり壊死に陥ったものであるが，壊死型の虚血性腸炎と NOMI との概念に混乱がみられる[14]。

■治療は壊死腸管の切除で，second look operation や damage control surgery の手法も考慮すべきとされている[9]。

(4) 静脈硬化性大腸炎

■静脈硬化性大腸炎は，右側結腸に好発する虚血性大腸疾患の一種とされ，稀に急性腹症として緊急手術が行われることがある（前掲「ミニ知識：静脈硬化性大腸炎」参照）。

(5) 腎梗塞，脾梗塞

■Sudden onset の側腹部・背部痛で発症した場合には腎梗塞，左側腹部・背部痛では脾梗塞を念頭に置く。LDH 高値，心房細動が参考となる。

(6) 腎静脈血栓症

■発症様式から急性型と慢性型に分類され，成因によりネフローゼ症候群に伴うことが多い原発性と腫瘍や周囲からの腎静脈圧迫，腎盂腎炎等の感染症，下大静脈血栓からの進展などによる二次性とに分類される[15]。

■急性型は sudden onset の側腹部痛で尿管結石症に類似する[15]。

(7) 運動後急性腎不全

■無酸素運動後の血管攣縮によって，数時間の経過で激烈な腰背部痛，腹痛，嘔吐を訴える運動後急性腎不全がある（「ミニ知識：運動後急性腎不全（ALPE）」参照）。

症例18　92歳・女性

現病歴：前日の夜に腹痛，嘔気が出現し，深夜に救急外来を受診した。点滴を受けて症状が軽快したので一旦帰宅したが，その後も腹痛が持続し翌日の夜に増悪したため，再度救急外来を受診した。

既往歴：高血圧，慢性心不全

バイタルサイン：血圧 170/100 mmHg，脈拍 120/分，整。

腹部所見：腹部は平坦，軟で下腹部を中心に圧痛があったが，腹膜刺激徴候は認めなかった。

血液生化学検査所見：WBC 20,300/μL，血小板数 $23.0 \times 10^4/\mu$L，CRP 8.9 mg/dL，AST 41 U/L，LDH 343 U/L，T-Bil 1.1 mg/dL，CRE 1.5 mg/dL，CPK 679 U/L

169

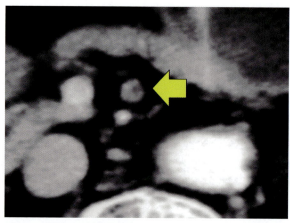

図98　造影 CT 横断面所見

血液ガス：BE －1.5 mEq/L
画像所見：造影 CT で SMA 内に陰影欠損（**図98 矢印**）があり，CT で腸管の壊死所見を認めた。
　以上の所見から，SMA 閉塞症と診断し緊急手術を行った。
手術所見：トライツ靱帯から約 50 cm 肛門側の空腸から上行結腸までの腸管が暗赤色となり，ところどころ斑状に壊死を認めた。SMA の右結腸動脈分岐部に血栓があり，これより末梢に拍動を触知しなかった（**図99**）。
術式：SMA を切開して血栓を除去すると，血行は上行結腸から回腸末端部まで回復し，空腸の血行も一部が改善した。血栓除去後も血行の改善がなく壊死に陥った小腸を約 130 cm 切除し，血行が良好なトライツ靱帯から 60 cm 肛門側の空腸と，バウヒン弁から 30 cm 口側の回腸に小腸瘻を造設した。残存した小腸の長さは約 80 cm であった。
切除標本：小腸粘膜は斑状に壊死し，病理組織学的には壁の壊死と出血，炎症細胞浸潤，粘膜の強い萎縮を認めた。
術後経過：術後経過は良好で，入院中に小腸瘻を閉鎖した。92 歳の超高齢者であったが，初回手術の術後第 65 病日に退院した。

[考察]　高血圧，慢性心不全のある超高齢者に発症した SMA 閉塞症
■本症例[16]のように高齢で高血圧などの動脈硬化症の基礎疾患を有する腹痛では，「虚血/壊死」の病態，特に SMA 閉塞症を先ず考える必要がある。深夜救急外来を受診する程の激痛であったと推測されるが，腹膜刺激徴候は認めなかった。SMA 閉塞症では，腹部所見が軽度であることを肝に命ずべきである[16]。
■茂木ら[17]は，SMA の閉塞部位と発症からの時間による血栓溶解療法のゴールデンタイムを**表17** のように分類している。このゴールデンタイムを経過したものでは，速やかな開腹術を推奨している。
■本症例[16]は発症から約 24 時間後に手術が行われ，茂木ら[17]の分類の A 型と B 型の中間，すなわち ICA の分岐部より中枢側で MCA より末梢側の SMA が閉塞し，RCA 領域の上部空腸から上行結腸まで広範に腸管が虚血/壊死になっていた。術中の血栓除去術による血行再建術によって，腸管の切除範囲を狭められたが，約 130 cm という大量の腸管切除を余儀なくされた。
■1996 年 1 月から 2005 年 12 月までの 10 年間に大垣市民病院で手術が行われた急性 SMA 閉塞症は，

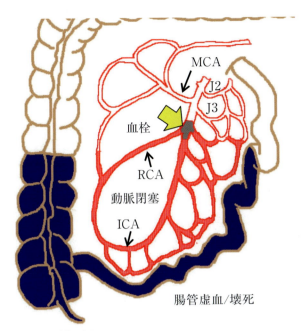

図99 手術所見のシェーマ
右結腸動脈分岐部に血栓があり，これより末梢に拍動を触知しなかった。
トライツ靱帯から約50 cm肛門側の空腸から上行結腸までの腸管が暗赤色となっていた。
J2：第2空腸動脈，J3：第3空腸動脈，矢印：SMA内の血栓
MCA：中結腸動脈，RCA：右結腸動脈，ICA：回結腸動脈

表17　SMA閉塞部位と発症からの時間と血栓溶解療法との関係

分類	SMAの閉塞部位	血栓溶解療法のゴールデンタイム
A型	・MCAとRCAがSMA本幹から分岐する部位および中枢側での閉塞	・発症から5時間以内
B型	・ICAとIAの分岐部での閉塞でMCAとRCAが開存	・発症から24〜48時間以内
C型	・さらに末梢での閉塞でSMAの主要分岐は閉塞していない	・発症から数日〜数週

MCA：中結腸動脈，RCA：右結腸動脈，ICA：回結腸動脈，IA：回腸動脈
(文献17を基にして作成)

本症例を含めて11例である．平均年齢76歳，全例心血管疾患を有し，発症から手術まで平均38時間が経過しており，理学的所見，検査所見から全例に腸管壊死，腹膜炎が疑われたために血管造影検査を行う余裕はなく，直ちに開腹術が施行された[16]．

■SMA閉塞症は，発症早期であればEVTによる改善が期待できるとされる．SMA閉塞症にはEVTと，その効果が乏しかったりEVTが成功した場合でも，症状の再燃や持続がある場合に開腹手術とを組み合わせたハイブリッド治療が有用との報告[18]もある．末梢閉塞性動脈疾患の治療ガイドライン（2015年改訂版）[8]では，症状が発現した時点である程度進行した腸管虚血があることから，血栓溶解療法，PTA，ステント留置術などのEVTは患者を選択して行うことを考慮してもよいが，

施行後にも開腹術が必要となる可能性は残るとしている。実際的には，EVT が可能な症例は，全身状態などから限定されると考えられる[16]。

■SMA 閉塞症の予後は極めて不良であり，自験 11 例の入院死亡は 7 例（64％）であった。血管外科医，消化器外科医，放射線科医との密接な連携による早期診断・治療と，術後の集学的治療の進歩によって，治療成績の向上を期待したい[16]。

ミニ知識　血栓症の種類と特徴[19)20)]

□血栓症には動脈血栓症と静脈血栓症とがある。
□動脈血栓：血流が速い動脈では凝固系の関与は少なく，閉塞性動脈硬化症（ASO）を基礎として血栓（血小板血栓）を形成する。動脈血栓の抗血栓療法にはアスピリンなどの抗血小板療法が行われる。
□静脈血栓：流速が遅い静脈では，内皮障害がおきやすく凝固系が活性化されて凝固血栓（フィブリン血栓）が形成されやすい。ASO などがなくても血栓を形成し繰り返すような病態としては，先天性血栓性素因や後天性血栓性素因がある。抗血栓療法としては抗凝固療法がある。

症例 19　65 歳・女性

現病歴：胆管細胞癌に対する肝右葉・尾状葉切除・下大静脈合併切除術の術後第 5 病日から水様便と軽度の腹痛が出現した。その後も，腹痛は持続し，術後第 8 病日の夜間には冷汗があり，トイレに行き転倒した。その翌早朝，ショック状態となった。なお，胆管細胞癌の手術時間は 6 時間 57 分，術中出血量は 1,100 mL で，術中の血圧は比較的安定し不整脈もなかった。
既往歴：心筋梗塞
腹部所見：膨満し，抵抗を触知した。
腹部単純 CT 所見：右上腹部に壁構造が失われ，一塊となった壊死腸管（**図 100 左**）と，腸管壁内のガス像（腸管気腫像，**図 100 右矢印**）を認めた。

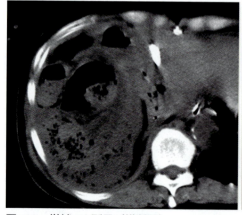
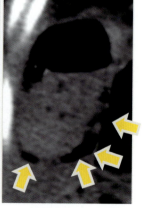

図 100　単純 CT 所見（横断面）

絞扼性小腸閉塞の術前診断で緊急手術を行った。

手術所見：大量の小腸が非連続的，分節的に壊死していた。主幹動脈に拍動を触知したことから，NOMIと診断した。明らかに壊死となっている腸管を切除し，その口側と肛門側の腸管断端をともに人工肛門として腹腔外に出して腸瘻とした。残存した小腸の長さは約60 cmであった。

術後経過：術後経過は良好であったので，入院中に人工肛門を閉鎖し端々吻合で消化管を再建した。しかし，その後は吻合部の縫合不全を契機に状態は悪化し，初回手術の術後第61病日にMOFで死亡した。

[考察] 術後早期に発症したNOMI

■心筋梗塞の既往，侵襲の大きい開腹手術後，CT所見，から絞扼性小腸閉塞よりNOMIを考えるべき症例であった。周術期の低灌流状態と血管病変（心筋梗塞の既往）の存在が，NOMIの発症に関与したと考えられる。

■症例18と本症例では，壊死腸管切除後の残存腸管の両端を人工肛門とした。この術式には下記のような利点がある。

  ●縫合不全のリスクがある腸管吻合がない。

  ●人工肛門部粘膜の色調観察が残存腸管のviabilityの判定に有用である。

上腸間膜血管閉塞症やNOMIのように，壊死腸管切除後にも腸管の虚血やうっ血のために残存腸管に壊死の進行が危惧され，second look operationが必要となる可能性のある病態下では，選択されるべき術式である。

■本症例はNOMIの急性期を乗り切ったが，人工肛門閉鎖時の消化管再建術部の縫合不全が原因となりMOFで亡くした残念な症例である。

■NOMI症例での二期的腸管吻合時の客観的な腸管血流評価において，ICG蛍光法が有用であるとする報告[21]がある。

臨床研究　NOMIの臨床病理学的検討[22]

□目的：NOMIの成因について臨床病理学的に研究した。

□方法：大垣市民病院で1981年1月〜2000年12月までの20年間に手術を行ったNOMIの19例を対象に，切除腸管の直動脈を組織学的に検討した。

□対象：平均74.6歳，男性10例，女性9例。高血圧，心筋梗塞および狭心症，脳梗塞などの心血管病変を有する症例が多く，膠原病6例，開心術後早期の症例が3例あった。

□結果：18例（94.7％）に内膜の肥厚を認め，膠原病の3例（50％）に動脈炎の所見があった。

□結論：NOMIは，動脈内膜肥厚や動脈炎などの血管病変の存在下に，心拍出量の低下や循環血液量の減少などの要因が加わり，発症すると考えられた。

私はこうする　異常環境下での消化管吻合

□絞扼性小腸閉塞やSMA閉塞症，NOMIなど，腸管に局所の阻血やうっ血などの血流障害がある場合には，実験的に粘膜・粘膜下層よりも漿膜の方が血流障害の影響が少なく，漿膜面の癒合を重視したAlbert-Lembertの内層内翻縫合が縫合不全は少ない，とされている[23]。

173

PART 3　腹部救急診療［各論］

□著者は，Albert-Lembert 縫合は 2 層縫合で，1 層縫合より物理学的接合力が強くより water tight となると考え，壊死腸管切除後には Albert-Lembert 縫合による腸管吻合を行っている[24]。

□縫合糸は，消化管の内腔を貫通すると消化管内の常在菌で汚染され，糸の通過した通路に刺創管化膿を引き起こす可能性があるといわれ[25]，内腔を貫通させる Albert 縫合には針付き吸収糸を，内腔を貫通しない Lembert 縫合には安価で結び目が解けにくい非吸収糸の絹糸を用いることが多い。

□吻合口が大きいが壁が薄く脆弱な腸管の吻合では，Albert 縫合は吸収糸連続縫合で行い，Lembert 縫合は非吸収糸の結節縫合を行っている。

ミニ知識　運動後急性腎不全（ALPE）

□腰背部痛と腎の血管攣縮を伴う急性腎不全として提唱され，2002 年に Ishikawa ら[26]によって運動後急性腎不全 ALPE（acute renal failure with severe loin pain and patchy renal vasoconstriction after anaerobic exercise）として報告された概念である。

□典型的には，若い男性が無酸素運動後に数時間の経過で腎尿路結石症を疑わせる激烈な腰背部痛，腹痛，嘔吐を訴え，原因がはっきりしない急性腎不全と診断される[27]。

□腎性低尿酸血症の患者は約 50 倍 ALPE を発生しやすく，低尿酸血症によって尿酸のフリーラジカルスカベンジャーとしての機能が低下することから，ALPE の発生機序として活性酸素除去不全による血管攣縮説がある[28]。ALPE にみられる腰背部痛は，腎血管攣縮による renal angina[27]と考えられている。

文 献

1) 磯谷正敏，山口晃弘：虚血性腸疾患の分類と診断・治療—特に急性壊死型虚血性腸疾患を中心に—．CURRENT THERAPY 2005；23：894-897.

2) 古畑智久，平田公一，秦　史壮，ほか：虚血性腸疾患とその周辺　血管病変に起因する腸疾患の分類．消外 2005；28：17-23.

3) 山中俊祐：臍周囲痛だったら．林　寛之（編），救急・ER ノート　あの手この手で攻める！腹痛の診断戦略　解剖学的アプローチから落とし穴回避のワザまで，羊土社，2013：69-76.

4) 小山洋史：腹部の血管系疾患．井　清司（編），腹部救急対応マニュアル　症例から学ぶ，急性腹症初期対応のアルゴリズム，文光堂，2011：135-146.

5) 味村俊樹，足立実樹，野澤慶次郎，ほか：腸間膜動脈閉塞症の診断．消外 2005；28：25-35.

6) Siegelman SS, Sprayregen S, Boley SJ：Angiographic diagnosis of mesenteric arterial vasoconstriction. Radiology 1974；112：533-542.

7) 田畑峯雄，矢野武志，門野　潤，ほか：非閉塞性腸管虚血症 17 例の臨床的検討．日臨外会誌 2003；64：557-564.

8) 2014 年度合同研究班報告：末梢閉塞性動脈疾患の治療ガイドライン（2015 年改訂版）．［online］http://www.j-circ. or.jp/guideline/pdf/JCS2015_miyata_h.pdf（2018-03-05）

9) 窪田忠夫：ブラッシュアップ　急性腹症，中外医学社，2014.

10) 河野雄紀，木村　有，日高悠嗣，ほか：臍静脈再開通法で血栓溶解療法を行った急性上腸間膜静脈血栓症の 1 例．日臨外会誌 2018；79：1624-1629.

11) Boley SJ, Sprayregan S, Siegelman SS, et al：Initial results from an aggressive roentgenological and surgical approach to acute mesenteric ischemia. Surgery 1977；82：848-855.

12) 田畑峯雄，亀川寛大，渋谷　寛，ほか：壊死型虚血性大腸炎の診断と治療成績．日腹部救急医会誌 2002；22：47-53.

13) 飯田三雄：虚血性腸炎の診断と治療．綜合臨 2003；52：601-602.

14) 磯谷正敏，山口晃弘：壊死型虚血性腸炎の診断と治療—虚血性腸炎の壊死型と NOMI との関連を中心に—．消外 2005；28：61-66.

15) 米沢孝典，小池清一，下鳥正博，ほか：基礎疾患を合併しない原発性急性腎静脈血栓症の 1 例．信州医誌 1994；42：413-416.

16) 児玉章朗，磯谷正敏：急性上腸間膜動脈閉塞症 11 手術例の臨床的検討．日外科系連会誌 2007；32：738-743.

17) 茂木克彦，石飛幸三，関みな子，ほか：急性上腸間膜動脈閉塞症—閉塞部位と臨床経過について．日腹部救急医会誌 1996；16：427-432.

18) 矢澤慶一，杉田光隆，長田俊一：血管内治療によって腸管大量切除を回避し得た上腸間膜動脈塞栓症の 1 例．日腹部救急医会誌 2017；37：935-940.

19) 濵田悦子：血栓症と臨床検査〜血栓症の早期発見につながる臨床検査．［online］http://www.kyowamx.co.jp/pdf/coagulation/coag10.pdf（2018-08-03）

20) 古川哲史：病態生理の基礎知識から学べる循環器治療薬パーフェクトガイド．綜合医学社，2016.

21) 佐藤　圭，樅山将士，小澤真由美，ほか：術中 ICG 蛍光法による血流評価が有用であった非閉塞性腸管虚血症の 1 例．日臨外会誌 2018；79：1016-1021.

22) 菅原　元，山口晃弘，磯谷正敏，ほか：非閉塞性腸管梗塞症 19 手術例の臨床病理学的検討．日消外会誌 2001；34：1713-1717.

23) 杉町圭蔵，八板　朗，中村輝久，ほか：異常環境下の消化管吻合法．日消外会誌 1976；9：32-38.

24) 磯谷正敏：小腸絞扼性イレウスの開腹手術手技．手術 2013；67：161-166.

25) 下間正隆：ILLUSTRATED BASIC SURGERY　カラーイラストでみる外科手術の基本，照林社，2004.

26) Ishikawa I：Acute renal failure with severe loin pain and patchy renal ischemia after anaerobic exercise in patients with or without renal hypouricemia. Nephron 2002；91：559-570.

27) 石川　勲：運動後急性腎不全（ALPE）．Gout and Nucleic Acid Metabolism 2010；34：145-157.

28) 末田善彦：運動後急性腎不全（ALPE：acute renal failure with loin pain and patchy renal ischemia after anaerobic exercise）について．沖縄医師会報 2013；49：1085-1089.

PART 3　腹部救急診療［各論］

CHAPTER 15

❼急性胆管炎

[RUPTURE] | IN | O(V) | PE | PA | NI | C!!

1　「急性胆管炎」の病態の概要［症例 20，21 参照］

■特徴：「急性胆管炎」（「C」holangitis）の病態は，下記の所見が特異的である。
●Acute〜Gradual onset の腹痛
●血液検査で肝胆道酵素の上昇
●画像所見で胆道拡張

肝機能検査，特にトランスアミナーゼ値の測定を行わなければ診断が遅れ，逆にこれらの数値が高値を示して，診断の糸口が得られる場合もある。

■病態：胆道閉塞と細菌感染を本態とし，胆道減圧を行わないと cholangio-venous reflux から重症胆管炎へと進展する。この点で，「炎症/感染」の病態である急性胆囊炎とは，一線を画すべき疾患である。

■原因疾患：胆管結石が一番多い。その他，膵胆道系悪性腫瘍や胆道系手術後の胆管狭窄，胆管内に留置されたステントチューブの詰まり，胆囊頸部や胆囊管に嵌頓した結石周囲の炎症が胆管に波及，あるいは嵌頓結石による胆管圧迫による Mirizzi 症候群などがある。乳頭部近傍の十二指腸憩室による胆管圧迫による Lemmel 症候群も知られている。本章では，胆管結石に起因する急性胆管炎を中心に記述する。

■区域性胆管炎［症例 6 参照］：胆管癌や肝内結石などによる区域，あるいは亜区域の胆管枝の閉塞で併発する胆管炎は，区域性胆管炎と呼称される。区域性胆管炎の初期の症状は，一般的に軽度の発熱のみで重篤感に乏しく，本章でとり上げる下部胆管閉塞による全胆道系の胆管炎，いわゆる急性胆管炎，の臨床症状が顕著であるのとは対照的である[1]。

■胆管結石の画像診断[2]
●超音波検査：最初に行うべき検査で，胆管の拡張所見は結石を予測する指標となる。
●CT：単純 CT が胆管結石検索の主たる役割を果たすが，結石の成分によっては，等吸収となり検出が困難である。
●MRI と EUS（超音波内視鏡）：径が 5 mm 以上の結石検出率は，MRI で 100％との報告がある。EUS（図 101）は，MRI と同程度に信頼できる検査法とされる。
●ERCP：緊急胆道ドレナージを施行しなければならない場合には，治療を考慮して ERCP が行われる。

■急性胆管炎の診断基準：国際版診療ガイドラインである TG13（Updated Tokyo Guidelines）に準拠した急性胆管炎・胆囊炎診療ガイドライン 2013　第 2 版[3]の急性胆管炎の診断要因と診断基準の大要は下記のようである。なお，急性胆管炎・胆囊炎診療ガイドライン 2018［第 3 版][4]でも TG13

176

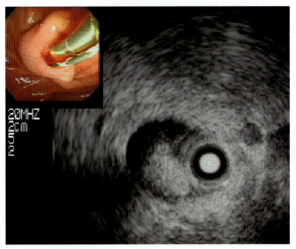

図101　胆管結石のEUS所見
胆管末端部に小結石がEUSで描出されている。
この結石は超音波検査，CTでは描出できなかった。

急性胆管炎診断基準は変更の必要性が認められず，この診断基準が採用されている。
　●診断要因
　　A．細菌感染を示す臨床症状と検査所見
　　　　◆A-1 臨床症状：発熱（BT＞38℃）and/or 悪寒戦慄
　　　　◆A-2 血液検査：白血球数（×1,000/μL）の異常（＜4，or＞10），CRP（mg/dL）の上昇（≧1），他の炎症を示唆する所見
　　B．胆道閉塞を示す臨床症状と検査所見
　　　　◆B-1 臨床症状：黄疸（T-Bil≧2 mg/dL）
　　　　◆B-2 血液検査：施設の健常値上限の1.5倍を閾値とするALP，γGTP，AST，ALTの高値
　　C．画像所見
　　　　◆C-1 胆管拡張
　　　　◆C-2 狭窄，結石，ステントなどの成因
　●診断基準
　　　　◆疑診：Aの1つ＋BかCのいずれかの1つ
　　　　◆確診断：Aの1つ＋Bの1つ＋Cの1つ

■急性胆管炎の一因である「胆管閉塞」の血液生化学的所見として，従来の胆道系酵素のALP，γGTPに加えて，AST，ALTの上昇が1つの診断基準に盛り込まれている。胆石発作時に認められる急性肝炎類似の肝酵素の上昇を1つのclinical entityとして胆石肝炎と呼んでいる。胆石肝炎は，胆管結石嵌頓による急性胆管閉塞に起因する肝細胞壊死の血液生化学的反映であり，急性胆管炎の診断基準にある「AST，ALTの上昇」が意味する病態を理論的に理解して，急性胆管炎の診断基準を読み解くことが重要である（「解説：胆石肝炎」参照）。

■重症度分類と治療：急性胆管炎・胆嚢炎診療ガイドライン2018［第3版］[4)]でも第2版[3)]と同様に

PART 3　腹部救急診療［各論］

TG13 の重症度診断基準が用いられている。その概要は，以下のごとくである。

● 重症：急性胆管炎により臓器障害をきたし，呼吸・循環管理などの集中治療を要する病態で，intensive care のもとに，緊急胆道ドレナージを施行しなければ生命に危機を及ぼすもの。

● 中等症：臓器障害には陥っていないが，その危険性があり，緊急〜早期の胆道ドレナージを必要とするもので，以下の 5 項目のうち 2 つ該当するもの，および下記の項目に該当しないが，初期治療に反応しなかったもの。

　　　◆白血球数＞12,000，または＜4,000/mm^3
　　　◆発熱（体温異常≧39℃）
　　　◆年齢（75 歳以上）
　　　◆黄疸（T-Bil≧5 mg/dL）
　　　◆アルブミン（＜健常値下限×0.73 g/dL）

■ 軽症：保存的治療が可能で，待機的に成因検索とその治療（内視鏡処置，手術）を行いうるもの。

2　急性胆管炎診療バンドル[4)]

■急性胆管炎の診療上，行わなくてはならないことがバンドルとして**表 18** のようにまとめられている。

表 18　急性胆管炎診療バンドル

急性胆管炎診療バンドル
1.　急性胆管炎を疑った場合，本診断基準を用い 6〜12 時間毎に診断を繰り返す。
2.　腹部単純 X 線の撮影，腹部超音波を施行し，できる限り CT，MRI，MRCP を施行する。
3.　診断時，診断から 24 時間以内および 24〜48 時間の各々の時間帯で，本重症度判定基準を用い重症度を繰り返し評価する。
4.　診断がつき次第，初期治療として，絶食の上で十分な量の補液，電解質の補正，full dose の抗菌薬を静注する。
5.　Grade Ⅰ（軽症）症例では，初期治療に 24 時間以内で反応しない場合，速やかに胆管ドレナージを施行する*。
6.　Grade Ⅱ（中等症）症例では，初期治療を行いつつ，診断後早期に，早期胆管ドレナージを行う*。
7.　Grade Ⅲ（重症）症例では，全身管理を行いつつ，診断後早期に，緊急胆管ドレナージを行う*。
8.　Grade Ⅲ（重症）症例では，初期治療とともに臓器サポートを直ちに行う。
9.　Grade Ⅱ（中等症）とⅢ（重症）症例では，血液や胆汁の細菌培養を行う。
10.　急性胆管炎消褪後の胆嚢結石には胆嚢摘出術を行う。

*：胆管ドレナージが不可能な場合，搬送を検討する。
（文献 4 より許諾を得て転載，一部改変）

症例 20　71 歳・女性

現病歴：午後 4 時から腹痛が出現した。腹痛は軽快せず，体温も 38.7℃ に上がったため，深夜に救急外来を受診した。

腹部所見：上腹部に圧痛と腹膜刺激徴候を認めた。

血液生化学所見：WBC 23,000/mm^3，AST 810 U/L，ALT 416 U/L，T-Bil 4.5 mg/dL，アミラーゼ 8.4 IU/L

腹部超音波所見：胆嚢の腫大と結石，胆管の拡張を認めた。

178

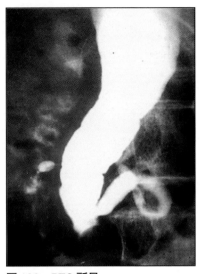

図 102　PTC 所見
胆管末端部に嵌頓した結石によって，胆管は完全に閉塞し拡張している。膵管も造影され，副膵管から造影剤が十二指腸に流れている。

経皮経肝胆道造影（percutaneous transhepatic cholangiography：PTC）：胆管末端部に嵌頓した結石によって，胆管は完全に閉塞し拡張していた．膵管も造影され，副膵管から造影剤が十二指腸に流れていた（**図 102**）．

急性胆管炎と診断し，緊急開腹手術を行った．

手術所見：胆管を切開すると，膿性胆汁が噴出した．経十二指腸的乳頭形成術を行って，嵌頓結石を除去した．

手術術式：胆嚢摘出・総胆管切開・経十二指腸的乳頭形成・胆管結石除去・胆管内 T チューブ留置
術後経過：良好であった．

［考察］十二指腸乳頭部嵌頓結石による急性胆管炎

■急性胆管炎の下記の診断基準を満たす典型的な急性胆管炎症例である．
　　　●A-1：発熱，A-2：白血球数増加
　　　●B-1：黄疸，B-2：AST，ALT の高値
　　　●C-1：胆管の拡張，C-2：結石の存在

■急性胆管炎に対しては緊急開腹術を行っていた 30 年以上前の症例である．当時，急性閉塞性化膿性胆管炎（acute obstructive suppurative cholangitis：AOSC）と呼ばれていたような重症胆管炎の死亡率は高く，"一晩で死ぬ怖い病気"として知られていた．その後，胆管ドレナージとして経皮経肝的ドレナージ，そして内視鏡的ドレナージの出現によって死亡率は著しく減少した．

■現在，経皮経肝的ドレナージは，稀ではあるが腹腔内出血や胆汁性腹膜炎などの合併症があること，入院期間が長くなること，などが考慮[5]され，ENBD や EBS による内視鏡的ドレナージが急性胆管炎治療のゴールドスタンダードとなっている．経皮経肝的ドレナージは，重症急性胆管炎の"場"としての"肝病変"を損傷して cholangio-venous reflux を助長する危険性もある（「解説：胆石肝

炎」参照)。

■尚，この症例では，PTC 時の造影剤は副膵管から十二指腸に流入している。したがって，十二指腸乳頭部に結石が嵌頓して膵管も閉塞したけれども，副膵管から膵液は減圧されて，胆石膵炎は発症しなかったと考えられた。

症例21 69歳・女性

現病歴：前日からの腹痛で受診したが，血液検査で高度の肝機能異常があり，急性肝炎と診断され入院となった。発熱や肉眼的な黄疸はなかった。

既往歴：胆石に対する胆囊摘出術

入院時血液検査：AST 2,380 U/L，ALT 747 U/L，T-Bil 2.0 mg/dL

入院後の経過と肝機能の推移：入院後にトランスアミナーゼは急速に低下し，第5病日から横ばいとなったが，第7病日には 39℃ の高熱とショックとなり，T-Bil は 13 mg/dL の高値であった(**図103**)。

超音波所見：胆管は著明に拡張し，拡張胆管内に結石を認めた (**図104 左**)。

胆管結石嵌頓による重症急性胆管炎と診断し，緊急に PTBD を行った。

PTBD 所見：穿刺とともに膿性胆汁が流出し，造影で総胆管は完全に閉塞していた (**図104 右**)。

PTBD 後の経過：経過は良好で，胆管炎の消退後に内視鏡的乳頭切開で胆管結石を除去した。

[考察] 胆石肝炎から進展した重症急性胆管炎

■発症時の胆石肝炎によるトランスアミナーゼの上昇を，いわゆる急性肝炎と間違えた苦い症例である。本症例[6]では，発症時の胆管嵌頓結石は，一旦，floating stone となり肝機能は改善したが，その後再び嵌頓結石となり，重症急性胆管炎にまで病勢が進行したと考えられる。

■本症例のように，胆石手術の既往があったり，胆石保有者が腹痛を訴え，血液検査で肝機能異常を認めた場合には，胆石肝炎と考えて，胆道の拡張や胆管結石の有無を検索する必要がある。胆石肝

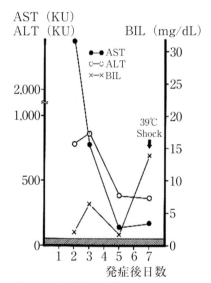

図103　入院後の経過
(文献 6 より許諾を得て転載)

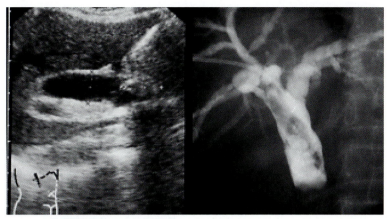

図104　超音波所見とPTBD所見
（文献6より許諾を得て転載）

炎のトランスアミナーゼの値は，胆管嵌頓結石が十二指腸へ落下（落下結石，passed stone）したり，胆管内に浮遊（浮遊結石，floating stone）した場合には，急速に低下する．したがって，発症から血液検査までのタイミングを考えると，少なくとも正常域を超えるトランスアミナーゼ値の異常がある場合には，胆石肝炎と考えた方がよい．
■胆石肝炎は，急性胆管炎のCharcot三徴（腹痛，発熱，黄疸）の臨床症状を呈する前の"潜在的"な胆管炎状態である．胆管嵌頓結石が除去されないと，本症例のように肝細胞壊死巣からのcholangio-venous refluxによる急性胆管炎，さらに病勢が進行して臓器障害をきたす重症急性胆管炎へと進行する（「解説：胆石肝炎」参照）．
■なお，本症例は以前の症例でありPTBDを行っているが，前述したように現在ではENBDやEBSによる内視鏡的ドレナージが急性胆管炎治療の標準的治療である．

解説
胆石肝炎

1　定義と特徴

□定義：胆石発作時には，図105のように高度なトランスアミナーゼの上昇があり，血液検査だけからは急性肝炎と間違えることがある．このような胆石発作時に認められる急性肝炎類似の肝酵素の上昇を，1つのclinical entityとしてgallstone hepatitis：胆石肝炎[7)8)]という．これは，胆石が原因の急性膵炎がgallstone pancreatitisと呼称されていることに習って，著者が命名したものである．
□特徴：胆石肝炎におけるトランスアミナーゼ値の上昇は，胆管結石嵌頓による急性胆管閉塞に起因する肝細胞壊死の血液生化学的反映[7)8)]である．胆石肝炎におけるトランスアミナーゼの値は，胆管嵌頓結石がpassed stoneやfloating stoneとなったり，緊急手術や内視鏡処置による嵌頓結石除去を契機に，図106のように急速に低下（ASTの半減期0.626日[7)]）して正常化する特徴がある．
□一般に，癌や胆管狭窄，などのように緩徐に進行する胆管閉塞による胆汁うっ滞では，ビリルビンや胆道系酵素の高度な上昇が認められるが，トランスアミナーゼは著明な高値を示さない．一方，

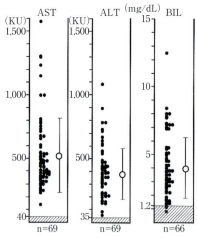

図105　胆石の胆管嵌頓時の肝機能成績

緊急手術で嵌頓結石による胆管閉塞を解除した69例の来院時のAST, ALT, およびビリルビン値を示している。
平均値でAST 529 IU/L, ALT 386 IU/L, ビリルビン 3.9 mg/dLである。
トランスアミナーゼは正常値の約10倍と高値を示し，ビリルビン値は約3倍で，軽度の肉眼的黄疸を認める数値である。
（文献6より許諾を得て転載改変）

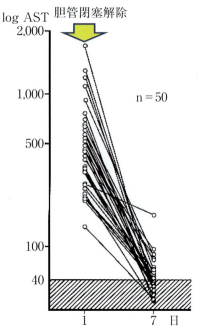

図106　胆石肝炎におけるASTの変化

胆管結石嵌頓50例で，閉塞解除前と閉塞解除後7日目のAST値の推移を片対数グラフにプロットしたものである。AST値は，閉塞解除後に急速に低下し，7日後にはほぼ正常化している。
図の斜線域はASTの正常値域を示す。
（文献6より許諾を得て転載改変）

胆石による急性胆管閉塞では，肝実質障害を示すトランスアミナーゼが著明に上昇するが，胆道系酵素やビリルビンの異常は軽度である。このような病態の違いによる胆管閉塞の時間的経過を反映した血液生化学所見の相異[9]に留意すべきである。

2　肝組織所見と胆汁中の細菌，血中エンドトキシン

(1) 肝の組織所見

□胆石肝炎では，以下のような肝組織変化を認める[7]。
　　○毛細胆管の拡張（**図107左矢印**）
　　○グリソン域での胆管内を中心とした好中球浸潤（**図107右矢印**）
　　○肝実質内の類洞内への好中球浸潤（**図108左**）
　　○類洞内へのフィブリン沈着（**図108右**）
　　○肝細胞索が中断されて，その部位に好中球が集まった肝細胞壊死像（**図108右の矢印**）

(2) 胆汁中の細菌

□胆汁の細菌学検索が行われた72％に細菌が培養され，検出された細菌は*Klebsiella* sppが最も多く

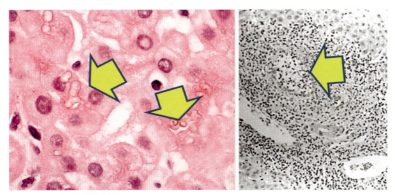

図107　肝の組織所見
（文献7より許諾を得て転載改変）

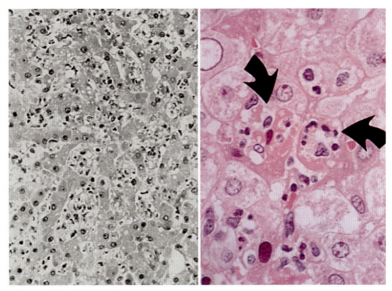

図108　肝の組織所見
（文献7より許諾を得て転載改変）

34％，次いで *E. coli* が32％，*Streptococcus* spp が25％，*Enterococcus* spp が18％などの順であった[6]。

（3）血中エンドトキシン
□血中エンドトキシンは，検査が行われた44％に陽性であった[6]。

3　病態

□胆石肝炎における組織学的な胆管炎と肝細胞壊死の所見は，結石嵌頓による急性胆管閉塞によって，経胆管性に炎症が肝実質内へ波及した結果である。

□急性胆管閉塞によって，胆道は下流の嵌頓結石と上流の肝内毛細胆管を取り囲む肝細胞との間で閉鎖腔を形成する。この閉鎖腔内では，肝細胞からの胆汁分泌圧や胆嚢の収縮圧によって，内圧は上

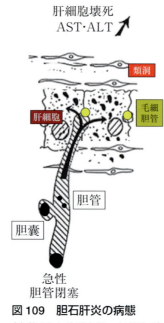

図 109　胆石肝炎の病態
（文献6より許諾を得て転載改変）

昇する．一方，胆管閉塞によって胆汁の流れによる押し流し効果と，胆汁の抗菌作用が及ばなくなった十二指腸内腔からは，上行能力の強い大腸菌などのグラム陰性桿菌が胆管内に逆行し，上行するとされる[10]．

□胆管内圧の上昇，胆汁の細菌感染などの胆管内の病的変化は，肝内の顕微鏡的毛細胆管内にも同様に波及し，毛細胆管を取り囲む肝細胞に直接影響を与え，肝細胞が壊死すると考えられる[7,8]（図109）．

4　肝細胞壊死の成因

□急性胆管閉塞によって生じる胆管内圧の上昇・胆管内の胆汁うっ滞・胆汁中の細菌増殖などの変化は，毛細胆管を取り囲む肝細胞には直接的な侵襲となる．この侵襲に対する各種のケミカルメディエーターによって活性化された好中球は，肝局所の類洞内に集積して類洞壁に膠着し，類洞内腔の狭窄から微小循環障害を引き起こす[11]．また，好中球が放出する蛋白分解酵素や活性酸素は，自己の正常細胞を攻撃して類洞内皮細胞を障害する[12]．

□この他に，肝局所におけるクッパー細胞やマクロファージの活性化による類洞内フィブリン沈着・凝固による微小循環障害[13]，肝細胞や肝類洞細胞の炎症性警笛細胞（alert 細胞）からのケミカルメディエーターの大量生産[14]，胆管閉塞に炎症が加わることによるリンパ循環への胆汁と炎症性滲出液流入による肝リンパ流増加によるリンパ循環不全[15]，などの肝細胞壊死を惹起する種々の要因が報告されている．

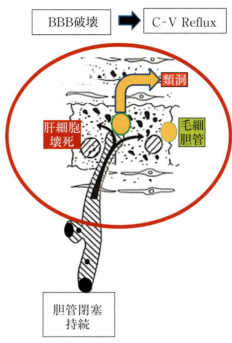

図110 胆石肝炎から急性胆管炎への進展
(文献18より許諾を得て転載改変)

5 臨床的意義

□胆石肝炎におけるトランスアミナーゼの上昇は，胆石による急性胆管閉塞の早期サインである。また，組織学的に急性胆管炎の所見でもある胆石肝炎は，急性胆管炎のCharcot三徴（腹痛，発熱，黄疸）の臨床症状を呈する前の"潜在的"な胆管炎状態[16]でもある。

□胆石肝炎を火事場の「煙」に例えれば，この煙（AST，ALTの上昇）を見逃して結石嵌頓による急性胆管閉塞を放置した場合には，本症例のように胆道内圧の更なる上昇と細菌感染の増悪，そしてblood-bile-barrier[17]としての肝細胞が壊死・総崩れし，堤防の決壊のように毛細胆管内の感染汚染胆汁が一気に類洞内へと逆流（cholangio-venous reflux）し，「半焼」とも言える急性胆管炎（図110），さらに病勢が進行して臓器障害をきたし，「全焼・全壊」の重症胆管炎へと進行すると考えられる[18]。

□胆管炎の重症化に関しては，micro abscessやmacro abscessを介する感染胆汁の血中への直接的逸脱[19]や，肝膿瘍からの直接的感染[20]も報告されている。すでに胆嚢が摘出してある場合には，胆嚢による胆管内圧の緩衝作用がないために，急性胆管炎から急速に重症胆管炎へ進展することがあるので，十分に注意する必要がある。

□なお，胆嚢ポリープの脱落[21]や胆嚢出血[22]による凝血塊などが胆管内に流入し，急性胆管閉塞をおこした場合にも，高度の肝酵素の上昇をきたすことがある。

PART 3　腹部救急診療［各論］

ミニ知識　高トランスアミナーゼ血症を呈する疾患：A new paradigm

□高トランスアミナーゼ血症の定義はないが，300 U/L 以上[7)8)]，400 U/L 以上[9)]，700 U/L 以上[23)] とする報告がある。

□Campos ら[23)]は，2010 年の 1 年間に AST と ALT のどちらか一方でも 700 U/L 以上の高トランスアミナーゼ血症を呈した救急疾患 273 例を検討し，下記の結果を報告している。

　　○ AST 値では，①心不全などによる ischemic hepatitis で最も高く（平均 1,045.6 U/L），次いで②hepatocellular disorder（平均 930.6 U/L），③pancreaticobiliary acute disease（平均 699.6 U/L）の順であった。

　　○頻度では，pancreaticobiliary acute disease が一番多く 39.4％を占め，この内の 79.6％が胆石によるものであった。

　　○この高トランスアミナーゼ血症に占める pancreaticobiliary acute disease の頻度は，他の多くの救急施設での実情と合致した。

そして，従来は高トランスアミナーゼ血症をきたす疾患として hepatocellular disorder を先ず考えていたが，今や pancreaticobiliary acute disease，特にその大部分を占める胆石（本書での胆石肝炎や胆石膵炎）を最初に念頭に置く時代へとパラダイムシフトが生じていると述べている。

□著明なトランスアミナーゼの高値を呈するこれらの 3 疾患の鑑別には，臨床症状の他に下記のような超音波所見の相異がある。

　　○うっ血肝[24)]：肝静脈・下大静脈の拡張，下大静脈径の呼吸性変動の消失

　　○急性肝炎[24)]：肝腫大，肝実質のエコー輝度低下，胆嚢壁の肥厚・多層構造と内腔の狭小・虚脱

　　○胆石肝炎：胆嚢の腫大，胆管の拡張，胆石の存在

一口メモ　HELLP 症候群

□妊婦で，心窩部痛，上腹部痛を主症状として，肝酵素の上昇を認める病態に HELLP 症候群がある。HELLP 症候群は，妊娠高血圧腎症の亜系で下記を三徴とする[25)]。

　　「H」：hemolysis　溶血

　　「EL」：elevated liver enzymes　肝酵素の上昇

　　「LP」：low platelet　血小板減少

胆石を持つ妊婦では，胆石肝炎との鑑別に注意を要する。

私はこうする　十二指腸乳頭部嵌頓結石に対する乳頭括約筋形成術

□胆管嵌頓結石による胆管炎では，非手術的に胆道ドレナージを行うべきである。しかし，胃全摘術後などで内視鏡的処置（endoscopic sphincterotomy：ES）が困難で，さらに PTBD もできない場合には，開腹術を躊躇すべきではない。

□開腹後は，直に胆嚢を穿刺して胆道減圧を行った後に，胆管を切開して胆道洗浄や胆道 Fogarty カ

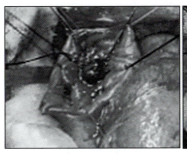
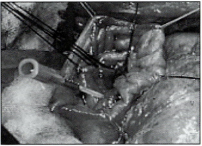

図111　乳頭形成術（術中写真）
図左：中央部に，乳頭前壁を切開して現れた嵌頓結石を認める。
図右：乳頭括約筋形成術後の状態で，膵管内に留置されたベニューラ針の外套部の先端まで膵液が逆流してきている。

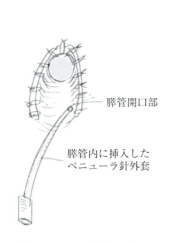
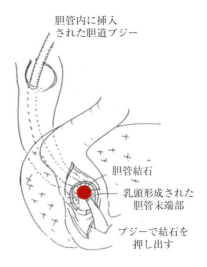

図112　乳頭形成術（シェーマ）

テーテルを用いて結石を除去する。乳頭部に嵌頓した結石は，下記のような手順で乳頭括約筋形成術を行って除去している。患者の全身状態が不良で結石を除去する余裕がない場合には，胆管内にTチューブを留置し胆道減圧を行い，術後に胆管炎が治まってからTチューブ瘻孔を利用して胆道鏡下に結石を除去する。

☐乳頭括約筋形成術：
　○Kocherの十二指腸授動術を十分に行い，授動した十二指腸・膵頭部の背部にタオルを敷いて，十二指腸を術野の前方上方に偏位させる。
　○触診で結石が触れる十二指腸乳頭部を確認し，その直上で十二指腸前壁を縦切開する。
　○十二指腸切開部に stay sutures を置き，これをモスキート鉗子で把持して十二指腸切開部を開大し視野を得る。
　○乳頭開口部にモスキート鉗子を2本楔状に挿入し，その鉗子の間でクーパーを用いて乳頭部前壁を鉗子に接して切除，ないし切開し，乳頭部に嵌頓した結石（図111左）を摘出する。切開部の胆管粘膜，十二指腸括約筋，十二指腸粘膜を数針，吸収糸で結節縫合する。

〇この際，膵液が流出する膵管開口部を確かめて，ベニューラ針の外套を膵管内に留置し，膵管を縫い込まないように注意する（**図111右**）

〇同様の操作を繰り返し，総胆管末端部の生理的狭窄部を切除した後の切除部がkey hole状，あるいは馬蹄形[26]となっていることを確かめる（**図112左**）

〇なお，乳頭部より上流の胆管内に嵌頓した結石は，胆管切開部から胆道ブジーを下方に向けて挿入して，乳頭形成部から落下させる（**図112右**）。

〇結石を除去したら，切開した十二指腸前壁を層々2層で縫合閉鎖する。

一口メモ　偽胆石[27]

□偽胆石とは，胆嚢内でセフトリアキソンがカルシウムと結合して胆石を形成したものである。

□セフトリアキソンの投与を中止することで胆石とは異なり溶解または排泄し自然に消失するという特徴をもつため，偽胆石と命名された。

□胆嚢炎，胆管炎，膵炎等を起こすことがあるので，腹痛などの症状が現れた場合には投与を中止し，適切な検査・処置を行う。

文献

1) 金井道雄：胆管炎への対策のコツ．幕内雅敏（監修），胆道外科の要点と盲点，第2版，文光堂，2002，34-36.

2) 日本医学放射線学会，日本放射線科専門医会・医会（編）：画像診断ガイドライン2013年版，金原出版，2013.

3) 急性胆管炎・胆嚢炎診療ガイドライン改訂出版委員会ほか（編）：TG13新基準掲載—急性胆管炎・胆嚢炎診療ガイドライン2013　第2版，医学図書出版，2013.

4) 急性胆管炎・胆嚢炎診療ガイドライン改訂出版委員会（主催）ほか：—TG18新基準掲載—急性胆管炎・胆嚢炎診療ガイドライン2018　第3版，医学図書出版，2018.

5) Nagino M, Takada T, Kawarada Y, et al：Methods and timing of biliary drainage for acute cholangitis：Tokyo Guidelines. J Hepatobiliary Pancreat Surg 2007；14：68-77.

6) 磯谷正敏，山口晃弘：胆道と肝の相関—胆石肝炎における病態—．腹部臓器相関—胆道をめぐる臓器相関について—．医療科学社，1996：17-22.

7) 磯谷正敏：胆石に起因する肝炎の病態に関する臨床病理学的研究．日消外会誌 1985；18：1650-1658.

8) Isogai M, Hachisuka K, Yamaguchi A, et al：Etiology and pathogenesis of marked elevation of serum transaminase in patients with acute gallstone disease. HPB Surg 1991；4：95-107.

9) Huh CW, Jang SI, Lim BJ, et al：Clinicopathological features of choledocholithiasis patients with high aminotransferase levels without cholangitis. Prospective comparative study. Medicine（Baltimore）2016；95：e5661.

10) 青木　眞：レジデントのための感染症診療マニュアル　第2版，医学書院，2008.

11) 若林　剛，島津元秀，吉田　昌，ほか：外科的侵襲と臓器不全　臓器微小循環障害の成因と意義．日外会誌 1996；97：759-764.

12) 岡　義雄，小川道雄，村田厚夫，ほか：重症感染症における肝障害の発生機序—特に活性化好中球の関与について—．腫瘍と感染 1989；2：803-807.

13) 持田　智：肝疾患と肝類洞壁細胞：壊死，線維化及び再生における役割．埼玉医大誌 2001；28：35-45.

14) 松田直之：sepsisの病態生理総論．INTENSIVIST 2009；2：203-216.

15) Rusznyák I, Földi M, Szabó G：The liver. In；Youlten L（ed），Lymphatics and lymph circulation Physiology and pathology：2nd Edition, Pergamon Press, 1967：711-736.

16) Isogai M, Hachisuka K, Yamaguchi A, et al：Biochemical prediction of acute cholangitis and symptomatic bile duct stones by gallstone hepatitis. HBP Surg 1995；8：267-273.

17) Boyer JL：Tight junctions in normal and cholestatic liver：Does the paracellular pathway have functional significance? Hepatology 1983；3：614-617.

18) 磯谷正敏：胆石博士が教える胆石症の話　胆石で肝臓も膵臓もわるくなる，幻冬舎，2018.

19) 高田忠敬, 安田秀喜, 内山勝弘, ほか：急性胆管炎の病態と治療　胆管炎の重症化因子に関する一考察. 肝胆膵 1989；18：91-97.

20) 嶋田　紘, 鬼頭文彦, 阿部哲夫, ほか：重症胆管炎の発生機序とその病態. 日外会誌 1982；83：1321-1330.

21) 西川貴雄, 杉浦信之, 秋池太郎, ほか：胆管炎症状で発症し急速な増大を示した胆嚢腺腫の 1 例. 胆道 2008；22：676-681.

22) 古田佐智子, 横山邦雄, 西田十紀人, ほか：抗凝固療法中に発症した胆嚢出血の 1 例. 日臨外会誌 2017；78：359-364.

23) Campos S, Silva N, Carvalho A：A New Paradigm in Gallstones diseases and Marked Elevation of Transaminases：An Observational Study. Ann Hepatol 2017；16：285-290.

24) 西川かおり：対象臓器別にみた超音波診断へのアプローチ　肝臓. 森　秀明（編著）, 救急・当直の現場で役立つ腹部超音波診断ファーストステップ, 診断と治療社, 2016：56-69.

25) 急性腹症診療ガイドライン作成委員会（編）：急性腹症診療ガイドライン 2015, 医学書院, 2015.

26) 小野慶一：十二指腸乳頭部を中心とした胆道の生理と病態. 日消外会誌 1983；16：745-757.

27) 丹羽真佐夫, 栃井航也：Ceftriaxone 投与にともなう偽胆石症の 4 例. 日消誌 2016；113：281-288.

索 引

ギリシャ文字

α-グルコシダーゼ阻害薬 … 19, 73

欧 文

A

abdominal angina ············ 168
abdominal apoplexy ········· 85
ACS ································· 24
acute gastric mucosal lesion：
　AGML ······················· 142
acute necrotic collection：ANC
　································· 164
acute obstructive suppurative
　cholangitis ················· 179
acute peripancreatic fluid collec-
　tion：APFC ··············· 164
adenomyomatosis ············ 106
advanced triage ············· 85
Advanced triage ············· 14
Aeromonas hydrophila
　················ 68, 121, 124
air fluid level ········· 76, 116
Albert-Lembert の結節縫合
　································· 141
Albert-Lembert 縫合 ········· 174
alert 細胞 ······················ 184
ALPE ····················· 169, 174

Alvarado スコア ··············· 96
Amyand ヘルニア ··············· 10
annular constricting type ··· 123
AOSC ···························· 179
apple core sign ··············· 121
ARDS ···························· 69
A 群 β 溶血性連鎖球菌 ··········· 67
A 群 β 溶連菌 ············· 112, 124

B

Bacteroides ··············· 67, 68
Bacteroides fragilis ···· 142, 144
Bacteroides fragilis group
　································· 145
Bacteroides spp. ············· 101
Bat sign ························· 39
Bergqvist 三徴 ··············· 30
Billroth Ⅰ法再建術 ··············· 91
Billroth Ⅱ法 ···················· 57
Billroth Ⅱ法再建 ······· 58, 117
blood-bile-barrier ············· 185
blue dot sign ··············· 9, 25
blue toe syndrome ··· 21, 25
Boas 点 ························· 23
Bochdalek 孔ヘルニア ··········· 10
Boerhaave 症候群 ············· 88
Braun 吻合 ······················ 57
bridge to surgery ············· 118
bubbly mass and impaction
　································· 59

C

C. novyi ························· 68
C. septicum ···················· 68
Carnett 徴候 ···················· 27
CCE ···························· 20
CCK ···························· 150
Cervical motion tenderness
　································· 101

Charcot 三徴 ··············· 181
Chilaiditi 症候群 ··············· 31
cholangio-venous reflux ··· 176,
　　　　　　　179, 181, 185
CK ····························· 35
closed drainage ········ 162, 163
closed eye sign ············· 25
closed loop
　············ 25, 52, 77, 116, 117
closed loop type ··············· 53
Clostridium perfringens
　················ 67, 68, 124, 144
coffee bean sign ········· 30, 31
Colon cut-off sign ············· 33
Common channel theory
　································· 157
Complicated appendicitis ····· 97
Conn 症候群
　····· 20, 24, 35, 101, 111, 112
COPD ···························· 20
Costovertebral angle：CVA
　································· 102
CPK ···················· 82, 142, 166
critical view of safety：CVS
　································· 108
CRP 上昇 ······················ 83
CRT（capillary refill time）···· 14
CT ············ 96, 118, 147, 176
Cullen 徴候 ········· 24, 69, 147
CVA ···························· 25

D

D sign ························· 38
damage control surgery ····· 169
Damage control surgery ···· 139
De Garengeot ヘルニア ········ 10
DeBakey 分類 ··············· 86
deep palpation ··············· 76
Deininger's sign ··············· 22
Deschamps 動脈瘤針 ········· 126

1

索引

devascularized tissue ······· 129
DIC ·········· 17, 107, 137, 143
dirty mass sign ·················· 65
double wall sign ················· 31
Duodenal reflux theory ······ 158
D-ダイマー ·························· 35
D-ダイマーの上昇 ············· 87

E

E. coli ················ 68, 101, 183
EBS ·················· 2, 179, 181
EGFR ····························· 73
ENBD ··········· 2, 151, 179, 181
Entamoeba histolytica ······· 100
Enterococcus spp ············· 183
Enterococcus spp. ············ 101
entero-systemic cycle ··· 77, 116
ERCP ···························· 176
EUS（超音波内視鏡）··········· 176
EVAR ······················ 85, 86
Exteriorization ················ 139
extravasation ··················· 46

F

falciform ligament sign ········ 31
FAST ················· 15, 37, 38
FDP ····························· 17
fenestra type ··················· 55
Fitz-Hugh-Curtis 症候群
  ·············· 11, 40, 95, 102
floating stone ················· 180
Fournier's gangrene ····· 68, 144
free air ························· 137

G

gallstone hepatitis ··········· 181
gas trap mechanism ········· 129
gas-minus ······················ 77

gas-negative picture ·········· 77
Gradual onset ············· 81, 83
Grey Turner 徴候 ···· 24, 69, 147
Griffith 点 ····················· 169

H

H. pylori ······················ 138
H₂ブロッカー ··················· 141
Haines の 4 徴 ·················· 62
Hartmann 手術 ········· 118, 139
heel drop test ············· 27, 101
Heineke-Mikulicz 法 ··· 140, 141
HELLP 症候群 ·················· 186
hemobilia ························ 87
hemobilia の三徴 ··············· 87
Henoch-Schönlein 紫斑病
  ···························· 18, 25
high-attenuating crescent sign
  ································· 86
high-grade PMP ·············· 105
Howship-Romberg sign
  ··························· 23, 53
Howship-Romberg 徴候 ······· 27
hybrid type disease ·········· 158

I

ICG 蛍光法 ···················· 173
IgA 血管炎 ·········· 12, 18, 25
interval appendectomy ·········· 3
interval appendectomy（IA）
  ································· 97
intrauterine device：IUD ···· 101
ischemic crisis ················ 129
IVR（interventional radiology）
  ·································· 2

K

Kehr's sign ····················· 23
keyboard sign ·················· 43

kissing disease ················· 20
Klebsiella ····················· 112
Klebsiella pneumoniae
  ···························· 68, 100
Klebsiella spp ················ 182
Klebsiella spp. ··············· 101
Krukenberg 腫瘍 ··············· 20

L

Lanz 圧痛点 ···················· 76
Lanz 点 ···················· 26, 96
Larrey-Morgagni ヘルニア ···· 10
Larrey 孔ヘルニア ·············· 10
LDH ················ 35, 82, 166
LDH/AST 比 ···················· 159
Lemmel 症候群 ················ 176
light palpation ·················· 76
Littré ヘルニア ············ 10, 22
low-grade PMP ··············· 105
lung rockets ···················· 39
Lung sliding ···················· 39

M

macro abscess ················ 185
Marfan 症候群 ············· 85, 86
McBurney 圧痛点 ··············· 76
McBurney 点 ·············· 26, 96
men who have sex with men：
  MSM ······················ 100
mesenteric vein thrombosis
  ······························ 168
mesodiverticular band
  ··························· 22, 129
micro abscess ················· 185
micro-abscess ················· 110
Mirizzi 症候群 ············ 98, 176
MOF ······················ 17, 147
Morgagni 孔ヘルニア ·········· 10
MRI ······················ 147, 176

multiple concentric ring sign
·················· 43, 56
Murphy's sign ················· 98
MVT ····················· 168

N

Naclerio's V sign ············· 88
nasogastric tube (NGT) ···· 119
nasointestinal tube (LT) ··· 119
necrosectomy ··········· 162, 163
niveau：ニボー像 ··········· 116
NOMI ··········· 5, 6, 7, 12, 18,
80, 83, 166, 173
NSAIDs ················· 138, 140
NSAP ···················· 18

O

obstruction-hypersecretion the-
ory ····················· 157
Obstruction-hypersecretion the-
ory ····················· 150
Oddi 括約筋 ············ 150, 158
Ogilvie 症候群 ·········· 8, 31, 32
oncologic emergency ········ 124
open drainage ············· 163
open tube obstruction
··············· 52, 77, 124

P

pancreatic pseudocyst ······ 164
Pancreatitis Bundles 2015
····················· 149
passed stone ····· 150, 151, 157
PAT ····················· 14
Peptostreptococci ·········· 68
pericholecystic high signal ··· 98
Petersen's defect ············ 119
Petersen's hernia ······· 20, 119
Petersen ヘルニア ············ 10

Peutz-Jeghers 症候群 ····· 24, 56
PID ············· 8, 11, 12, 18,
81, 83, 95, 101
planned relaparotomy ······· 139
pouch type ················· 55
PPI ···················· 141
Pseudokidney sign ··········· 43
pseudomyxoma peritonei：PMP
····················· 105
pseudotumor sign ··········· 77
Pseudotumor sign ··········· 119
PTA ···················· 171
PTBD ················ 2, 180, 181
PTC ···················· 179
PTCD ···················· 2
PTP ···················· 19

Q

quick SOFA ················ 16

R

renal angina ················ 174
Richter type ················ 53
Richter ヘルニア ············· 10
Rigler's sign ··············· 31
Rokitansky-Aschoff sinus
(RAS) ·············· 98, 107
Rosenstein 徴候 ············· 27
Roux-en Y 法再建 ············· 58
Rovsing 徴候 ··············· 27
RUPTURE ················· 85
RUSH ···················· 37

S

SAM ················· 87, 89, 90
Schmieden 消息子 ··········· 126
Schnitzler 転移 ·············· 27
Sealed rupture ············· 86

second look operation
··················· 168, 169
Second step methods ········ 14
segmental arterial mediolysis
····················· 87
self-expandable metallic stent：
SEMS ················· 118
Sentinel loop sign ··········· 32
Sepsis six ················· 16
sepsis-associated coagulopa-
thy ····················· 17
Serratia marcescens ········· 68
Simpson 徴候 ·············· 102
SIRS ···················· 147
Sister Mary Joseph 結節 ····· 25
Sliding の欠如 ··············· 39
Smaller SMV ············ 69, 70
SMA 解離 ····· 10, 11, 40, 47, 81,
83, 85, 90
SMA 血栓症 ·········· 69, 166
SMA 塞栓症 ·········· 69, 166
SMA 塞栓症, 血栓症 ········· 40
SMA 閉塞 ················· 10
SMA 閉塞症 ······· 5, 6, 7, 11, 12,
20, 83, 166, 171
SMV 血栓症 ··· 7, 11, 70, 83, 166
SMV 内ガス，または門脈内ガス
····················· 167
sonographic McBurney sign
····················· 42
sonographic Murphy's sign
····················· 98
Sonographic Murphy's sign
····················· 40
Spigel ヘルニア ············· 10
spill over pain ············· 23
Stanford 分類 ·············· 86
Streptococcus spp ·········· 183
Streptococcus (*anginosus* gro-
up) ···················· 101
string of beads ············· 76
string-of-sausage sign ······ 167

3

索引

ST 上昇 ……………………… 15
sudden onset ……… 81, 82, 83, 85
Sudeck 点 ………………… 169
S 状結腸軸捻 …… 2, 12, 30, 120
S 状結腸や横行結腸の軸捻 …… 21

T

target sign ……… 42, 43, 56, 70
TAT（トロンビン-アンチトロンビン複合体）…………………… 17
TG13 急性胆囊炎診断基準 …… 98
TG13 の重症度診断基準 …… 178
Toldt の fusion fascia ……… 147
t-PA ……………………… 168
tubo-ovarian abscess：TOA
………………………… 101

U

Uncomplicated appendicitis
………………………… 97

V

viability の判定 ………… 173
Vibrio vulnificus …………… 68
volvulus ………………… 82

W

walled-off necrosis ……… 164
walled-off necrosis：WON
………………………… 164
water density …………… 77
WBC 異常 ………………… 83
whirl sign ……… 61, 82, 134
Wilms 腫瘍 ……………… 91
WON ……………………… 164

X

X 線透視下整復 ………… 57

和 文

あ

悪性腫瘍 …………… 124, 168
悪性リンパ腫 ………… 19, 48
アシドーシス ………… 82, 166
アスピリン ………………… 172
アセトアミノフェン ……… 35
アトランタ分類 ………… 164
アニサキス症 …… 101, 117, 132
アミノグリコシド系 ……… 124
アミノグルコシド系 ……… 145
アミラーゼ …… 1, 69, 82, 147
アメーバ囊胞 …………… 100
アルカリ電池 …………… 18
アルコール性肝障害 ……… 92
アルコール性急性膵炎 …… 19, 22
アルコール性ケトアシドーシス
………………………… 12
アレルギー性紫斑病 ……… 18, 25
アンチトロンビン ………… 17
アンチトロンビン活性 …… 17
アンピシリン・スルバクタム
………………………… 145

い

胃アニサキス症 ………… 142
胃/胃大網動脈瘤 ………… 87
胃癌穿孔 …………… 124, 138
胃軸捻 …………… 10, 21, 28, 29, 72, 83, 120
胃・十二指腸潰瘍穿孔 ……… 80
胃・十二指腸穿孔 …… 10, 11, 12
胃十二指腸動脈 …………… 87
異常 Q 波 ………………… 15
異所性妊娠 …… 2, 7, 8, 11, 12, 35, 81, 83, 85, 88
胃石 ……………………… 19
胃穿孔 …… 2, 3, 4, 5, 11, 63, 83

胃前庭部切除 …………… 141
痛みの移動 ……………… 83
位置異常による急性虫垂炎 … 76
胃破裂 …………… 10, 11, 85
異物誤飲 ………………… 18
異物挿入 ………………… 137
胃蜂窩織炎 ………… 8, 22, 95
イレウスバッグ ……… 126, 127
院内・医療関連感染 ……… 145

う

うっ血肝 ………………… 186
うっ血性心不全 …………… 168
右閉鎖孔ヘルニア ………… 53
ウロキナーゼ ……………… 168
ウロキナーゼの血栓溶解療法
………………………… 167
ウロキナーゼの動注療法 ……… 2
ウロビリノーゲン ………… 111
ウロビリノーゲン陽性 ……… 35
運動後急性腎不全 …… 169, 174

え

液体貯留 ………………… 83
壊死型虚血性腸炎
………… 11, 12, 83, 166, 169
壊死性筋膜炎 …… 82, 144, 145
壊死性膵炎 … 153, 157, 163, 164
壊死性胆囊炎 …………… 107
壊死巣切除（necrosectomy）
………………………… 153
壊死組織切除 …………… 142
壊死腸管切除 …………… 167
壊死腸管切除手技 ………… 126
壊疽性 …………………… 103
壊疽性胆囊炎 …………… 99
嚥下障害 ………………… 142
塩酸パパベリンの動注療法
………………… 167, 168

4

索引

炎症性警笛細胞 ……………… 184
炎症性細胞 ……………… 138
炎症性腸疾患 ……………… 20
炎症性メディエーター ……… 98
円錐状構造 ……………… 61
エンテロキナーゼ ………… 156
エンドトキシン吸着療法 …… 139

お

横隔膜ヘルニア ……………… 28
横行結腸軸捻 ……………… 10
黄色肉芽腫性胆嚢炎 ………… 98
黄色ブドウ球菌 ………… 67, 112
黄体囊胞破裂 ……………… 22, 88
黄体破裂 ……………… 8
嘔吐 ……………… 83

か

開口障害 ……………… 142
外傷性横隔膜ヘルニア ……… 30
開心術後抗凝固療法 ……… 108
外性器出血 ……………… 88
回腸結腸型 ……………… 57
回腸動脈瘤破裂 ……… 89
回腸末端炎 ……………… 3, 4
改訂版アトランタ分類 ……… 164
開腹手術 ……………… 104
開腹胆嚢摘出術 ………… 108
外ヘルニア ……………… 10
外ヘルニア嵌頓 … 4, 5, 6, 20, 82,
116, 117, 128
回盲部型 ……………… 57
潰瘍性大腸炎 ………… 137, 139
解離性大動脈瘤 ……………… 24
拡張腸管内貯留液の CT 値測定
……………… 126
下肢閉塞性動脈硬化症 …… 105
ガス壊疽 ……………… 142, 143
ガス形成性フレグモーネ …… 143

ガストログラフィン
……………… 46, 92, 130, 132
仮性腸石 ……………… 59
仮性動脈瘤破裂 …… 8, 19, 83, 87
仮性囊胞破裂 ……………… 8
画像所見 ……………… 119
画像診断 ……………… 119
画像診断ガイドライン ……… 96
カタル性 ……………… 103
褐色細胞腫破裂 ……………… 9
褐色腹水 ……………… 153
活性化膵酵素 ……………… 147
活性酸素 ……………… 184
化膿性 ……………… 103
下部食道括約筋 ……………… 92
カルシウム塩腸石 …………… 59
カルチノイド ……………… 105
カルバペネム系 ……………… 145
肝芽腫 ……………… 91
肝癌 ……………… 91
肝癌破裂 …… 2, 7, 8, 16, 21, 48,
81, 85, 87
冠危険因子 ……………… 11
間歇的啼泣 ……………… 21
間歇的腹痛 ……………… 21
肝硬変 ……… 67, 111, 112, 124
肝細胞壊死 ……………… 184
肝細胞壊死巣 ……………… 181
肝細胞壊死像 ……………… 182
肝細胞癌 ……………… 40
肝細胞腺腫 ……………… 40
肝細胞腺腫破裂 ……… 8, 19, 87
間質性浮腫性膵炎 ………… 164
肝周囲炎 ……………… 102
肝腫瘍 ……………… 109
肝腫瘍破裂 ……………… 10, 83
肝腫瘤破裂 ……………… 40
癌浸潤 ……………… 117
冠性 T 波 ……………… 15

癌性腹膜炎 …… 9, 20, 117, 143
癌穿孔 ……………… 5
感染性壊死性筋膜炎 ………… 68
感染性心内膜炎 ……………… 101
感染性膵壊死 ………… 163, 164
感染胆汁 ……………… 157
完全閉塞 ……………… 130
肝胆膵臓器相関 ………… 33, 147
肝・胆道系酵素 ……………… 1
肝胆道系酵素 ………… 82, 83, 147
肝胆道系酵素の上昇 ………… 57
肝動脈化学塞栓後の壊疽性胆嚢炎
……………… 107
嵌頓結石 ……………… 150, 180
肝内結石 ……………… 109
肝膿瘍 …… 2, 10, 11, 25, 40, 81,
83, 95, 99, 100, 109
肝膿瘍破裂 ……………… 51, 110
幹迷走神経切断 ……………… 140
顔面蒼白 ……………… 14
関連痛 ……………… 23

き

機械的イレウス ……………… 1
気管支喘息 ……………… 20, 73
気胸 ……………… 39
偽腔 ……………… 47
奇形腫（teratoma）………… 121
気腫性胃炎 ……………… 8, 95
気腫性腎盂腎炎 ……………… 102
気腫性胆嚢炎 ……… 51, 99, 108
偽腎不全 ……………… 67
偽胆石 ……………… 188
機能性，麻痺性イレウス …… 1, 78
キノロン系 ……………… 124
気腹 ……………… 138
逆流防止機能 ……………… 158
逆行性 ……………… 56
吸引療法 ……………… 119

5

索引

吸気性・呼気性喘鳴 ………… 14
急性胃粘膜病変 ………… 142
急性壊死型虚血性腸疾患
　………… 83, 166
急性壊死性膵炎 ………… 68
急性壊死性貯留 ………… 164
急性肝炎 ………… 186
急性冠症候群 ………… 10, 11, 12, 35
急性左心不全 ………… 87
急性心筋梗塞 ………… 7, 10, 15, 21
急性心不全 ………… 39
急性膵炎 ………… 1, 4, 8, 10, 11, 23,
　68, 80, 82, 83, 147
急性膵炎診療ガイドライン2015
（第4版）………… 149, 150
急性膵炎，慢性膵炎の急性増悪
　………… 11
急性膵周囲液体貯留 ………… 164
急性胆管炎 …… 1, 4, 8, 10, 11, 20,
　41, 71, 83, 176, 181
急性胆管炎診断基準 ………… 177
急性胆管炎診療バンドル ……… 178
急性胆管炎・胆嚢炎診療ガイドライ
　ン2013　第2版 ………… 176
急性胆管炎・胆嚢炎診療ガイドライ
　ン2018 ………… 98
急性胆管炎・胆嚢炎診療ガイドライ
　ン2018［第3版］………… 176
急性胆管閉塞 ………… 184
急性胆嚢炎 …… 1, 2, 3, 6, 7, 21,
　50, 81, 83, 95, 98, 176
急性胆嚢炎診療バンドル ……… 99
急性胆嚢炎の重症度判定基準
　………… 99
急性虫垂炎 …… 2, 6, 7, 11, 18, 21,
　24, 42, 49, 80, 81, 83, 95, 96
急性腸管壊死 ………… 166
急性腸間膜血管閉塞症 …… 83, 167
急性尿閉 ………… 12, 41
急性肺血栓塞栓症 ………… 15
急性腹症診療ガイドライン …… 132
急性閉塞性化膿性胆管炎 …… 179

急性閉塞性偽性大腸閉塞症 …… 32
急性ポルフィリン症 ………… 12
急性無石壊疽性胆嚢炎 ……… 107
急性無石胆嚢炎 ………… 80
狭義の虚血性腸炎 ………… 169
凝固機能亢進状態 ………… 168
凝固血栓（フィブリン血栓）
　………… 172
胸水中アミラーゼ値 ………… 92
共通管説 ………… 157
鏡面像 ………… 76, 116
魚介類 ………… 132
虚血性腸炎 ………… 43, 169
魚骨 ………… 19
緊急胆道ドレナージ ………… 176
緊急内視鏡的処置 ………… 3
筋強直 ………… 26
筋性防御 ………… 26
緊張性気腹 ………… 33
筋膜切開排膿 ………… 142

く

区域性胆管炎 ………… 111, 176
クッパー細胞 ………… 184
苦悶型腹痛 ………… 22
苦悶状 ………… 14
クラミジア ………… 101
クラミジア尿道炎 ………… 102
グラム陰性桿菌
　………… 67, 68, 101, 112, 145
グラム陰性菌 ………… 68
グラム陽性桿菌 ………… 144
グラム陽性球菌 ………… 101
グラム陽性菌 ………… 68
グラム陽性双球菌 ………… 113
クリンダマイシン ………… 145
クローン病 … 6, 8, 117, 137, 139
クロストリジウム属 ………… 68

け

経口避妊薬 ………… 101
経肛門的イレウス管 ………… 2
憩室炎 ………… 20
憩室穿孔 ………… 138
経十二指腸乳頭形成術 ……… 106
経腸栄養 ………… 73
経皮経肝胆管ドレナージ ……… 2
経皮経肝胆道造影 ………… 179
経皮経肝胆嚢吸引穿刺法（percuta-
　neous transhepatic gallblad-
　der drainage：PTGBD）…… 2
経皮経肝的ドレナージ ……… 179
経皮的血管形成術（percutaneous
　transluminal angioplasty：
　PTA）………… 2, 167
経皮的ドレナージ ………… 98
劇症型 *Clostridium difficile* coli-
　tis ………… 31
劇症型潰瘍性大腸炎 ………… 31
血圧低下 ………… 14
血圧の左右差や上下肢差 ……… 87
血液ガス分析 ……… 82, 119, 166
血管拡張剤の動注療法 ………… 2
血管内治療（endo-vascular treat-
　ment：EVT）………… 167
血行再建術 ………… 167
血小板数 ………… 17
血清アミラーゼ高値 ………… 57
結節形成 ………… 117, 126
血栓吸引除去 ………… 167
血栓吸引療法 ………… 2, 167
血栓（血小板血栓）………… 172
血栓溶解治療 ………… 168
血栓溶解療法 ………… 168, 171
血中エンドトキシン ………… 183
結腸移行型 ………… 131
結腸間膜裂孔 ………… 9
結腸憩室炎 …… 3, 4, 6, 11, 12, 68,
　81, 82, 83, 95, 100

結腸憩室穿孔 ········ 12, 65, 100
結腸憩室や結腸癌の近隣組織への穿通 ········ 83
結腸軸捻 ········ 8, 11, 12, 28, 31, 120
ケミカルメディエーター ······· 184
ケルクリング皺襞 ············ 124
ケルクリング皺襞の消失と壁肥厚 ··········· 55
嫌気性菌 ········ 67, 68, 101, 145
限局性膿瘍 ················ 103
原発性潰瘍 ················ 140
原発性細菌性腹膜炎 ········ 95
原発性肺炎球菌性腹膜炎 ··········· 101, 113
原発性腹膜炎 ········ 112, 124

こ

高感度 hCG 定性検査 ··········· 88
抗凝固療法 ········ 17, 168, 172
抗菌剤 ··················· 144
抗菌薬 ···················· 68
抗菌薬・膵酵素阻害薬の動注療法 ··········· 2
高血圧 ···················· 69
抗血小板療法 ·················· 172
膠原病 ··················· 168
好酸球性肉芽腫 ················ 101
高脂血症 ·················· 147
後天性血栓性素因 ······· 168, 172
後腹腔ドレナージ ············· 153
後腹膜気腫 ··················· 64
後腹膜血腫 ··················· 46
後腹膜穿通 ················· 144
硬膜外チューブ ················ 91
絞扼性小腸閉塞 ····· 2, 12, 52, 77, 79, 118, 124
絞扼性腸閉塞 ········· 12, 117
絞扼性閉塞 ················· 119
抗リン脂質抗体症候群 ········ 168

高齢者 ···················· 76
誤嚥性肺炎 ············ 91, 132
呼吸困難 ···················· 88
呼吸・循環虚脱 ················ 85
呼吸促進 ···················· 88
呼吸促迫 ···················· 14
骨盤内炎症症候群 ················ 8
骨盤内炎症性疾患（PID） ········ 27
骨盤内虫垂炎 ················· 76
骨盤内膿瘍 ··················· 64
骨盤腹膜炎 ················· 102
骨盤放射線照射 ················ 20
コレステロール結晶塞栓症 ··········· 19, 20, 25

さ

細菌性肝膿瘍 ··············· 111
細菌性腹膜炎 ·········· 137, 138
臍腸管遺残 ··················· 22
サイトカイン ············ 138, 147
サイトカイン・カスケイド ···· 164
索状物 ················ 52, 118
左傍十二指腸ヘルニア ··········· 54
左右の傍十二指腸窩 ··············· 9

し

ジギタリス治療 ·············· 168
子宮外妊娠 ·············· 18, 43
子宮筋腫 ···················· 19
子宮広間膜裂孔 ················· 9
子宮広間膜裂孔ヘルニア ········ 55
子宮穿孔 ···················· 12
子宮体癌 ··················· 102
子宮内避妊具 ··············· 102
子宮内避妊用具 ··············· 101
子宮内膜症 ········ 19, 20, 22, 89
子宮破裂 ···················· 12
子宮留膿腫 ········ 12, 19, 95, 102
軸捻 ·················· 9, 82

軸捻症（volvulus） ··········· 120
自己拡張型金属ステント ······· 118
脂質異常症 ·············· 20, 69
四肢冷汗 ···················· 14
刺創管化膿 ················· 174
持続的腹痛 ··················· 83
七転八倒型腹痛 ················ 21
シプロフロキサシン ··········· 145
脂肪織炎 ····················· 9
脂肪織濃度上昇 ················ 83
脂肪垂炎 ·················· 113
周囲 ····················· 83
縦隔気腫 ·············· 46, 88
重症急性膵炎 ········· 1, 12, 164
重症急性膵炎での膵壊死 ······· 35
重症急性胆管炎 ········ 1, 12, 180
重症膵炎 ····················· 7
重症膵型 ·············· 148, 156
重症胆管炎 ········· 7, 12, 176
重症胆道型 ·········· 148, 156
重症度診断 ················· 148
重症軟部組織感染症 ··········· 68
重症腹腔内出血 ················ 85
十二指腸液膵管内逆流説 ······· 158
十二指腸潰瘍穿孔 ········ 23, 140
十二指腸憩室 ··············· 176
十二指腸穿孔 ········· 2, 4, 83
十二指腸乳頭部 ··············· 150
十二指腸乳頭部嵌頓結石 ······· 186
粥状硬化 ···················· 85
粥状硬化症 ··················· 86
出血性ショック ················ 85
出血性胆嚢炎 ··············· 108
出血性無石胆嚢炎 ·············· 19
術後食道破裂 ················· 92
術後早期 ·············· 76, 80
術後腸重積症 ················· 57
術後無石胆嚢炎 ··············· 107
術中減圧法 ················· 126

術中胆道鏡検査 ……………… 153
術中胆道造影 ………………… 154
腫瘤（mass） ………………… 26
腫瘤様像 ……………………… 77
循環血漿量減少性ショック …… 38
順行性 ………………………… 56
漿液性胆囊炎 ………………… 107
消化管出血 …………………… 168
消化管穿孔 ……………… 21, 137
消化管造影 …………………… 130
消化管ポリポーシス ………… 56
消化性潰瘍診療ガイドライン
……………………… 138, 140, 141
消化性潰瘍穿孔 ……………… 137
小腸型 ………………………… 57
小腸癌 ………………………… 58
上腸間膜血管閉塞症 ……… 12, 18
上腸間膜静脈（SMV）血栓症 … 2
上腸間膜動脈（SMA）閉塞症 … 2
小腸間膜裂孔 ………………… 9
小腸鏡面像 …………………… 79
小腸軸捻 … 2, 11, 12, 21, 61, 80,
82, 83, 120, 134
小腸腫瘍 ……………………… 117
小腸腫瘍様陰影 ……………… 79
小腸穿孔 ……… 2, 3, 4, 5, 83
小腸造影 ………………… 58, 132
小腸腸閉塞 …………………… 29
小腸停滞型 …………………… 131
小腸閉塞 ………… 4, 11, 83, 117
小腸閉塞型 …………………… 131
上皮小体機能亢進症 ………… 20
静脈血栓症 …………………… 172
静脈硬化性大腸炎 …… 11, 33, 169
ショートチューブ …………… 119
食餌性腸閉塞 ………………… 19
食道気管支瘻 ………………… 92
食道空腸 Roux-en Y 吻合術
………………………………… 118

食道破裂 …… 2, 4, 7, 10, 11, 21,
22, 28, 29, 46, 80,
81, 83, 85, 88, 92
ショック ……………………… 83
腎盂腎炎 ……………… 10, 25, 102
腎盂破裂 ………………… 8, 85
真腔 …………………………… 47
神経因性膀胱 ………………… 20
神経芽腫 ……………………… 91
腎血管筋脂肪腫 ……………… 20
人工血管置換術 ……………… 19
人工血管バイパス術 ………… 105
腎梗塞 ……………… 8, 10, 11, 35,
41, 83, 167, 169
審査腹腔鏡 …………………… 74
侵襲性溶連菌感染症 ………… 112
腎腫瘍破裂 …………………… 11
腎静脈血栓症 ……… 8, 167, 169
真正赤血球増多症 …………… 168
真性腸石 ……………………… 59
腎性低尿酸血症 ……………… 174
心臓弁膜症 …………………… 168
迅速簡易超音波検査 ………… 15
診断的 ERCP ………………… 147
心タンポナーデ …………… 38, 87
心肺虚脱 ……………………… 83
腎・脾梗塞 …………………… 20
心房細動 ………………… 69, 168

す

膵液瘻 ………………………… 87
膵壊死性病勢 ………………… 163
膵炎 …………………………… 168
膵仮性囊胞 …………………… 164
膵管閉塞 ……………………… 150
膵管閉塞・過分泌説 …… 150, 157
膵酵素 ………………………… 82
膵酵素阻害薬 ………………… 149
膵床ドレナージ ……………… 154

膵生検 ………………………… 154
膵腺房細胞 …………………… 150
膵・胆管合流異常 …………… 20
膵胆管合流異常 ……………… 108
膵・胆管合流異常症 ………… 147
膵胆管合流異常症 …………… 156
膵胆道系悪性腫瘍 …………… 176
膵蛋白分解酵素 ……………… 156
膵の腫大 ……………………… 83
水平液面像 ……………… 76, 116
水溶性造影剤 ………………… 132
スクリーンマーカー ………… 37
ステロイド …… 73, 113, 138, 140
ステロイド薬服用者 ………… 76
ステントグラフト内挿術（endo-
vascular aortic repair：
EVAR） ………………… 2, 85
ステント留置術 ………… 167, 171
ストーマ造設 ………………… 139
スルピリン …………………… 35

せ

成人型呼吸促迫症候群 ……… 69
成人肥厚性幽門狭窄症 ……… 88
生鮮魚介類 …………………… 142
精巣炎 …………………… 9, 12
精巣挙筋反射 ………………… 121
精巣上体炎 ……… 9, 11, 12, 44
精巣垂捻転 ……………… 11, 12
精巣：捻転 …………………… 9
精巣捻転 … 2, 11, 12, 21, 23, 43,
82, 83, 121
精巣付属小体捻転 …………… 25
精巣・卵巣捻転 ……………… 18
正中弓状靭帯 ………………… 90
正中弓状靭帯圧迫症候群 …… 90
生理活性物質 ………………… 147
セツキシマブ ………………… 73
セフェピム …………………… 145

索引

セフェム系 ……………… 145
セフトリアキソン ………… 188
線維性搬痕 ……………… 129
腺癌 ……………………… 105
潜血陽性 …………………… 35
穿孔性 …………………… 103
穿孔性急性虫垂炎 ………… 24
穿孔部閉鎖 ………… 138, 141
浅呼吸 ……………………… 14
線状石灰化像 ……………… 86
選択的小腸造影 ………… 130
穿通 ……………………… 139
先天性結合織異常 …… 85, 86
先天性血栓性素因 …… 168, 172

そ

造影 CT …………………… 96
造影 CT Grade …………… 148
造影剤の extravasation …… 86
造影剤の漏出 ……………… 83
創感染 …………………… 104
総胆管切開 ……………… 154
続発性潰瘍 ……………… 140
続発性腸炎 ……………… 169
鼠径靭帯 ………………… 128
鼠径・大腿ヘルニア ……… 12
鼠径ヘルニア嵌頓 ………… 18

た

胎芽 ………………………… 43
胎児心拍 …………………… 43
代謝性アシドーシス ……… 34
体性痛 ……………………… 80
大腸ガス …………………… 79
大腸型 ……………………… 57
大腸癌 ……………… 82, 117
大腸癌穿孔 ……………… 124
大腸癌による大腸閉塞 …… 2, 31

大腸菌 …………………… 112
大腸軸捻 ………………… 6, 83
大腸腫瘍 ………………… 117
大腸穿孔
……… 2, 3, 4, 5, 12, 83, 138
大腸閉塞
……… 4, 11, 77, 83, 117, 118
大腸閉塞時のステント ……… 2
大動脈解離 …… 7, 10, 11, 12, 21,
23, 25, 35, 38,
81, 83, 85, 86, 87
大動脈十二指腸瘻 ………… 19
大動脈静脈瘻 ……………… 86
大動脈閉鎖不全 …………… 87
大動脈瘤破裂 ……… 12, 21, 83
胎嚢 ………………………… 43
大網 ……………………… 129
大網梗塞 ………………… 83, 167
大網捻転 ………………… 82, 120
大網膿瘍 ………………… 101
大網被覆 ………………… 138, 141
大網裂孔 …………………… 9
高安動脈炎 ………………… 85
打診痛（percussion tenderness）
…………………………… 25, 26
多臓器不全 ……… 12, 17, 137
胆管炎スコア ………… 148, 152
胆管狭窄 ………………… 176
胆管結石 ………………… 176
胆管結石嵌頓 …………… 180
胆管内 T チューブ留置 … 154
胆管内ガス ………………… 51
単孔式人工肛門 ………… 139
胆汁酸腸石 ………………… 59
胆汁性腹膜炎 …… 40, 99, 107
単純 CT …………………… 176
単純 MRI …………………… 96
単純性小腸閉塞
…………… 76, 79, 119, 130
胆石 "イレウス" …………… 59

胆石肝炎
……… 33, 150, 180, 181, 186
胆石膵炎 …… 2, 8, 69, 82, 147
胆道拡張 …………………… 83
胆道出血 …………………… 87
タンニン …………………… 19
胆嚢炎 ………… 4, 10, 11, 23
胆嚢癌 ……………… 98, 109
胆嚢頸部の腫瘤様高エコー … 40
胆嚢結石 ………………… 154
胆嚢結石症 ………………… 71
胆嚢周囲膿瘍 …………… 40, 99
胆嚢周囲の限局性液体貯留 … 40
胆嚢出血 ………………… 185
胆嚢穿孔 …………………… 40
胆嚢摘出 ………………… 154
胆嚢摘出術 ……………… 71, 95
胆嚢捻転 ………… 11, 61, 83, 120
胆嚢捻転症 ……………… 107
胆嚢壁 sonolucent layer
…………………………… 40, 98
胆嚢壁内ガス ……………… 51
胆嚢ポリープ …………… 185
蛋白分解酵素 …………… 184
タンパク分解酵素阻害薬 …… 17

ち

チアノーゼ ……………… 14, 88
致死性敗血症性 …………… 103
遅発性虚血性小腸狭窄 …… 20
中結腸動脈瘤破裂 ………… 47
虫垂炎 ………… 4, 8, 10, 11, 12
虫垂炎性膿瘍 ……………… 2
虫垂炎穿孔 ……………… 12, 27
虫垂憩室炎 ……………… 8, 104
虫垂腫瘍 ………………… 104, 105
虫垂切除術 ………………… 95
虫垂粘液嚢腫捻転 ……… 120
虫垂粘液嚢胞捻転 ……… 8, 11

9

索引

虫垂捻転 ……………………… 8
虫垂の位置異常 ………………… 96
注腸検査 ………………………… 118
中毒性巨大結腸症 …………… 8, 31
腸アニサキス …………………… 19
超音波 …………………………… 147
超音波下整復術 ………………… 57
超音波検査 …………… 37, 96, 176
腸管拡張 ………………………… 83
腸管血流評価 …………………… 173
腸管減圧 ………………………… 127
腸管子宮内膜症 ………… 8, 20, 60
腸管蠕動亢進作用 ……………… 132
腸管内常在菌 …………………… 142
腸管内洗浄 ……………………… 127
腸管の viability ………………… 134
腸管嚢胞様気腫症 …… 19, 72, 73
腸管浮腫軽減作用 ……………… 132
腸管吻合 ………………………… 174
腸間膜絞扼像 …………………… 52
腸間膜脂肪織炎 ………… 113, 129
腸間膜静脈血栓症 ……………… 168
腸間膜動脈瘤 …………………… 87
腸間膜の肥厚・集中像・脂肪織濃度
　の上昇 ………………………… 52
腸間膜裂孔ヘルニア ………… 9, 55
腸球菌 …………………………… 145
超急性期 T 波 …………………… 15
超緊急手術 ……………………… 85
腸重積 …… 6, 18, 20, 25, 43, 117
腸重積症 ………………………… 56
腸石 ……………………………… 59
腸内細菌 …………………… 67, 68
腸閉塞 ………………… 1, 18, 116
腸閉塞の三徴 …………… 82, 116
腸閉塞の腹部単純 X 線所見 …… 76
腸腰筋テスト（Psoas 徴候）… 26
腸腰筋膿瘍 ……………… 11, 12, 82
直腸癌穿孔 ……………………… 66

直腸肛門周囲膿瘍 ……………… 139
直腸診 …………………………… 27
チョコレート嚢胞 ……………… 89

て

低悪性度粘液性腫瘍 …………… 105
抵抗（resistance）……………… 26
停留精巣 ………………………… 121
伝染性単核球症 …………… 19, 48

と

透過性胆汁性腹膜炎 …………… 107
統合失調症 ……………………… 80
動態画像 ………………………… 37
糖尿病 … 12, 50, 67, 69, 80, 145
動脈解離 ………………………… 12
動脈結紮止血術 ………………… 87
動脈血栓症 ……………………… 172
動脈硬化性心疾患 ……………… 168
動脈塞栓術 ………………… 2, 85, 87
動脈内腔（真腔）……………… 86
動脈瘤破裂 ……………………… 12
トキシンショック症候群 ……… 145
特発性細菌性腹膜炎 …… 12, 83,
　　　　　　　95, 101, 111, 112
特発性食道破裂 …………… 88, 92
特発性分節性梗塞 ……………… 9
トランスアミナーゼ
　…………………… 1, 69, 82, 83, 147
トリクロロエチレン …………… 73
トリプシノーゲン ……………… 156
トリプシン ……………………… 156
努力呼吸 ………………………… 14
トロポニン T …………………… 35

な

内科的腹痛 ……………………… 27
内視鏡的経乳頭的胆管ドレナージ
　……………………………………… 2

内視鏡的ドレナージ …… 179, 181
内視鏡的乳頭処置 ……………… 147
内視鏡的乳頭切開 ……………… 180
内視鏡的バルーン拡張術 ……… 58
内臓血管動脈瘤破裂 ……… 85, 87
内臓痛 …………………… 27, 80
内臓動脈瘤 ……… 5, 6, 25, 90
内臓動脈瘤破裂 …… 2, 7, 11, 16,
　　　　　　　　47, 81, 83, 90
内ヘルニア …………… 55, 118
内ヘルニア嵌頓 ………………… 117
軟部組織陰影 …………………… 116
軟部組織感染症 ………… 67, 124
軟部組織内ガス ………………… 83

に

二次性腹膜炎 …………………… 112
ニボー …………………… 64, 83
ニボー形成 ……………………… 76
ニューキノロン系 ……………… 145
乳酸 ……………………… 82, 166
乳酸の高値 ……………………… 34
乳頭括約筋形成術 ……………… 186
乳頭部嵌頓結石 ………… 151, 157
尿管結石 …………… 10, 12, 35
尿管結石症 ………………… 8, 23
尿潜血陽性 ……………………… 103
尿路結石 …………………… 11, 12
妊娠反応陽性 …………………… 35
認知症 …………………………… 79

ね

熱傷 ……………………………… 168
ネフローゼ症候群 ……… 112, 169
粘液産生性腫瘍 ………… 20, 105
粘液水腫性昏睡 ………………… 31
粘液腺癌 ………………………… 105
粘液嚢腫 ………………………… 105
粘液嚢腫（mucocele）………… 105

索引

粘液瘻 ………………………… 139
捻転 ………………… 9, 82, 120
粘膜下動脈瘤 ………………… 87

の

膿胸 …………………………… 10
膿瘍内ガス …………………… 110

は

肺炎 …………………………… 10
肺炎球菌 ……………… 112, 113
敗血症 ……… 17, 101, 137, 145
敗血症性ショック
　　　　　　　…… 12, 16, 142
肺梗塞 ………………………… 39
肺水腫 ………………………… 39
肺線維症 ……………………… 73
肺塞栓症 ……………………… 21
バイタルサイン ……………… 85
肺動脈血栓塞栓症 …………… 35
肺動脈塞栓症 ……………… 7, 38
バイパス術 …………………… 167
ハイブリッド型の疾患 ……… 147
拍動性腫瘤 …………………… 86
播種性血管内凝固症候群 …… 17
破傷風 ………………… 35, 142
パニツムマブ ………………… 73
パラセタモール ……………… 35
バルーン血管拡張術 ………… 167
破裂 …………………………… 85
板状硬 ……… 26, 82, 137, 138
反跳痛 ………………………… 26
汎発性胆汁性腹膜炎 ………… 111
汎発性腹膜炎 …… 7, 85, 103, 109

ひ

非外傷性脾破裂 ……………… 48
皮下気腫 ……………………… 88

皮下出血斑 …………………… 69
脾梗塞 ……… 11, 83, 167, 169
微小血栓溶解 ………………… 17
微小循環障害 ………………… 184
微小循環不全 ………………… 147
左横隔膜ヘルニア …………… 29
脾動脈瘤破裂 ………………… 11
非特異的 ……………………… 83
非特異的潰瘍 ………………… 137
非特異的腹痛 ………………… 18
ヒトリコンビナント・トロンボモ
　ジュリン …………………… 17
避妊薬の使用 ………………… 168
脾捻転 ……… 11, 21, 62, 82, 120
被嚢性腹膜硬化症 …… 9, 20, 117
脾膿瘍 …… 10, 11, 25, 95, 101
脾破裂 ………………… 10, 11, 20,
　　　　　　　21, 23, 48, 85
皮膚軟部組織感染症 ………… 145
非閉塞性腸管虚血（non-occlusive
　mesenteric ischemia：NOMI）
　　　　　　　…………………… 2
ピペラシリン・タゾバクタム
　　　　　　　………………… 145
被包化壊死 …………………… 164
被包性腹膜炎 ……………… 9, 117
ヒポクラテス顔貌 …………… 138
肥満 …………………………… 80
病巣の腫大 …………………… 83
皮様嚢腫（dermoid cyst）…… 121
ピロリ菌感染 ………………… 140
貧血 …………………………… 83
頻呼吸 ………………………… 14
頻脈 …………………………… 14

ふ

不安定狭心症 ………………… 10
不完全閉塞 …………………… 130
腹会陰式直腸切断術 ………… 118
腹腔鏡下手術 ………………… 104

腹腔鏡下胆嚢摘出術 ………… 108
腹腔鏡下虫垂切除術 ………… 98
腹腔洗浄ドレナージ ………… 138
腹腔動脈解離 ………………… 90
腹腔内滲出液 ………………… 79
腹腔内ドレナージ …………… 154
腹腔内遊離ガス
　　　… 24, 45, 110, 137, 167
副甲状腺機能亢進症 ………… 147
副腎褐色細胞腫破裂 ………… 11
副腎梗塞 ………………… 10, 11
副膵管 ………………………… 180
腹水貯留 ……………………… 74
腹水のCT値を測定 ………… 126
副膵茎捻 ……………………… 120
腹部硬直 ……………………… 82
腹部コンパートメント（区画）症候
　群 ………………………… 24, 147
腹部造影CT所見 …………… 82
腹部卒中 ……………………… 85
腹部大動脈瘤
　　　………… 5, 6, 19, 25, 38
腹部大動脈瘤手術 …………… 19
腹部大動脈瘤破裂 …… 2, 4, 7, 10,
　　11, 12, 16, 19, 46, 81, 85
腹部大動脈瘤破裂の三徴 …… 86
腹部単純X線検査 …………… 119
腹部板状硬 …………………… 83
腹部膨満 ……………………… 83
腹部理学的所見 ……………… 119
腹膜窩ヘルニア ……………… 9
腹膜偽粘液腫 ……… 20, 24, 105
腹膜欠損部 …………………… 129
腹膜刺激徴候 …… 25, 26, 74, 83,
　　　　　　　　　137, 138
腹膜垂炎 ……………………… 129
腹膜透析患者 ………………… 9
腹膜播種 ……………………… 142
不整脈 ………………………… 168
付属器炎 ……………………… 101

11

付属小体：捻転 …………………… 9
付属小体捻転 …………………… 9, 43
浮遊結石，floating stone …… 181
フラップ …………………………… 86
フリーラジカルスカベンジャー
………………………………… 174
フルニエ壊疽 ………………… 67, 68
プローベマーカー ………………… 37
プロカルシトニン（PCT）…… 35
プロテインC欠損症 …………… 168
プロテインC欠乏症 ……………… 70
プロテインS欠損症 …………… 168
プロトロンビン時間の延長 …… 17
吻合部仮性動脈瘤破裂 ………… 19
分子標的治療 …………………… 137
分子標的薬 ………………… 19, 73
分節性動脈中膜融解症 …… 87, 89
糞便性 …………………………… 117
糞便性・宿便性大腸穿孔 …… 138

へ

閉鎖筋テスト …………………… 27
閉鎖孔ヘルニア ………………… 23, 27
閉塞性右側結腸癌 ……………… 118
閉塞性左側結腸癌 ……………… 118
閉塞性腎盂腎炎 ……… 8, 11, 20,
41, 81, 83, 95
閉塞性大腸炎
……… 8, 118, 121, 123, 169
閉塞性直腸癌 …………………… 118
閉塞性動脈硬化症 ………… 20, 107
閉塞性動脈硬化症（ASO）…… 172
ベーチェット病 … 8, 20, 85, 137
壁内気腫 ………………………… 167
壁内腔（偽腔）………………… 86
ペニシリン系 …………………… 145
ベバシズマブ …………………… 137
ヘパリン ………………… 17, 168
ヘパリン類 ……………………… 17

ヘルニア嵌頓 …………………… 2
ヘルニア囊 ……………………… 128
ヘルニア門 ……………………… 128
便潜血陽性 ……………………… 142

ほ

蜂窩織性 ………………………… 103
膀胱窩 ……………………………… 9
膀胱破裂 ……………… 12, 67, 85
放散痛 …………………………… 23
放射線腸炎 …… 20, 117, 137, 169
放射線被曝 ……………………… 96
傍ストーマヘルニア …… 20, 128
傍盲腸窩 …………………………… 9
保存的治療 ……………………… 130
ボディマーク …………………… 37

ま

マクロファージ ………… 138, 184
末梢循環不全 …………………… 14
末梢閉塞性動脈疾患の治療ガイドラ
イン（2015年改訂版）…… 171
末梢冷感 ………………………… 14
麻痺性イレウス ………………… 79
マルファン症候群 ……………… 25
慢性骨髄増殖性疾患 …………… 48
慢性膵炎の急性増悪
………………… 8, 10, 11, 22
慢性膵炎の再燃 ………………… 19
慢性被包性腹膜炎 ……………… 20

み

脈拍欠損 ………………………… 87

む

無ガス像 …… 77, 119, 124, 134
無ガス領域 ……………… 77, 116
無月経 …………………………… 88

め

迷走神経切離 …………………… 141
迷走脾 …………………………… 62
メチロン® ……………………… 35
メッケル憩室 ………………… 18, 22
メッケル憩室炎 ………………… 104
メトロニダゾール ……………… 145
免疫不全状態 ………… 124, 145

も

網状斑 …………………… 14, 24
網状皮斑 ………………………… 21
盲腸癌 …………………………… 104
盲腸結腸型 ……………………… 57
盲腸軸捻 ………………… 11, 31
盲腸内ガス像 …………………… 118
網囊孔（Winslow孔）………… 9
モキシフロキサシン …………… 145
モルヒネ ………………………… 91
門脈ガス血症 …… 19, 40, 72, 73

ゆ

有機溶剤 ………………………… 73
有鉤義歯 ………………… 19, 88
遊走胆囊 ………………………… 61
幽門形成 ………………………… 141
幽門形成術 ……………………… 140
幽門側胃切除 …………… 91, 141
遊離ガス ………………… 64, 83
遊離ガス像 ……………………… 30
癒着/索状物 …………………… 117
癒着・索状物 …………… 82, 129
癒着性腸閉塞 …………………… 91
癒着防止シート ………………… 129
輸入脚閉塞 ……………… 10, 117
輸入脚閉塞症 ………… 20, 57, 58

よ

予後因子 …………………… 148

ら

落下結石 …………………… 157
落下結石，passed stone ….. 181
卵黄腸管 …………………… 22
卵黄嚢 ……………………… 43
卵管卵巣膿瘍 ……………… 101
卵巣出血 …………………… 18
卵巣腫瘍捻転 …… 8, 19, 43, 120
卵巣腫瘍破裂 ……… 8, 22, 89
卵巣捻転 ………… 2, 11, 12,
　　　　　　21, 82, 83, 121
卵巣破裂 …. 2, 11, 12, 81, 83, 85

卵巣様腫瘤（ovoid mass）…. 113

り

利尿剤投与 ………………… 168
リパーゼ ………… 1, 82, 147
流行性耳下腺炎 …………… 20
留膿腫 ……………………… 8
良性潰瘍穿孔 ……………… 5
両端閉塞 …………… 116, 119
両端閉塞性 ………………… 117
両端閉塞部 ………………… 77
緑色連鎖球菌 ……………… 101
緑膿菌 ……………………… 145
淋菌 ………………………… 101
臨床症状 …………………… 119

リンパ循環不全 …………… 184

る

類洞内皮細胞 ……………… 184

れ

裂孔靭帯 …………………… 128
裂孔ヘルニア ……………… 9
レボフロキサシン ………… 145

ろ

肋骨脊柱角 ………… 25, 102
ロングチューブ …………… 119

編著者

磯谷　正敏 （いそがい　まさとし）

略歴

1949 年岐阜県各務原市生まれ。

1968 年岐阜北高等学校卒業。

1976 年名古屋大学医学部卒業。同年から 1 年間，大垣市民病院で研修を行った後，引き続き同病院で外科医として勤務。

1982 年に名古屋大学第一外科に帰局し，肝・胆・膵・食道外科を修練。

1985 年に主論文「胆石に起因する肝炎の病態に関する臨床病理学的研究」で医学博士の学位を取得。

1985 年から定年退職した 2015 年まで，大垣市民病院で外科臨床に携わった。この間，1999 年外科部長，2008 年副院長。

2004 年から大垣女子短期大学非常勤講師，2007 年から名古屋大学臨床教授。

2015 年から藥城会名和病院外科（非常勤）。

所属学会：日本外科学会（専門医），日本臨床外科学会（評議員），日本腹部救急医学会（特別会員），東海外科学会（特別会員）。

著書：『臨床外科クリニック　イレウス治療』（共著，医学書院，1991 年），『胆石博士が教える胆石症の話　胆石で肝臓も膵臓もわるくなる』（改訂新書版　幻冬舎，2018 年）など。

7 つの病態から考える

実践　腹部救急診療

発行日	2019 年 6 月 15 日　第 1 版第 1 刷発行
定　価	（本体 6,000 円＋税）
編著者	磯谷正敏
発行者	鈴木文治
発行所	医学図書出版株式会社

〒 113-0033 東京都文京区本郷 2-29-8 大田ビル
電話 03(3811)8210(代)　FAX 03(3811)8236
郵便振替口座　東京 00130-6-132204
http://www.igakutosho.co.jp

印刷所	三報社印刷株式会社

無検印

承　認

Published by IGAKU TOSHO SHUPPAN Co. Ltd. 2-29-8 Ota Bldg. Hongo Bunkyo-ku, Tokyo
© 2019, IGAKU TOSHO SHUPPAN Co. Ltd. Printed in Japan.

0401 ISBN 978-4-86517-322-2　C 3047

・本書に掲載された著作物の複写・転載およびデータベースへの取り込みおよび送信に関する許諾権は医学図書出版株式会社が保有しています。

・ JCOPY ＜（社）出版者著作権管理機構　委託出版物＞

・本書の無断複写は著作権法上での例外を除き禁じられています。複写される場合は，そのつど事前に(社)出版者著作権管理機構（電話 03-5244-5088，Fax 03-5244-5089，e-mail：info@jcopy.or.jp）の許諾を得てください。